Thieme

Die Buchinhalte auch digital nutzen

In drei einfachen Schritten online freischalten und kostenlosen Zugang über gängige Smartphones, Tablets und PCs erhalten:

1. QR-Code scannen oder die angegebene URL aufrufen

   vetcenter.thieme.de/code.

2. Mit einem bestehenden Thieme Account einloggen oder neu registrieren.

3. Zugangscode aus dem Buch eingeben – die digitale Version wird damit freigeschaltet.

Persönlicher Zugangscode:

EBR5rDuRzDeUx

Wichtig: Sobald der Zugangscode der Printausgabe eingelöst wurde, ist eine Rückgabe des Buches nicht mehr möglich.

Schnellzugriff zum Buch

Nach erfolgreicher Registrierung und Freischaltung ist das Buch ohne Umwege unter vetcenter.thieme.de/9783132460416 oder über diesen QR-Code zu finden.

Wichtige Hinweise

Der persönliche Zugangscode wird gesperrt, sobald die erste Freischaltung des Buches erfolgt ist. Die Nutzung ist somit nur für Erstkäufer*innen bzw. Erstnutzer*innen (z. B. bei Bibliotheksexemplaren) möglich.

Die Weitergabe von Passwörtern ist nicht erlaubt. Der Verlag behält sich das Recht vor, bei Verstoß rechtliche Schritte einzuleiten.

Zugang zu den Online-Materialien erhalten Käufer*innen ausschließlich für den privaten Gebrauch. Eine gewerbliche bzw. institutionelle Nutzung ist nicht gestattet.

Die energetische Behandlung des Hundes

Energetische Osteopathie – Akupressur – APM-Farbtherapie

Brigitte Salomon
Walter Salomon

226 Abbildungen

Georg Thieme Verlag
Stuttgart • New York

Bibliografische Information der Deutschen Nationalbibliothek:
Die Deutsche Nationalbibliothek verzeichnet diese Publikation in der Deutschen Nationalbibliografie; detaillierte bibliografische Daten sind im Internet über http://dnb.d-nb.de abrufbar.

Thieme Webshop:
Dieses und andere Bücher bequem im Thieme Webshop shop.thieme.de kaufen.

Ihre Meinung ist uns wichtig! Bitte schreiben Sie uns unter:
support.thieme.com
thieme.com/produktsicherheit

Georg Thieme Verlag KG
Oswald-Hesse-Straße 50, 70469 Stuttgart, Germany
www.thieme.com

Printed in Germany

Covergestaltung: © Thieme
Bildnachweis Cover: Entlebucher Torres © Lukrecja Campanini
Grafiken: Lukrecja Campanini und Brigitte Salomon; Abb. 1.11, 5.1, 16.1, 17.26, 17.37-17.39: WEYOU GmbH, Stuttgart
externe Redaktion: Lars Wilker, Wittmoldt
Projektmanagement: Carolin Frotscher, Thieme
Satz: Druckhaus Götz GmbH, Ludwigsburg
Druck: Westermann Druck Zwickau GmbH, Zwickau

DOI 10.1055/b000001150

ISBN 978-3-13-246041-6 1 2 3 4 5 6

Auch erhältlich als E-Book:
eISBN (PDF) 978-3-13-246043-0
eISBN (epub) 978-3-13-246044-7

MIX
Papier | Fördert gute Waldnutzung
FSC® C110508
FSC www.fsc.org

Vorwort

Unsere Erfahrung mit energetischen Therapieformen begann mit Testverfahren der Kinesiologie und Akupunktmassage am Mensch. Die Erfolge konnten wir bald bei Pferden umsetzen. Durch Einbeziehen osteopathischer Techniken, Homöopathie, Stoffwechsel und Fütterung entstand die ganzheitliche Methode „Energetische Pferde-Osteopathie nach Salomon EPOS“ und danach die energetische Behandlung des Hundes EHOS“ und das Lehrinstitut „Institut für angewandte Kinesiologie und Naturheilkunde“. Dieses Buch entstand auf vielfachen Wunsch unserer ehemaligen Schüler, die zunehmend mit dem Ersuchen der Pferdebesitzer um Behandlung ihrer Hunde konfrontiert wurden. Bald erkannten wir, dass Hunde unter denselben Läsionen des Bewegungsapparates, aber auch unter denselben Krankheiten wie Pferde und auch wie Menschen leiden.

Hunde sind wie Pferde sehr sensible Wesen, die besonders auf energetische Behandlung sehr gut reagieren.

Schwerpunkt dieses Buches sind energetische Methoden auf Grundlage der traditionellen chinesischen Medizin. Dennoch werden osteopathische und strukturelle Techniken vorgestellt, die aber so sanft sind, dass sie zur energetischen Therapie gezählt werden können.

✔ Wichtiger Hinweis

Die energetische Behandlung ersetzt nicht den Tierarzt!

Einleitung

Alles ist Energie. Alles ist Schwingung, jeder Gedanke, jedes Gefühl, auch der physische Körper, jedes Organ, jede Zelle. Der Organismus ist umgeben von Energie, und ist selbst Energie. Alles ist Schwingung und Bewegung.

Bedeutsam für die energetische Medizin ist, dass auch der Körper mit seinen Funktionen sich in einem ständigen Fluss, in einem ständigen Wandel befindet.

Alles hängt mit allem zusammen und ist ein Teil des großen Ganzen. Kein Teil ist wichtiger als die anderen. Jede Veränderung in einem Teil wirkt sich auf das Ganze aus.

Wie alles sich zum Ganzen webt
Eins in dem Andern wirkt und lebt

J.W. v. Goethe

Die Körperteile ergänzen sich. Sie sind aufeinander angewiesen und unterstützen sich gegenseitig. Der Mensch, und natürlich auch der Hund, kann auf keinen Teil seines Körpers verzichten, da sonst die Beweglichkeit des ganzen Körpers eingeschränkt ist. Ziel der energetischen Therapie ist nicht die Herstellung der perfekten Funktion eines Körperteils, sondern dessen Beweglichkeit.

Ganzheitlichkeit besteht darin, dass der Körper Einfluss auf den Geist besitzt und der Geist auf den Körper. So können Gedanken und Gefühle krank, aber auch gesund machen. Bei energetischen Maßnahmen geht es darum, blockierte Energie zu aktivieren, durch Behandlung bestimmter Akupunkturpunkte oder Meridianverläufe die Energie zum Fließen zu bringen und den Körper anzuregen, sich selbst wieder zu regulieren. Ziel der energetischen Behandlung ist es nicht, nur den Schmerz oder die Symptome auszuschalten. Ziel ist vielmehr die dahinterliegenden Störungen zu beheben und ein energetisches Gleichgewicht herzustellen.

Alle Teile des Körpers sollen mit Materie und mit Energie gefüllt sein. Die Natur „will" keine energetische Leere, keine Unbeweglichkeit. Bewegung ist Leben. Die Natur „will" keine Neutralität, sondern Fluss, Polarität, Yin/Yang, also immer beide Seiten der Energie.

Die energetische Behandlung des Hundes ist eine integrative Methode, die ganzheitliche Techniken und Therapien anwendet, die die tierärztliche Behandlung optimal ergänzen.

Das Buch ist sowohl für Tierheilpraktiker, Tierärzte als auch für Tierbesitzer mit Erfahrung in energetischen Therapien geeignet.

✔ Wichtige Hinweise

- Die bei den Akupunkturpunkten angegebene Lagebezeichnung Cun entspricht beim Hund der Breite des Fersenbeins.
- Die Lagebezeichnungen oben–unten bzw. dorsal–ventral, vorn–hinten bzw. kranial–kaudal beziehen sich auf den Hund (in der angegebenen Literatur wird oft vom Menschen ausgegangen).
- Die Lage der Akupunkturpunkte und die Meridianverläufe unterscheiden sich bei den einzelnen Autoren und Schulen. Das heißt nicht, dass manche falsch sind. Wichtig ist, nur nach einer Quelle zu arbeiten.
- Wir verwenden im Wesentlichen die Punkte und Meridiane nach Matern sowie Draehmpaehl und Zohmann. Abweichungen sind bei einzelnen Akupunkturpunkten im Kopf- sowie Wirbelsäulenbereich vorhanden.
- Die Bezeichnung der Akupunkturpunkte ist wie folgt: ○ nicht sichtbare Punkte, ● sichtbare Punkte.

Inhaltsverzeichnis

Teil 2 Methoden der energetischen Behandlung des Hundes

Teil 3 Die energetische Behandlung

Autorenvorstellung

Brigitte Salomon

Brigitte Salomon ist Human-Heilpraktikerin seit 1994. Zu den Behandlungsschwerpunkten in ihrer Praxis gehörten Lern- und Konzentrationsstörungen bei Kindern, Regulationstherapie bei Stoffwechselerkrankungen, Psychische Kinesiologie bei Ängsten, Phobien und psychosomatischen Krankheiten und Osteopathie bei Problemen des Bewegungsapparates. Fortbildungen in manueller Therapie und Meridiantherapie beim ICAK (International College of Applied Kinesiology) vervollständigten ihre Praxistätigkeit.

Walter Salomon

Walter Salomon ist Human-Heilpraktiker seit 1983 mit einer umfassenden Ausbildung in allen Sparten der Kinesiologie, Akupunktmassage nach Penzel am Penzel-Institut, Ausbildung in klassischer Homöopathie bei dem bekannten Lehrer Jost Künzli von Fimmelsberg, 1984 kam die Ausbildung zum Tierheilpraktiker hinzu. Schwerpunkt war die Behandlung von Pferden, in die er seine Erfahrungen in Kinesiologie und APM gut integrieren konnte.

Die Gesundheit der Tiere war **beiden Autoren** immer ein großes Anliegen. Daher wurde 1996 die mobile Tierpraxis gegründet. Pferde und Hunde wurden ganzheitlich behandelt mit Osteopathie, Homöopathie und Akupunktmassage.

Ausbildungen in TCM, viszeraler, parietaler und energetischer Osteopathie bei den bekannten Pferde-Osteopathen Dr. med. vet. Christian Gaudron aus Frankreich vom IMAOV (Institut Medicines Alternatives et Osteopathie veterinär) und dem bekannten Schweizer Tierarzt und Buchautor Dr. med. vet. Andreas Rösti vertieften ihre energetischen und osteopathischen Kenntnisse.

Gemeinsam schufen Brigitte und Walter Salomon EPOS (energetische Pferde-Osteopathie nach Salomon) und gründeten das Institut für angewandte Kinesiologie und Naturheilkunde Meersburg sowie den VETT-Verband (Verband energetisch arbeitender Tier-Therapeuten).

Teil 1 Anatomische und energetische Grundlagen

1 Anatomische und energetische Grundlagen

Jede Struktur, jedes Organ und jedes Organsystem sind bestimmten Energien zugeordnet. Grundkenntnisse in Anatomie (▶ Abb. 1.1) und Pathologie sind Voraussetzung für das Verständnis dieses Buches, um Zusammenhänge zu erkennen und vor allem, um Störungen und Krankheiten den Energieleitbahnen zuordnen zu können.

Noch wichtiger als diese Kenntnisse ist die Verbindung zum Tier, die Fähigkeit, das Tier zu beobachten und wahrzunehmen. Erst wenn man das „normale“ Verhalten, die „normale“ Haltung und Bewegung seines Tieres kennt, erkennt man kleine Veränderungen, die Voraussetzung für jede Art von Behandlung sind.

1.1 Bewegungsapparat

Zum Bewegungsapparat werden alle Strukturen gezählt, die dafür sorgen, dass das Lebewesen aufrecht stehen und sich fortbewegen kann. Der Bewegungsapparat wird unterteilt in einen passiven Bewegungsapparat oder Stützapparat (▶ Abb. 1.2) mit Knochen, Gelenken, Bändern, Knorpel und Bandscheiben und einen aktiven Bewegungsapparat (▶ Abb. 1.3) mit Muskeln, Sehnen und Faszien.

1.1.1 Aufgabenverteilung im Bewegungsapparat

Für die energetische Behandlung des Bewegungsapparates ist die Frage wichtig, wo zu viel oder zu wenig Energie ist. Dies gilt sowohl bei der Begutachtung der Stellung als auch in der passiven und aktiven Bewegung. Dazu sind einige Grundkenntnisse des Bewegungsapparates erforderlich.

1.1.2 Statik und Dynamik

Die Statik des Hundes variiert je nach Rasse und Verwendung bzw. der Zusammenhänge zwischen der Bewegung, den dabei auftretenden Kräften und der beteiligten Muskulatur.

Das Skelett des Hundes wird gegliedert in drei Teile:

- Vorhand
- Mittelhand
- Hinterbein

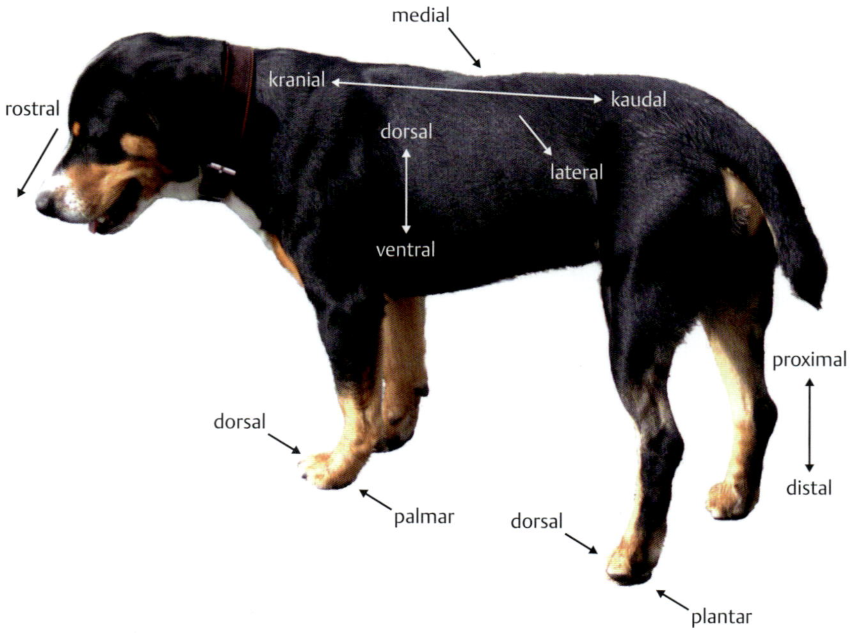

Abb. 1.1 Anatomische Richtungsbezeichnungen.

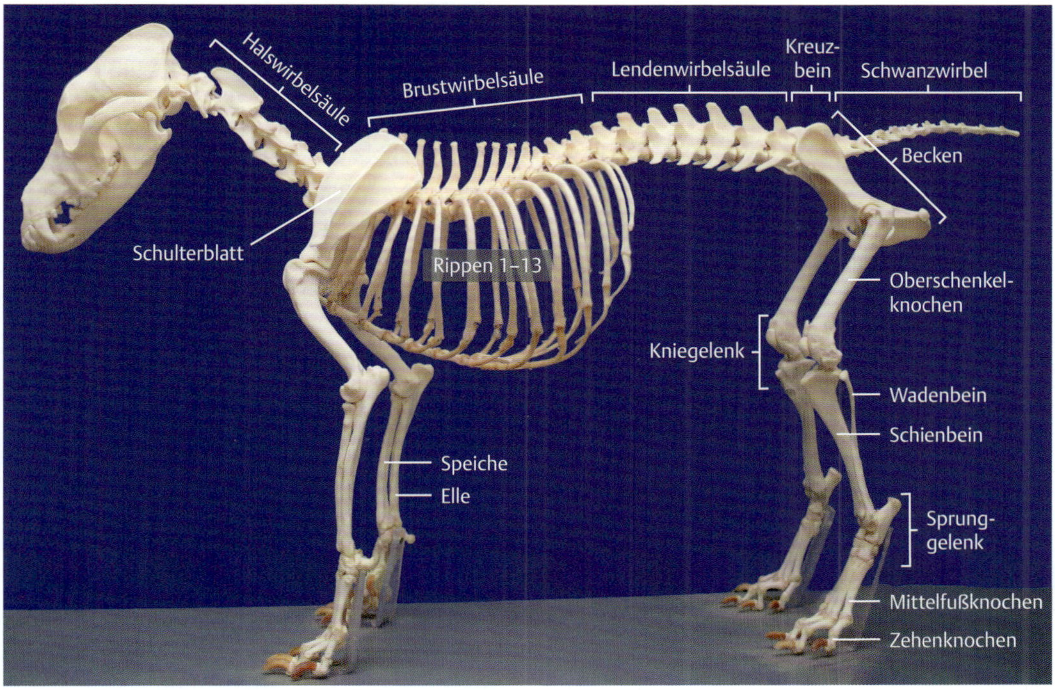

Abb. 1.2 Skelett des Hundes.

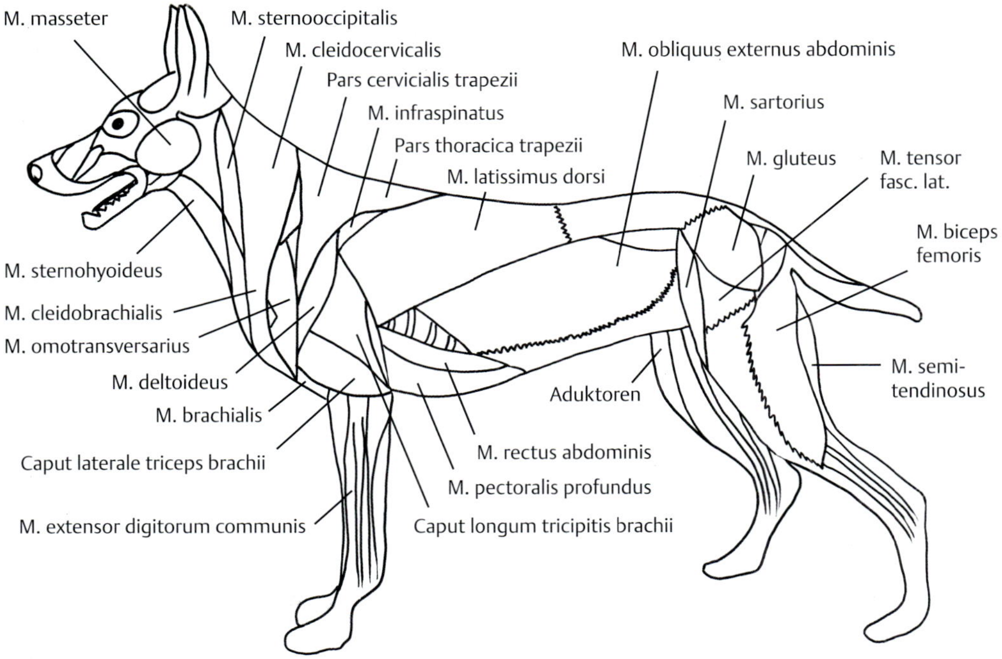

Abb. 1.3 Muskulatur des Hundes.

Das Schultergelenk und das Hüftgelenk liegen auf einer Ebene.

1.1.3 Winkelung der Gelenke

Über die Winkelung der Gelenke gibt es unterschiedliche Angaben, die sich auch auf Rasse und Verwendung des Hundes beziehen. Die Struktur folgt immer der Funktion. Das heißt, je nach Beanspruchung eines Gelenkes verändert sich der Winkel. Die Beanspruchung wiederum ist aufgrund der Länge und Stellung der Knochen unterschiedlich und variiert bei den verschiedenen Rassen.

Durchschnittswerte der Gelenkwinkelung (► Abb. 1.4):

- Schultergelenk: 90–100°
- Hüftgelenk: ca. 120°
- Kniegelenk 130° bei Gebrauchshunden und bis zu 159° bei Windhunden
- Sprunggelenk: 130–150°
- Ellbogengelenk: 90–110 °

> ✔ **Wichtiger Hinweis**
> Je steiler die Winkelung der Gelenke, desto höher die Laufgeschwindigkeit.

Veränderungen der Statik, Stellungsfehler und Gangabweichungen, aber auch Läsionen wie Gelenk- und Rückenprobleme werden meist durch Fehlspannung in Muskeln, Sehnen sowie Faszien, und nicht zuletzt durch unterschiedliche energetische Einflüsse verursacht.

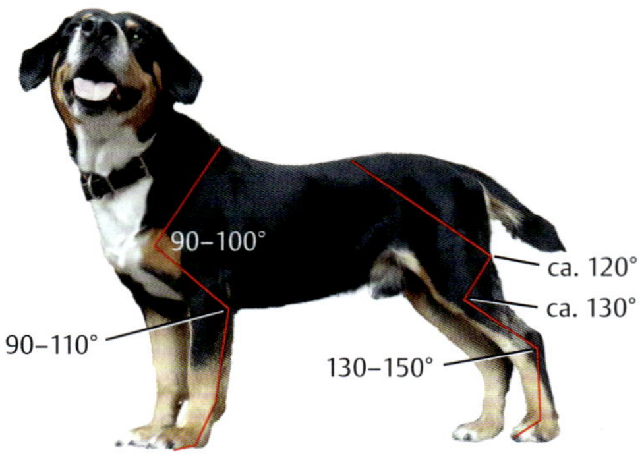

Abb. 1.4 Winkelung der Gelenke.

1.2 Die inneren Organe

Die inneren Organe sind einerseits mit bestimmten Meridianen, andererseits mit dem Nervensystem und dem Bewegungsapparat verbunden.

Die Organe sind durch das Faszien- und Bändersystem sowohl untereinander als auch mit dem Skelett verbunden. Besondere Bedeutung hat dabei das Fasziensystem. Faszien durchziehen den Körper wie ein Netzwerk und verbinden sämtliche Organe und Gewebe miteinander.

Die Verbindung zwischen dem Nervensystem und dem Organsystem ist die Wirbelsäule. Jeweils zwischen zwei Wirbeln tritt links und rechts ein Spinalnerv aus, der Haut, Muskeln, Gefäße und Organe versorgt. Über die Shu-Punkte auf dem Blasen-Meridian (siehe Kapitel Zustimmungspunkte [Shu-Punkte] (S. 93)) stellt die Wirbelsäule auch die Verbindung zum Energiesystem her.

1.2.1 Verbindungen der Organe mit dem Bewegungsapparat

Organe sind über Nerven, Blutgefäße, Mesenterium und Faszien mit der Wirbelsäule verbunden. Jede Fehlspannung im Muskel-Skelett-System wirkt sich auf Organe aus. Andererseits können organische Störungen, z. B. Krankheiten der Niere oder der Leber, zu Veränderungen und Krankheiten in Strukturen des Bewegungsapparates führen.

Verbindung über das Mesenterium (Meso)

Das Mesenterium das sog. Gekröse, eine Falte des Bauchfells (Peritoneum), dient der Befestigung des Darms und seiner Anhangsorgane sowie zur Umhüllung von Nerven und Gefäßen.

Das Meso des Magens verbindet sich mit dem 1. Lendenwirbel. Das Mesenterium des Dünndarms reicht von der hinteren Bauchwand bis zum Querfortsatz des 3. Lendenwirbels, das des Dickdarms zum 2. Lendenwirbel.

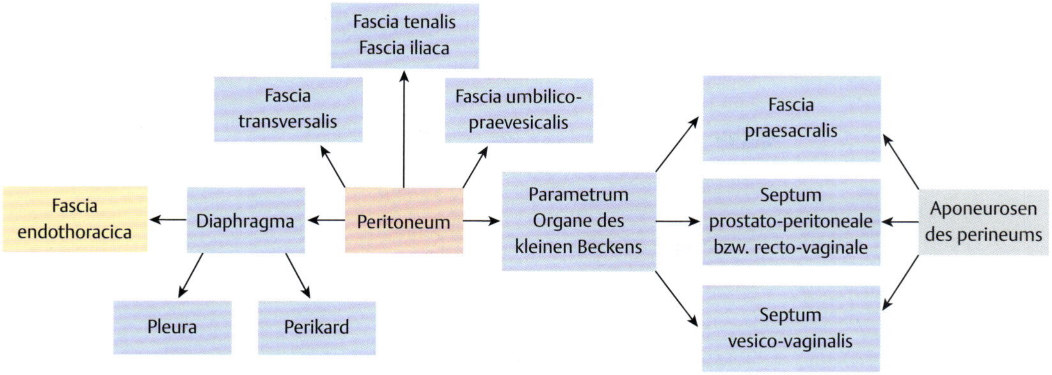

Abb. 1.5 Verbindungen des Peritoneums.

Verbindung über das Peritoneum

Das Bauchfell besteht aus dem **Peritoneum parietale**, das die Bauchhöhle auskleidet und Verbindung zum Fasziensystem und zum Diaphragma hat und dem **Peritoneum viscerale**, das mit Ligamenten, Mesos, Omenta und den Bauchorganen verbunden ist (▶ Abb. 1.5).

Verbindung über das Diaphragma abdominale (Zwerchfell) und das Diaphragma pelvis

Die wichtigste Verbindung zwischen Organen und Bewegungsapparat stellt das Zwerchfell (Diaphragma abdominale) dar. Über die Zwerchfellpfeiler, den muskulösen Ansätzen, ist es mit den letzten Brustwirbeln und den Nieren verbunden. Das Zwerchfell ist nicht nur ein Atemmuskel, sondern auch die wichtigste Struktur für die Statik.

Das Zwerchfell trennt die Brust- von den Bauchorganen und beeinflusst durch seine Bewegung das gesamte Organsystem.

Strukturen, die mit dem Zwerchfell in direktem Kontakt stehen (▶ Abb. 1.6, ▶ Abb. 1.7), sind

- Halsfaszien,
- Hals- und Nackenmuskeln,
- 6 letzte Rippen,
- ligamentäre Fixationen der Lunge und des Herzens,
- M. psoas, M. quadratus lumborum,
- Herz, Leber, Speiseröhre, Magen, Dickdarm, Lunge, Nieren,
- Darm über das Lig. phrenicocolicum,
- Herz über das Lig. phrenicopericardicum,
- Peritoneum,
- Sternum.

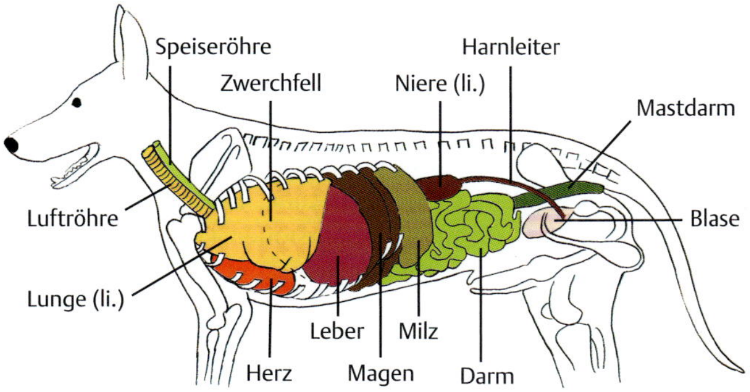

Abb. 1.6 Innere Organe, Ansicht von links.

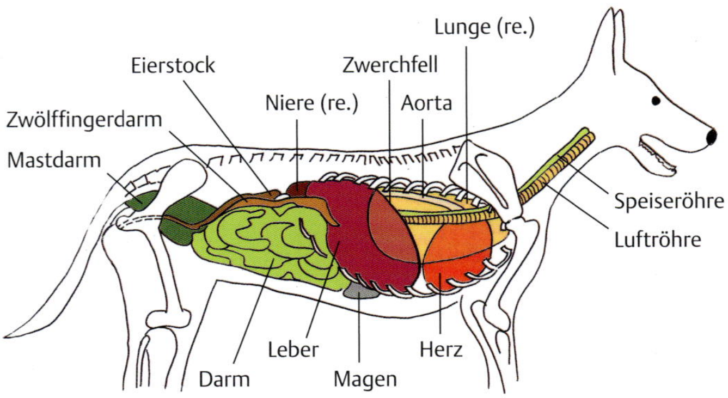

Abb. 1.7 Innere Organe, Ansicht von rechts.

1.2.2 Innervation der Organe

Die inneren Organe und der Stoffwechsel werden durch das vegetative Nervensystem – den Sympathikus und den Parasympathikus – reguliert (▶ Abb. 1.8).

Die Organe werden über das im Wirbelkanal verlaufende autonome Nervensystem versorgt. Kommt es durch Wirbelblockierungen zur Reizung oder Einengung von Nerven, entstehen Beschwerden in den entsprechenden Geweben und Organen.

Ist die Funktion der Nerven an den Austrittsstellen zwischen den Wirbelkörpern durch Wirbelblockierungen beeinträchtigt, kann es neben Problemen des Bewegungsapparates zu Funktionsstörungen der Zielorgane kommen (▶ Abb. 1.9). Mögliche Symptome können Verdauungsprobleme, Herzrhythmusstörungen, Reizmagen, Nieren- und Blasenprobleme, aber auch Epilepsie, gynäkologische Probleme oder Inkontinenz sein.

1.2.3 Fasziale Verbindungen

Faszien sind zähe Bindegewebshäute, die wie ein Netz durch den Körper ziehen und alle Strukturen, Muskeln, Nerven, Blutgefäße und jedes Organ umhüllen (▶ Abb. 1.10). Fasciare bedeutet verbinden. Faszien verbinden alle Teile des Körpers, und sorgen für Stabilität, aber auch für Beweglichkeit. Die viszeralen Faszien dienen als Aufhängung der inneren Organe und sind beteiligt an deren Blutversorgung und Innervation.

Jede Störung an einer Stelle in diesem Netzwerk hat Auswirkungen auf andere, auch weit entfernte Stellen im Körper.

Aufgaben des Fasziensystems:

- Sie schützen und stabilisieren Gelenke und Organe.
- Sie trennen funktionell verbundene Körperteile.
- Sie umhüllen und verbinden jeden Muskel bzw. jede Muskelgruppe, jede Vene, jeden Nerv und alle Organe des Körpers.
- Sie sind bei der Organisation der Körperhaltung durch Propriozeptoren beteiligt.
- Sie übertragen Bewegungsimpulse von Herzschlag, Atmung und die Bewegung des kraniosakralen Rhythmus.
- Sie regeln das Spannungsgleichgewicht und die Flexibilität der Gewebe.
- Sie sind das Transportmilieu für die Lymphflüssigkeit. Das Lymphsystem befindet sich innerhalb von Muskeln und Faszie. Der Lymphfluss ist auf Körperbewegungen angewiesen. Das heißt, durch Bewegung werden die Lymphgefäße komprimiert und die Lymphe bewegt.

Normalerweise sollte ein Muskel die gleiche Länge wie seine Faszie haben. Muskel und Faszie sollten bei einer Dehnung oder Kontraktion synchron arbeiten. Durch Traumata, Immobilisation, länger andauernde Überlastung, Entzündungen, Mangel an bestimmten Nährstoffen kommt es zu einem erhöhten Spannungszustand in der Faszie oder zu Verklebungen zwischen Faszie und Muskel. Die Folge davon ist, dass Muskel und Faszie nicht mehr als synergistische Einheit funktionieren. Es kommt

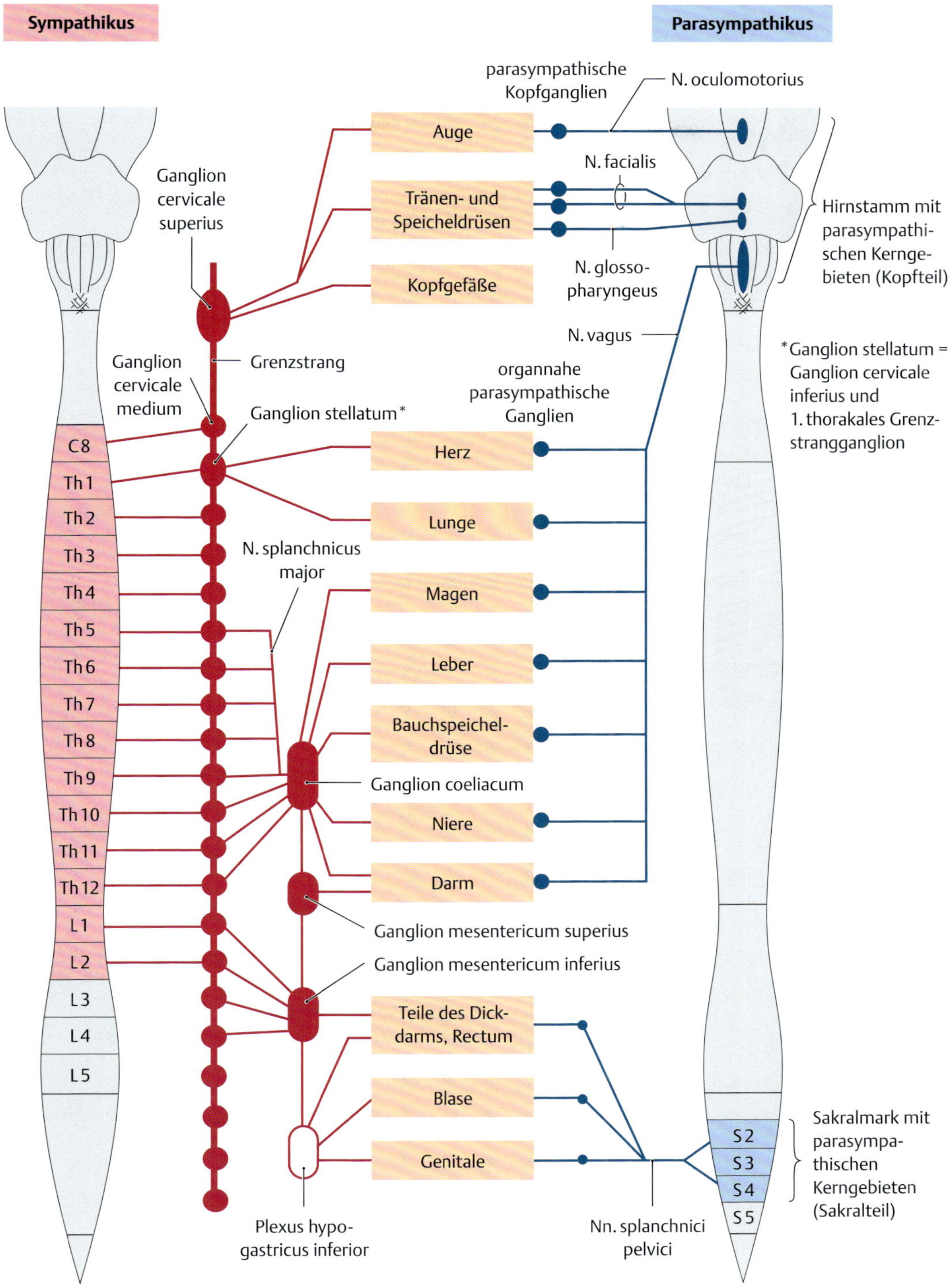

Abb. 1.8 Grenzstrang und Ganglien beim Menschen. (Quelle: Schünke M, Schulte E, Schumacher U. Prometheus LernAtlas – Kopf, Hals und Neuroanatomie. Illustrationen von Voll M und Wesker K. 6. Auflage. Stuttgart: Thieme; 2022)

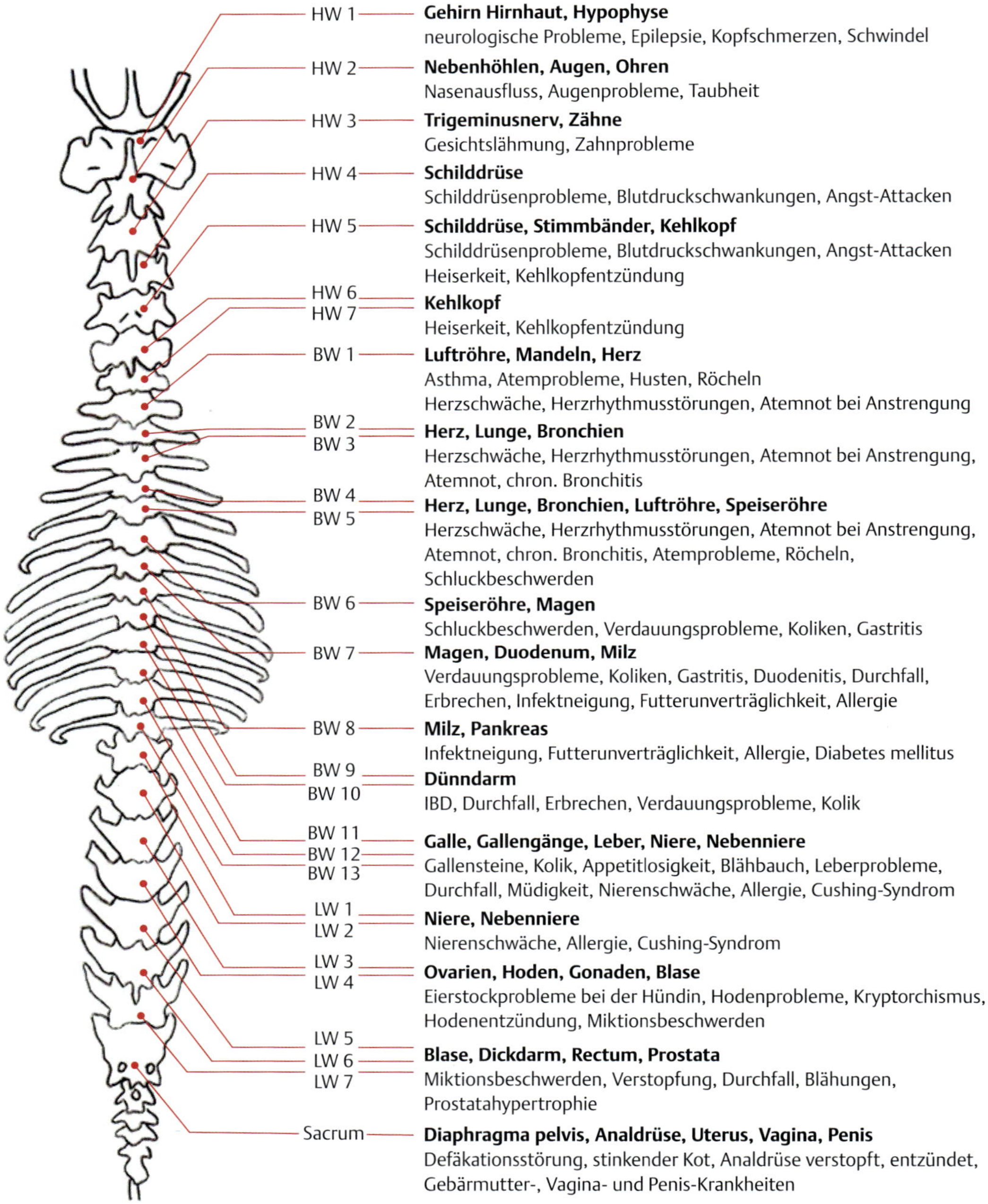

Abb. 1.9 Auswirkung von Wirbelblockierungen auf Organe.

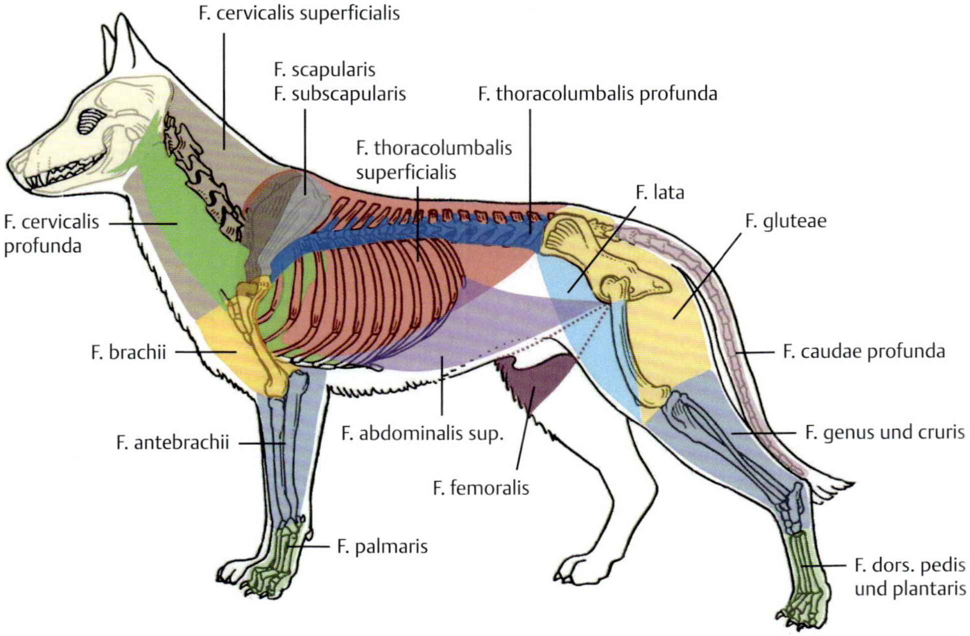

Abb. 1.10 Faszien des Hundes.

zu Schmerzen, Bewegungseinschränkungen und Veränderung der Statik.

Faszien gehen ineinander über und bilden sog. Faszienketten. Die Hauptaufgabe der Faszienkette ist die Kraftübertragung.

Aus der Kopffaszie gehen die beiden Halsfaszien (F. cervicalis superficialis und profunda) hervor (▶ Abb. 1.11).

▶ **Fascia cervicalis superficialis** Sie steht in Verbindung mit dem Mastoid, dem Ober- und Unterkiefer, der Faszie des Kaumuskels und der Ohrspeicheldrüse und verbindet sich mit der Schulterblattfaszie (F. scapularis und subscapularis), der Brust-Lenden-Faszie (F. thoracolumbalis superficialis) und der Armfaszie (F. brachii).

▶ **Fascia cervicalis profunda** Die tiefe Halsfaszie verläuft vom Hinterhauptbein bis zum 3. Brustwirbel, und geht in die Schulterblattfaszie (F. scapularis, F. subscapularis), die tiefe Brustfaszie (F. endothoracica) und die Brust-Lenden-Faszie (F. thoracolumbalis profunda), die den Brustkorb von innen auskleidet, und das Zwerchfell über.

▶ **Fascia scapularis und subscapularis** Die Schulterblattfaszie ist an der Schulterblattgräte befestigt und überzieht mit zwei Schichten die Mm. supraspinatus, infraspinatus und subscapularis. Sie geht in die Armfaszie (F. bracchii), die Brustfaszie (F. pectoralis) und die Brust-Lenden-Faszie (F. thoracolumbalis superficialis) über.

▶ **Fascia axillaris** Die Achselfaszie liegt in der Achselhöhle. Sie geht in die Brustfaszie (F. pectoralis) und die Armfaszie (F. brachii) über.

▶ **Fascia brachii** Die Armfaszie unterteilt und umhüllt die Muskeln des Oberarmes. Sie ist verbunden mit der Schulterblattgräte, den Brustmuskeln und dem Ellbogen und verbindet sich mit den Faszien des Unterarmes (F. antebrachii), der Faszie der Pfote (F. palmaris) und der Brust-Lenden-Faszie (F. thoracolumbalis superficialis).

▶ **Fascia endothoracica** Sie kleidet den Brustkorb von innen aus und geht in das Zwerchfell und die innere Rumpffaszie (F. transversalis) sowie die Brust-Lenden-Faszien (F. thoracolumbalis superficialis und profunda) über.

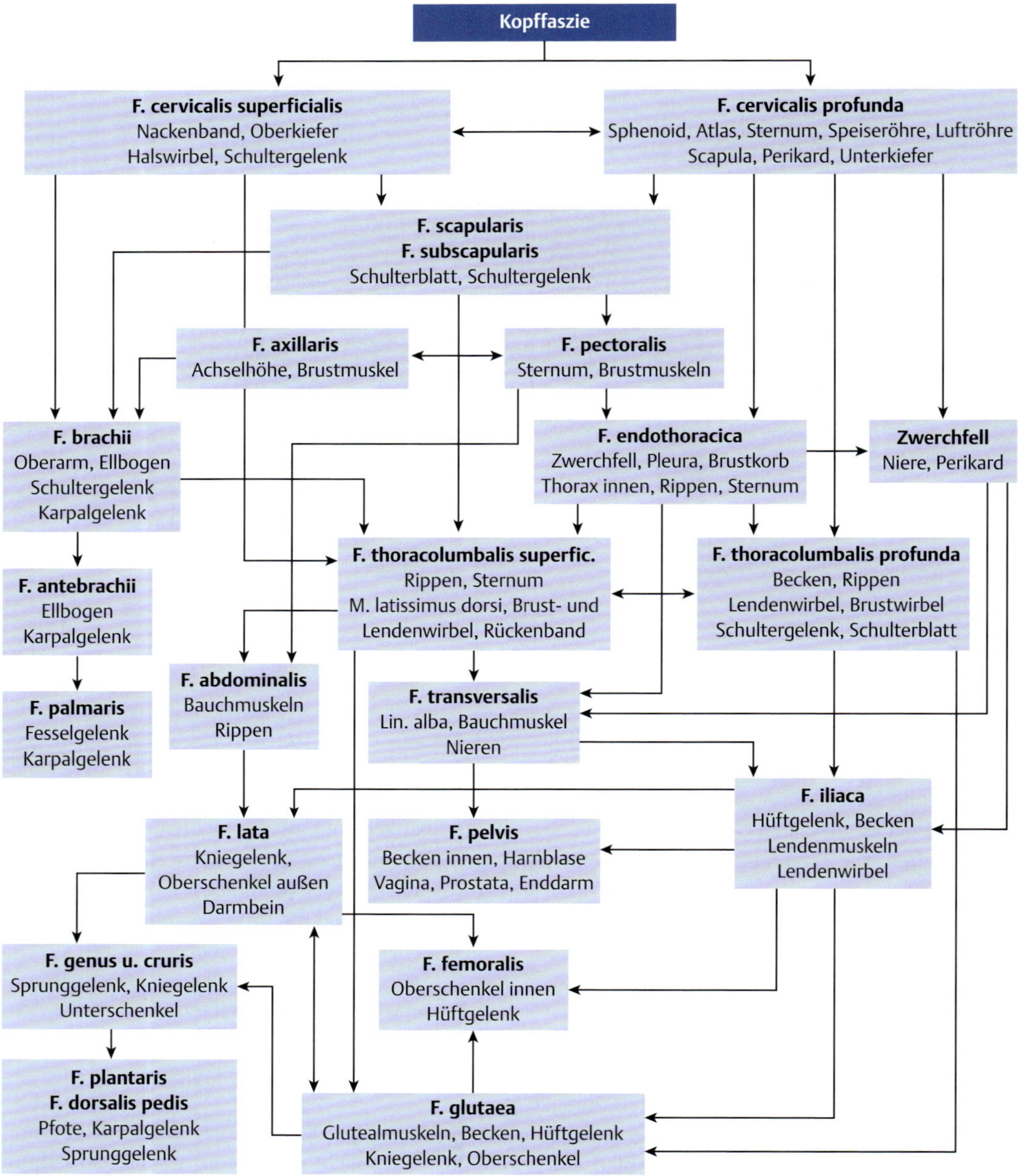

Abb. 1.11 Fasziale Verbindungen.

► **Fascia diaphragmatica (Zwerchfell)** Das Zwerchfell ist die Begrenzung der innere Brustfaszie (F. endothoracica). Kaudal geht sie in die Lendenfaszie (F. Iliaca) über.

► **Fascia pectoralis** Die Brustfaszie umgibt die Brustmuskeln und ist verbunden mit dem Sternum, dem Schulterblatt und dem Schlüsselbein. Sie geht in die tiefe Brustfaszie (F. endothoracica), die Achselfaszie (F. axillaris) und die Bauchmuskelfaszie (F. abdominalis) über.

► **Fascia thoracolumbalis** Die Brust-Lenden-Faszie besteht aus zwei Blättern. Die **Fascia thoracolumbalis profunda** setzt an den Dornfortsätzen der Brust- und Lendenwirbel und am Rückenband an und geht in die Lendenfaszie (F. Iliaca) über. Die **Fascia thoracolumbalis superficialis** ist die Ursprungsfläche für den breiten Rückenmuskel (Latissimus dorsi) und Ursprung für die Bauchmuskeln. Die Brust-Lenden-Faszie (F. thoracolumbalis superficialis) geht in die innere Rumpffaszie (F. transversalis) und die Bauchmuskelfaszie (F. abdominalis superficialis) über.

Beide Blätter setzen am Becken an und gehen in die Kruppenfaszie (F. glutaea) über und verbinden so die Rücken- mit der Kruppenmuskulatur.

► **Fascia abdominalis superficialis** Die Faszie der Bauchmuskeln kommt von der Brustfaszie (F. pectoralis), ist Teil der Bauchwand, bedeckt das Abdomen und geht in die laterale Oberschenkelfaszie (F. lata) über.

► **Fascia transversalis** Die Fascia transversalis ist eine tiefe Faszie, geht aus dem Diaphragma hervor, bedeckt den tiefen queren Bauchmuskel (M. transversus abdominis) und die Nieren, reicht am Bauch bis zur Linea alba und geht in die Lendenfaszie (F. iliaca) und die Beckenfaszie (F. pelvis) über, die das Becken von innen auskleidet.

► **Fascia iliaca** Die Fascia iliaca umgibt die Lendenmuskeln M. iliacus und M. psoas und verschmilzt mit dem M. quadratus lumborum. Sie geht in die Beckenfaszie (F. pelvis), in die Oberschenkelfaszie (F. femoralis) und die Kruppenfaszie (F. glutaea) über.

► **Fascia glutea** Die Kruppenfaszie hat Verbindung zum Sakrum, zum Darmbein, bedeckt oberflächlich die Glutealmuskeln und unterteilt mit einem tiefen Blatt die Unterschenkelflexoren (Mm. semitendinosus und membranosus). Sie geht in die Unterschenkelfaszie (F. cruris), in die Oberschenkelfaszie (F. femoralis) und die laterale Oberschenkelfaszie (F. lata) über.

► **Fascia lata** Die Faszie des M. tensor fasciae latae ist teilweise tief, teilweise oberflächlich. Sie umhüllt den M. tensor fasciae latae, hat Verbindung zum Darmbein, zum M. biceps femoris, zum Kniegelenk und geht in die Kruppenfaszie (F. glutea) und die Unterschenkelfaszie (F. genus/cruris) über. Medial geht sie in die Oberschenkelfaszie (F. femoralis medialis) über.

► **Fascia femoralis medialis** Die mediale Oberschenkelfaszie setzt am M. pectineus (Muskel der Adduktoren, der am Schambein ansetzt) an, bedeckt den M. sartorius, ebenfalls ein Adduktor, der den Quadrizeps femoris überquert und verbindet sich mit der Innenseite des Oberschenkels oberhalb des Kniegelenks.

► **Fascia genus und cruris** Die Kniefaszie (F. genus) setzt am Knie an und geht in die Unterschenkelfaszie (F. cruris) über, die die Unterschenkelmuskeln umhüllt, und dann in die Faszien der Pfote (F. plantaris).

Der M. sartorius verläuft von der Spina iliaca anterior superior quer über den M. quadriceps femoris.

2 Energielehre und Akupunktur

Es gibt keine wissenschaftlichen Beweise für feinstoffliche Energie, wie sie in der Alternativmedizin verstanden wird. Was wissenschaftlich nicht bewiesen werden kann, wird als Hokuspokus, als Esoterik abgetan. Aber vieles, was früher als Irrglauben galt, z. B. dass die Erde eine Kugel ist, ist inzwischen bewiesen. Die Wissenschaft befasst sich mit elektrischer Energie, mit Watt und Volt oder mit menschlicher Energie, mit Kalorien und Joule. Allenfalls die Physik vor allem die Quantenphysik versucht, das Wesen und Verhalten von Materie und Energie auf atomarer und subatomarer Ebene zu erklären. Viele Wissenschaftler haben sich mit Energie befasst und doch bleiben immer Fragen offen. Wilhelm Ostwald, Begründer der Physikalischen Chemie (1853–1932), vertrat die Ansicht, dass auch die Materie im Grunde nur Energie ist. Auch Einstein erkannte schon 1905: Energie ist Materie, und Materie ist Energie. Wir sind der Ansicht, dass beide dem Begriff der Energie, wie er in der traditionellen chinesischen Medizin verstanden wird, schon sehr nahekommen.

Ein Energieunternehmen definiert Energie als die "Fähigkeit, Arbeit zu verrichten, d. h. die Fähigkeit, eine Kraft auszuüben, die eine Verschiebung eines Objekts verursacht". Trotz dieser verwirrenden Definition ist ihre Bedeutung sehr einfach: Energie ist nur die Kraft, die Dinge in Bewegung versetzt. Das heißt für uns: Energie ist Leben.

2.1 Qi, die Lebensenergie

Qi ist das Potenzial, die Lebenskraft, es

- wird bei der Geburt festgelegt (Quellen-Qi),
- wird in der Niere festgehalten,
- bestimmt das Lebensalter,
- kann nicht erzeugt, sondern nur umverteilt werden und wird im begrenzten Maße über das Lungen- und Verdauungs-Qi dem Körper wieder zugeführt,
- fließt in bestimmten Bahnen (Meridianen, Gefäßen),
- steht über dem Blutkreislauf, dem Lymph- und Nervensystem,
- wird mit den Lebensfunktionen verbraucht.

2.1.1 Formen des Qi

Das Qi ist in der TCM die Ursubstanz des Universums. In der chinesischen Umgangssprache steht Qi auch für die Luft, die Atmung, den Wind, eine Form von Lebenskraft und geistiger Kraft.

▸ **Qing-Qi, klares Qi** Dies ist das klare Qi des Himmels, das bei der Atmung mit der Lunge aufgenommen wird.

▸ **Zong-Qi** Ist das Sammel-Qi. Es entsteht in der Lunge aus Nahrung und Atemluft und wirkt zusammen mit dem Gu-Qi aus der Nahrung. Es beeinflusst Gefäße und Blut, das Herz und die Atmung.

▸ **Ying-Qi, Nähr-Qi** Das Ying-Qi fließt im Blut und den Meridianen und versorgt den Körper, indem es die aus der Nahrung gewonnen Nährstoffe in Blut umwandelt. Das Nähr-Qi hat die Aufgabe, die inneren Organe und den ganzen Körper zu nähren.

▸ **Wei-Qi, Abwehr-Qi** Das Abwehr-Qi wird im unteren Erwärmer (Teil des Dreifachen Erwärmers) gebildet und zirkuliert zwischen Haut und Muskeln. Das Wei-Qi wird von der Lunge an der Körperoberfläche verteilt und schützt den Körper vor äußeren pathogenen Faktoren wie Wind, Kälte, Hitze und Feuchtigkeit. Das Wei-Qi reguliert das Öffnen und Schließen der Poren, es reguliert auch die Körpertemperatur.

Fehlt dem Körper Wei-Qi, sinken die Abwehrkräfte.

▸ **Gu-Qi, Nahrungs-Qi** Das Gu-Qi ist die Energie, die aus der verdauten Nahrung aufgenommen wird. Magen und Milz wandeln die Nahrung in Gu Qi um.

Lebendiges Futter ist dafür die Voraussetzung. Lebendig heißt, dass auch menschliche Energie bei Anbau und Ernte eine Rolle spielt. Nahrungsmittel mit Gentechnik, vollmaschineller Anbau und Ernte ohne menschliche Hand (z. B. Milch, die den Kühen mit Melkrobotern „entnommen" wird), liefern keine Energie und sind keine energievolle Nahrung, sondern nur tote Lebensmittel. Hinzu kommen lange Transportwege und die Ausbeutung der Menschen auf den Feldern und Plantagen in den Ländern, aus denen viele Nahrungsmittel kommen. Wir nehmen auch diese negative Energie zu uns, ebenso den Stress und das Leid der Tiere, die in die Futtermittelkette gelangen. Auch beim Hundefutter kann man auf energiereiches Futter achten. Das meiste Trockenfutter ist totes Futter. Es enthält Tierfleischmehl/Kadaverfleischmehl (sog. Tiermehl), chemische Zusatzstoffe, Lockstoffe, Schimmelpilze und ist in aller Regel hoch erhitzt. Denaturierte Nahrung liefert keine Lebensenergie, kein Qi.

Auswirkung der **Zivilisationskost** bei Mensch und Hund:

- Zahnkaries und Parodontose
- Erkrankungen des Bewegungsapparates
- rheumatische Erkrankungen: Arthrose und Arthritis
- Wirbelsäulen- und Bandscheibenschäden
- Krankheiten des Verdauungstraktes: Reizdarm, Colitis ulcerosa, Morbus Crohn, Magengeschwüre, Gastritis
- Stoffwechselkrankheiten: Fettsucht, Diabetes mellitus, Lebererkrankungen
- Krankheiten des Urogenitaltraktes: Blasenentzündung, Nierenbeckenentzündung
- psychisch-geistige Erkrankungen: Depressionen, Lern- und Konzentrationsstörungen, Ängste und Aggression

► **Yuan-Qi, Ursprungs-Qi** Yuan-Qi entspringt in den Nieren, genauer zwischen den Nieren. Es ist die Energie, die aus der Essenz von Vorhimmel und Nachhimmel entsteht. Es ist in Qi umgewandeltes Jing. Es bestimmt die spezifische Konstitution des Individuums. Das Yuan-Qi wird durch das Zong-Qi aus Nahrung und Luft genährt und durch den Lebenswandel erhalten. Das Yuan-Qi existiert vor und nach der Geburt. Das Ursprungs-Qi steuert die Transformation und wird über den „Dreifach Erwärmer" im Körper verteilt.

► **Zheng-Qi, Aufrechtes Qi** Das Aufrechte Qi ist die Resistenzkraft gegenüber Erkrankungen. Das Qi aus der Atemluft, das Nahrungs-Qi und das Ursprungs-Qi bilden gemeinsam das Aufrechte Qi.

Das Zheng-Qi kommt aus der Lunge und fließt in Gefäßen und Meridianen. Es nährt alle Organsysteme. Es hat einen Yin-Aspekt (Ying-Qi), und einen Yang-Aspekt (Wei-Qi).

► **Ying-Qi** Ying-Qi ist das nährende Qi, das innerhalb der Gefäße zieht und den ganzen Körper nährt. Es zirkuliert sowohl in den Blutgefäßen als auch in den Meridianen und in den außerordentlichen Gefäßen (Sondermeridiane). Es ist auch in Blut umgewandeltes Qi, sammelt sich in der Körpermitte und breitet sich in die Extremitäten aus. Ying kontrolliert Wachstum, Reproduktion und geistige Entwicklung.

2.1.2 Jing

Das Jing ist die **stoffliche Essenz** des Lebens. Jing ist neben Qi (Energie), Xue (Blut), Shen (Geist) und Yin Je (Körperflüssigkeiten) eine der fünf Grundsubstanzen des Lebens.

Jing kommt von den Eltern. Es ist verantwortlich für das Wachstum, die Fortpflanzung, die Entwicklung und das Altern eines Lebewesens. Jing, die Essenz, ist in den Nieren gespeichert. Die Niere ist die Wurzel des Lebens und die Bewahrerin der vorgeburtlichen und nachgeburtlichen Essenz.

Entstehung des Jing

Jing wird auch als Essenz oder Samen übersetzt. Es ist die Quelle des Lebens. Jing ist die reinste, verfeinertste Form von Qi im Körper. Jing setzt sich zusammen aus der Vorhimmel-Essenz (vor Geburt) und der Nachhimmel-Essenz (nach der Geburt).

Vorhimmel

Jing entsteht durch die Verbindung pränataler Essenz, die von den Eltern durch Verschmelzung von Eizelle und Spermium (= materialisiertes Jing) und postnataler Essenz kommt. Die Formen des angeborenen Qi werden als Vorhimmel bezeichnet.

Die vorgeburtliche Essenz oder Vorhimmel verringert sich im Laufe des Lebens. Sie ist nicht wieder auffüllbar. Man kann sie nur bewahren und gut nähren. Der Lebenswandel bestimmt, wie lange der Energie-„Vorrat" hält.

Das Qi des menschlichen Körpers ist teils angeboren, teils erworben. Die Formen des angeborenen Qi, die der Empfängnis, der Geburt vorausgehen, werden als die Energien des "Früheren

Himmels" (das Nichtmanifeste, jenseits des Materiellen) bezeichnet und umfassen das Yuan-Qi und das Zong-Qi. Mitunter wird das Vorgeburtliche Jing als angeborenes Jing-Qi hier mit angeführt. Die Energien des "Späteren Himmels" (das Materielle, das Manifeste) sind diejenigen Energien, die der Mensch oder das Tier nach der Geburt, mittels Atemluft und Nahrungsmitteln in seinem Stoffwechsel umsetzt. Das sind das Wei-Qi und das Ying-Qi – und entsprechend das Nachgeburtliche Jing als erworbenes Jing-Qi

Nachhimmel

Das nachgeburtliche Qi oder Nachhimmel unterscheidet zwei Arten von Qi, das Gu-Qi aus der Nahrung und das Qing-Qi aus der Atemluft. Durch nicht ausgeheilte Krankheiten, Schlaf- und Lichtmangel, ungesunde Nahrung, Gifte und dergleichen wird die Nachhimmel-Essenz verbraucht, das Lebewesen altert früher.

2.1.3 Shen

Shen, der Geist, ist die Kraft der Gedanken, die geistige Vitalität, das Bewusstsein. Zum Shen gehören die Emotionen und die Fähigkeit zu lieben.

Shen ist dem Herzen zugeordnet. In der TCM betrachtet man Shen, den Geist, als eine im gesamten Kosmos wirkende Kraft. Durch Shen sind Mensch und Tier eins mit der Natur. Shen entsteht durch die Verbindung der Essenz von Himmel und Erde, sowie der Verbindung der Essenz von Vater und Mutter. Da jede Zelle im Körper vom Geist des Himmels durchdrungen ist, ist Shen die treibende Kraft im Körper, in allen Organen. Shen kontrolliert Denken, Fühlen, Bewusstsein und Unterbewusstsein.

Wenn das Shen gestört ist, macht der Hund einen müden Eindruck. Der Kopf ist gesenkt, die Ohren hängen. Er reagiert langsamer als gewohnt.

> ✔ **Wichtiger Hinweis**
> Shen, Qi und Jing sind die „drei Schätze" der traditionellen chinesischen Medizin.

2.1.4 Xue (Blut)

Xue ist der flüssige Teil der Körperenergie. Xue ist das Blut, aber auch die extrazelluläre Flüssigkeit.

Xue versorgt die Organe mit Qi, Feuchtigkeit und Nährstoffen und nährt das Qi.

2.1.5 Jin Ye – die Körperflüssigkeiten

Jin Ye sind alle Körperflüssigkeiten außer Blut, z. B. Speichel, Gelenkflüssigkeit, Lymphe.

2.1.6 Der Dreifache Erwärmer, Passageweg für das Ursprungs-Qi

Der Dreifache Erwärmer (San-Jiao) spielt eine besondere Rolle im Fluss des Qi. Indem er alle Zwischenräume im Körper kontrolliert, verbindet der Dreifache Erwärmer alle Körperregionen und Organe miteinander, die 5 Zang (Speicherorgane) Herz, Leber, Niere, Milz und Lunge und die 6 Fu (Hohlorgane) Dünndarm, Dickdarm, Blase, Magen, Gallenblase und Dreifacher Erwärmer (▶ Abb. 2.1). Huang Di Nei Jing (s. Quellen): „Der San-Jiao ist die oberste Kontrollinstanz des gesamten Säfte-Kreislaufes". Vom Dreifachen Erwärmer wird die Energie im ganzen Organismus verbreitet, zuerst zu den 12 Hauptmeridianen, dann zu Ren Mai (S. 63) (KG) und Du Mai (S. 63) (GG). Die Verteilung geht vom mittleren Erwärmer aus (▶ Abb. 2.2).

2.2 Das Qi und die Psyche

2.2.1 Das Bauchhirn

Die Eingeweide sind umhüllt von mehr als 100 Millionen Nervenzellen: mehr Neuronen, als im gesamten Rückenmark zu finden sind. Dieses „zweite Gehirn", so haben Neurowissenschaftler herausgefunden, ist quasi ein Abbild des Kopfhirns. Zelltypen, Wirkstoffe und Rezeptoren sind exakt gleich.

Das Bauchhirn, das auch Darmhirn oder wissenschaftlich enterisches Nervensystem genannt wird, ist ein unabhängiges Nervensystem. Es enthält seine eigenen sensorischen Neurone, Interneurone und Motorneurone. Auffallend ist seine starke funktionelle und strukturelle Ähnlichkeit mit dem Haupthirn im Schädel.

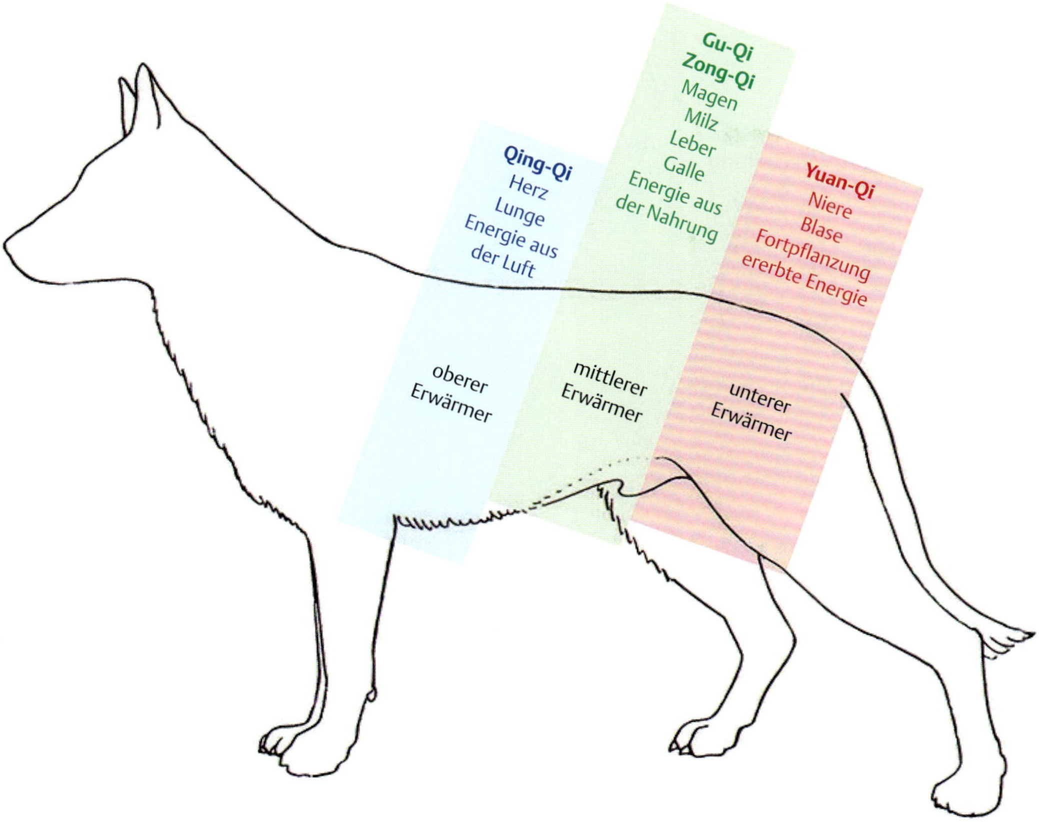

Abb. 2.1 Die drei Erwärmer.

Da das Bauchhirn sehr eng mit dem emotionalen Zentrum von Menschen und Tieren verbunden ist, finden natürlich auch emotionale Rückkoppelungen zwischen Gefühlen und Darm statt.

Die aktuelle Studienlage legt nahe, dass eine ungünstige Zusammensetzung der Darmflora zu psychischen Erkrankungen führen kann, und bestimmte Gefühle wiederum Darmerkrankungen auslösen können. Angststörungen und Depressionen können beispielsweise Ursache für einen Reizdarm sein. So können auch Bauchschmerzen bei Aufregung und Angst erklärt werden.

2.2.2 Dauerstress und Erschöpfung der Nebennieren

Neueste Forschungen haben bewiesen, dass es einen direkten Zusammenhang zwischen Stress und körperlichen Symptomen gibt, dass Ärger oder Angst augenblicklich den Spiegel der Stresshormone wie Adrenalin steigen lassen und sich sofort die Herzfrequenz verändert. Das ist auch beim Hund nicht anders. Da die Nebennieren dem Körper etwas geben, auf das er in stressigen Zeiten zurückgreifen kann, verliert der Patient seine Reservekapazität, wenn diese erschöpft sind und somit wird auch sein Widerstand gegenüber Krankheitsprozessen verringert.

2.2.3 Bewertung der Psyche nach den 5 Elementen

Genaue Erläuterungen zu den Elementen in der TCM finden Sie im Kapitel Die 12 Hauptmeridiane – Funktionen und Verlauf (S. 47).

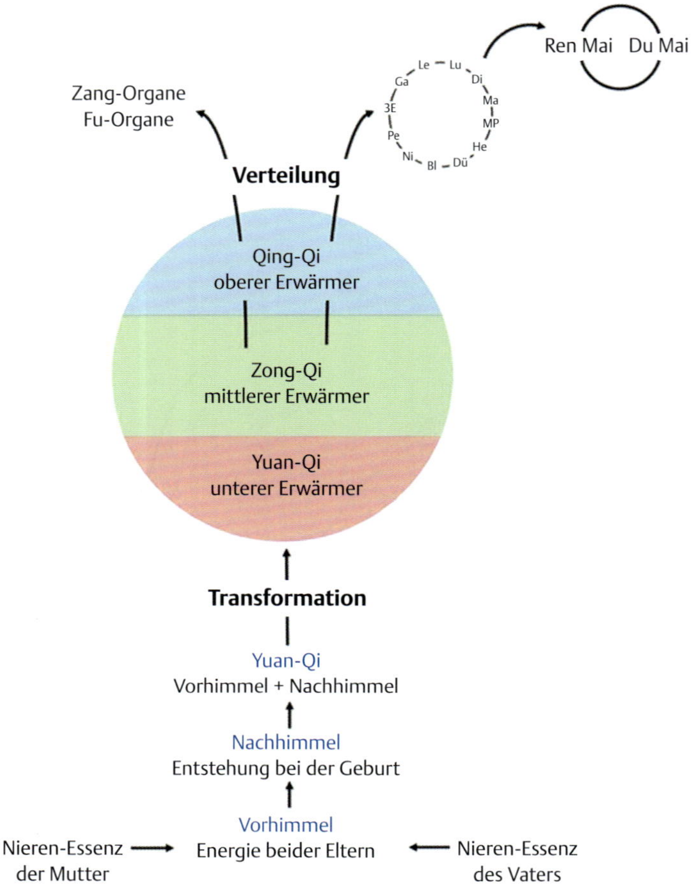

Abb. 2.2 Der Weg des Yuan-Qi.

Die Psyche und das Element Metall

Der Lungen- und der Dickdarm-Meridian haben nicht nur den körperlichen Aspekt des Loslassens von nicht Benötigtem, sondern auch das Loslassen von Emotionen, Erinnerungen und Traumata. Trauer und Kummer schwächen die Organe und Meridiane des Metall-Elementes.

Ein schwaches Qi im Element Metall zeigt sich in Darmkrankheiten, Krankheiten der Haut und der Lunge.

▶ **Metall in Harmonie** Tiere vom Metall-Typ stehen voll im Leben. Sie sind großzügig und gerecht. Sie können aus Erfahrungen lernen, können neue Verbindungen ohne Verlustangst eingehen. Sie sind fähig, sich neue Kenntnisse basierend auf den Erfahrungen anzueignen. Sie lassen emotionale Erfahrungen hinter sich.

▶ **Metall im Yin** Überwiegt das Yin im Metall, sind die Tiere Einzelgänger, stellen sich über andere. Sie haben Probleme, Verbindungen einzugehen, aus Angst, enttäuscht zu werden, weil zu viele Traumata aus der Vergangenheit vorhanden sind. Angst vor Neuem. Sie sind eifersüchtig, fast besitzergreifend, um das eigene Wohlergehen zu erreichen. Es wirkt unnahbar, erstarrt.

▶ **Metall im Yang** Überwiegt das Yang im Metall führt das zur Traurigkeit. Die Tiere wollen die Trauer unterdrücken, bleiben aber in der Traurigkeit hängen, können nicht loslassen. Selbstmitleid und Jammern gehört zum Metall-Yang (Metall-Yang-Hunde winseln ständig). Die Stimme ist laut.

Weitere Details zum Element Metall im Kapitel Das Element Metall (S. 142).

Psyche und das Element Wasser

► **Wasser in Harmonie** Ist das Element Wasser ausgeglichen, sind die Tiere stark, willensstark aber sanft, zärtlich (verschmust) und sensibel. Sie gehen kein Risiko ein, haben ein gesundes Selbstbewusstsein. Tier des Wasser-Typs sind introvertiert, meist Einzelgänger. Diese Tiere sind oft kälteempfindlich. Sie sind korrekt und pflichtbewusst, zielstrebig und ausdauernd.

► **Wasser im Yin** Dominiert das Yin im Wasser, geben sich die Tiere auf, haben keinen Lebensmut, keine Ziele, keine Aufgabe und keine Energie mehr. Sie geben die Kontrolle über das eigene Schicksal auf. Sie sind sehr ängstlich und entwickeln Ängste vor ungefährlichen, harmlosen Dingen und Situationen.

► **Wasser im Yang** Überwiegt das Yang im Wasser, sind die Tiere extrem ehrgeizig und setzen sich unter Druck. Sie neigen dazu, sich zu überfordern, begeben sich in Gefahr, sind dominant und wollen die Führung übernehmen, die Macht über andere ausüben. Haben aber Angst, die Kontrolle zu verlieren.

Weitere Details zum Element Wasser im Kapitel Das Element Wasser (S. 142).

Psyche und das Element Holz

► **Holz in Harmonie** Ist Holz in Harmonie, sind die Tiere sicher und stark. Sie sind selbstbewusst, kreativ und intuitiv, z. B. Hunde, die Türen öffnen. Der Holz-Typ ist dominant, übernimmt die Führung. Holz-Tiere sind energisch, zielstrebig, selbstbewusst, realistisch, aber auch aufbrausend und jähzornig.

► **Holz im Yin** Überwiegt das Yin im Holz, haben die Tiere ein geringes Selbstbewusstsein, sind unsicher und übervorsichtig, zweifelnd, deshalb auch wechselhaft. Sie haben das Gefühl, nicht genug Kapazität zu haben. Sie können sich schlecht abgrenzen. Sie sind nicht in der Lage, sich durchzusetzen und resignieren, was im chronischen Zustand zu Depressionen und Apathie führt. Sie können keine Kraft mehr aufbringen an sich oder an ihrem Umfeld etwas zu verändern.

► **Holz im Yang** Überwiegt das Yang im Holz, sind die Tiere nervös, reizbar und cholerisch, oft auch aggressiv.

Weitere Details zum Element Holz im Kapitel Das Element Holz (S. 142).

Psyche und das Element Feuer

► **Feuer in Harmonie** Wenn Yin und Yang ausgeglichen sind, ist der Hund temperamentvoll und kontaktfreudig, leistungs- und erfolgsorientiert, lustig und spontan.

► **Feuer im Yin** Überwiegt das Yin im Feuer, sind die Tiere depressiv, melancholisch, fühlen sich einsam oder nicht geliebt, sind fast freudlos. Sie verschließen sich, wollen sich isolieren, sind aber keine Einzelgänger wie der Metall-Yin-Typ.

► **Feuer im Yang** Überwiegt das Yang im Feuer, kehrt sich das Verspielte in Hyperaktivität und Hektik um. Die Tiere wirken arrogant, sind streitsüchtig und innerlich unruhig, oft sprunghaft.

Weitere Details zum Element Feuer im Kapitel Das Element Feuer (S. 142).

Psyche und das Element Erde

► **Erde in Harmonie** Tiere vom Erde-Typ sind stabil, ruhig, ehrlich und fürsorglich. Meist sind sie wenig oder nicht ehrgeizig. Sie sind praktisch veranlagt. Sie bevorzugen Sicherheit und Beständigkeit, vertragen keine Veränderungen. Sie haben kein Interesse daran, die Führungsrolle zu übernehmen, sind eher die Vermittler in der Gruppe. Sie sind anpassungsfähig, sanft. Sie gehen Streit aus dem Weg.

► **Erde im Yin** Überwiegt das Yin in der Erde, sind die Tiere misstrauisch, argwöhnisch. Man hat den Eindruck, sie denken zu viel, hören ständig in sich hinein, machen sich ständig Sorgen. Dadurch verlieren sie ihre Aktivität, verlangsamen auch geistig In der Gruppe ordnen sie sich unter und können sich nicht um andere kümmern, aber auch nicht um sich selbst und können apathisch werden. Die Apathie hat aber im Gegensatz zum Holz-Yin eine andere Ursache.

► **Erde im Yang** Überwiegt das Yang in der Erde, sind die Hunde überehrgeizig, wollen ständig die Führung übernehmen. Hündinnen sind überbesorgt, lassen ihre Welpen nicht aus den Augen.

Weitere Details zum Element Erde im Kapitel Das Element Erde (S. 142).

2.3 Energiezentren

In der Energielehre werden verschiedene Energiezentren unterschieden: die Meridiane, die Chakren und die Dantians.

2.3.1 Dantian

Dantians sind drei Energiezentren im Körper, in denen Qi gespeichert wird. Die Lokalisation ähnelt den Chakren. Das heißt, durch die Öffnung der Chakren (siehe Kapitel Behandlung der Chakren (S. 127)) werden auch die Dantians beeinflusst.

Das **obere Dantian** (Shang Dantian) befindet sich zwischen den Augenbrauen. Dem oberen Dantian werden die mentalen Fähigkeiten zugesprochen. Es steht in enger Verbindung zum Stirn-Chakra.

Das **mittlere Dantian** (Chong Dantian) befindet sich auf dem Brustbein und speichert das Qi der inneren Organe. Dem mittleren Dantian wird die Liebe unter den Lebewesen zugesprochen. Es steht in Verbindung mit der energetischen Mitte und dem mittleren Erwärmer.

Das **untere Dantian** (Xia Dantian) befindet sich unterhalb des Nabels. Dort ist das Zentrum der Energie, hier wird das Qi gesammelt. Im Qigong wird die Energie im unteren Dantian beruhigt.

Durch Stärkung des Dreifachen Erwärmers durch den Tonisierungspunkt oder Meridianmassage wird auch die Energie der Dantians gestärkt, wenn die Energie des Behandlers dorthin gerichtet ist.

2.3.2 Chakren

Chakren sind 7 Energiezentren, die sich in der Mittelachse des Körpers befinden. Die Chakren-Energie bewegt sich in wechselnder Richtung kreisend vom Wurzel-Chakra nach oben zum Kronen-Chakra (► Abb. 2.3).

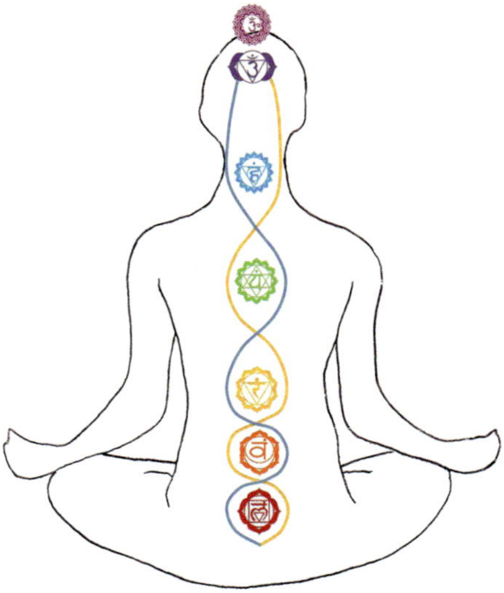

Abb. 2.3 Bewegung der Chakren.

Chakren-Strahlen öffnen sich nach vorn und hinten, beim Tier nach oben und unten und strahlen Energie in die Umgebung aus, über die sie mit Mensch und Tier in einen Austausch treten. Die Strahlung der Chakren liegt wie ein Schutz um den physischen Körper und verhindert krankmachende Einflüsse daran, in den Körper einzudringen. Sie stehen in enger Wechselbeziehung zu den Energiekörpern, den 7 Schichten der Aura.

Die 7 Haupt-Chakren sind (► Abb. 2.4, ► Abb. 2.5):

- Wurzel-Chakra
- Sakral-Chakra
- Nabel-Chakra
- Herz-Chakra
- Hals-Chakra
- Stirn-Chakra
- Kronen-Chakra

Den Chakren werden verschiedene Eigenschaften zugeordnet. Bezüglich Behandlung der Chakren siehe Kapitel Behandlung der Chakren (S. 127).

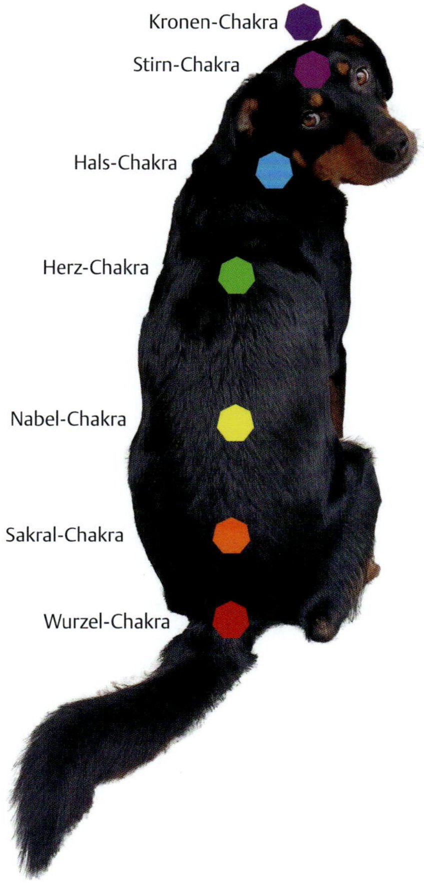

Abb. 2.4 Chakren des Hundes.

▸ Wurzel-Chakra (Steiß-Chakra) (▸ Tab. 2.1)

- Lokalisation: zwischen dem Kreuzbein und dem Schwanzansatz
- Farbe: Rot
- rechtsdrehend
- Das Wurzel-Chakra beherrscht die Fruchtbarkeit und die Schwangerschaft/Trächtigkeit.
- Geschlossenes Wurzel-Chakra: Tiere (Menschen) mit einem geschlossenen Wurzel-Chakra haben eine schwache körperliche Konstitution, wenig körperliche und seelische Widerstandskraft. Sorgen, Gefühle und Unsicherheit bestimmen das Leben. Mangel an Durchsetzungskraft und Stabilität, es fällt schwer, mit den Anforderungen des Lebens zurecht zu kommen. Körperliche Probleme sind Autoimmunkrankheiten und Tumore.

▸ Sakral-Chakra (Sexual-Chakra) (▸ Tab. 2.2)

- Lokalisation: zwischen 5. Lendenwirbel und dem Kreuzbein
- Farbe: Orange
- linksdrehend
- Geschlossenes Sakral-Chakra: Entsteht meist bereits in der Kindheit/Aufzuchtphase (es fehlte Berührung, Streicheln, Zärtlichkeit). In der Pubertät werden die sexuellen Energien vollständig abgeblockt. Mangel an Selbstwertgefühl, Erstarrung der Emotionen, sexuelle Gefühlskälte, Leben erscheint wenig lebenswert. Beim Tier geschieht die Abblockung auch durch die Kastrati-

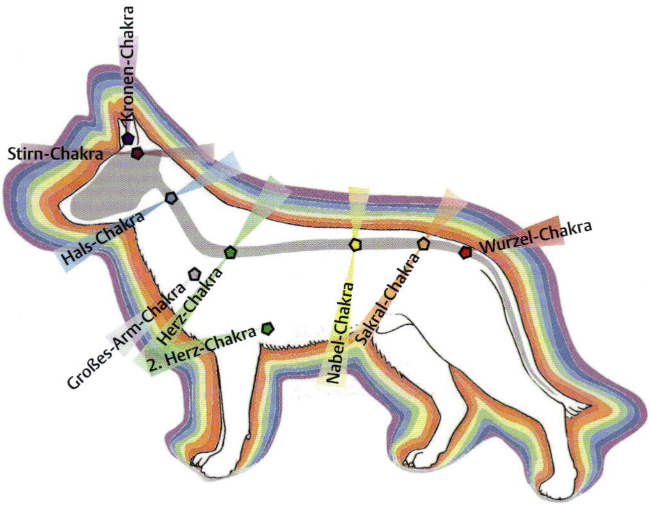

Abb. 2.5 Chakren und die Aura des Hundes.

Tab. 2.1 Wurzel-Chakra und seine Zuordnungen.

Organ und Organfunktion	Drüse	Element	Emotion	Energiekörper	Planet/Metall
Geschlechtsorgane, Blase	Nebenniere	Erde	Selbstverwirklichung, Durchsetzungsvermögen, Urvertrauen	1. Auraschicht, ätherischer Körper	Mond/Silber

Tab. 2.2 Sakral-Chakra und seine Zuordnungen.

Organ und Organfunktion	Drüse	Element	Emotion	Energiekörper	Planet/Metall
Bauchorgane, Dünndarm, Dickdarm, Gonaden, Eierstöcke, Hoden, Nieren, Blase	Keimdrüsen (Gonaden)	Wasser	Urvertrauen, Kreativität	2. Auraschicht, emotionaler Körper	Merkur/Quecksilber

Tab. 2.3 Nabel-Chakra und seine Zuordnungen.

Organ und Organfunktion	Drüse	Element	Emotion	Energiekörper	Planet/Metall
Magen, Leber, Pankreas, Dünndarm, Gallenblase	Bauchspeicheldrüse	Feuer	Liebe, Selbstliebe	3. Auraschicht, Mentalkörper	Venus/Kupfer

on. Körperliche Probleme sind Erkrankungen von Geschlechtsorganen, Nieren- und Blasenprobleme, sexuelle Störungen, z. B. Unfruchtbarkeit, Läufigkeits- oder Trächtigkeitsprobleme.

► **Nabel-Chakra (Solarplexus-Chakra) (▶ Tab. 2.3)**

- Lokalisation: zwischen dem letzten Brustwirbel und dem ersten Lendenwirbel
- Farbe: Gelb
- rechtsdrehend
- Das Nabel-Chakra verbindet mit der Mentalebene.
- Geschlossenes Nabel-Chakra: Tiere, auch Menschen, mit einem geschlossenen Nabel-Chakra sind niedergeschlagen, mutlos, sehen überall nur Hindernisse, die den eigenen Wünschen entgegenstehen. Die Entfaltung der Persönlichkeit ist behindert. Aus Angst, die Anerkennung zu verlieren, wurden bzw. werden Gefühle zurückgehalten, „Unverdautes" in sich hineingefressen, gehemmte Kraft und Spontanität. Körperliche Probleme sind Magengeschwüre, Gallensteine, Diabetes mellitus, Darmerkrankungen.

► **Herz-Chakra (▶ Tab. 2.4)**

- Lokalisation: zwischen 4. und 5. Brustwirbel
- Farbe: Grün
- linksdrehend
- Das Herz-Chakra steht für Mitgefühl und Gefühl der Verbundenheit mit allen Wesen auf einer tiefen Ebene.
- Geschlossenes Herz-Chakra: Tiere (Menschen) mit einem geschlossen Herz-Chakra haben wenig Selbstvertrauen. Körperliche Probleme sind Herz- und Lungenkrankheiten, Asthma und Allergien.

Tab. 2.4 Herz-Chakra und seine Zuordnungen.

Organ und Organfunktion	Drüse	Element	Emotion	Energiekörper	Planet/Metall
Herz, Lunge, Kreislauf	Thymus	Metall	Liebesfähigkeit, spirituelle Entwicklung, Herzenswärme, Vertrauen ins Leben	4. Auraschicht, Astralkörper	Sonne/Gold

Tab. 2.5 Hals-Chakra und seine Zuordnungen.

Organ und Organfunktion	Drüse	Element	Emotion	Energiekörper	Planet/Metall
Kehlkopfbereich, Luftröhre, Speiseröhre, Lunge, Bronchien	Schilddrüse	Äther (Holz)	Liebesfähigkeit, Herzenswärme, Vertrauen ins Leben, Kommunikation, Gefühle ausdrücken	5. Auraschicht, ätherischer Negativkörper	Mars/Eisen

Tab. 2.6 Stirn-Chakra und seine Zuordnungen.

Organ und Organfunktion	Drüse	Element	Emotion	Energiekörper	Planet/Metall
Hypophyse, Hormonproduktion	Hypophyse	Keine Zuordnung	Intuition, übersinnliche Wahrnehmung, geistige Willenskraft	6. Auraschicht, himmlischer Körper	Jupiter/Zinn

► **Hals-Chakra (Kehl-Chakra) (▶ Tab. 2.5)**

- Lokalisation: zwischen 7. Halswirbel und 1. Brustwirbel
- Farbe: Hellblau
- rechtsdrehend
- Durch das Hals-Chakra werden Gefühle und Gedanken besser zum Ausdruck gebracht.
- Geschlossenes Hals-Chakra: Tiere (Menschen) mit einem geschlossenen Hals-Chakra sind innerlich unruhig, nervös oder antriebslos, haben Kontaktprobleme. Körperliche Probleme sind Erkrankungen der Schilddrüse und chronische Bronchitis.

► **Stirn-Chakra (▶ Tab. 2.6)**

- Lokalisation: zwischen den Augenbrauen, in der Mitte der Stirn
- Farbe: Indigo
- linksdrehend
- Das Stirn-Chakra ermöglicht eine tiefe Verbundenheit mit der eigenen inneren Stimme und erschließt den Sinn des Lebens.
- Geschlossenes Stirn-Chakra: Tiere (Menschen) mit einem geschlossenen Stirn-Chakra fühlen sich überfordert, leiden unter Verlustangst (Hunde, die nicht allein sein können) und depressiven Verstimmungen. Körperliche Probleme sind Schlaganfälle, Epilepsie, Hirntumore, Erkrankungen von Augen, Ohren, Nase, Nervensystem.

Tab. 2.7 Kronen-Chakra und seine Zuordnungen.

Organ und Organfunktion	Drüse	Element	Emotion	Energiekörper	Planet/Metall
Nervensystem	Zirbeldrüse, Hypophyse, Hypothalamus	Keine Zuordnung	Spiritualität, Streben nach Vollkommenheit, Demut	7. Auraschicht, ketherischer Körper	Saturn/Blei

► **Kronen-Chakra (Scheitel-Chakra)** (► Tab. 2.7)
- Lokalisation: zwischen den Ohren
- Farbe: Violett
- rechtsdrehend
- Das Kronen-Chakra hilft, eine höhere Ordnung als Leitlinie für das Leben anzuerkennen.
- Geschlossenes Kronen-Chakra: Tiere (Menschen) mit einem geschlossenen Kronen-Chakra haben ein Gefühl von Sinnlosigkeit des Lebens, sind ziellos, kraftlos, leiden unter Dauerstress. Körperliche Probleme sind neurologische Probleme, z. B. Lähmungen, Krämpfe, Zittern, Koordinationsstörungen.

► **Brachial-Chakra** Margrit Coates, die bekannte Heilerin aus England fand bei Tieren ein achtes Chakra, das Brachial-Chakra (großes Arm-Chakra). Es verbindet alle anderen Hauptchakren und steht für die Tier-Mensch-Beziehung. Das Brachial-Chakra sollte zur Harmonisierung der Beziehung zu Beginn der Chakren-Behandlung aktiviert werden. Lokalisation: links und rechts in der Mitte des kranialen Schulterblattrandes.

2.3.3 Aura und die Energiekörper

Neben der Meridianlehre der TCM kennen auch andere Kulturen und Religionen die Energiefelder. Das Lebewesen ist mehr als der sicht- und greifbare Körper. Vor allem aus dem Hinduismus, den Veden und den Upanischaden entstammt die Aura-Lehre. Die Aura umgibt den Körper in 7 Schichten, die jeweils einem Chakra zugeordnet sind. Das Chakrasystem entstammt der tantrischen Yoga-Lehre aus Indien.

Die Theorie der Energiekörper ist nicht neu. Dr. Barbara Ann Brennan ist eine weltweit anerkannte Heilerin und seit über 30 Jahren eine Pionierin in der Erforschung des menschlichen Energiefeldes. Nach ihrer Karriere als Physikerin bei der NASA und verschiedenen psychotherapeutischen Ausbildungen, befasste sich Dr. Brennan über einen Zeitraum von mehr als 35 Jahren mit der Erforschung der Zusammenhänge von Energie und Bewusstsein.

Es werden 7 Energiekörper angenommen (► Abb. 2.6).

► **Ätherkörper** Der Ätherkörper ist die innerste Schicht der Aura und umgibt den physischen Körper als dicht wahrnehmbar. Er steht für Liebe und Öffnung für das Einssein. Verbindung zum Wurzel-Chakra.

► **Emotionalkörper** Der Emotionalkörper ist die 2. Auraschicht. Er steht für Intuition und Kreativität, Gedankenkraft. Verbindung zum Sakral-Chakra.

► **Mentalkörper** Der Mentalkörper bildet die 3. Auraschicht. Er steht für Liebe und die Gefühle. Verbindung zum Nabel-Chakra.

► **Astralkörper** Der Astralkörper, die 4. Auraschicht, verbindet alle Energiekörper und steht in Verbindung nach außen. Er steht für die Verbindung zwischen den Lebewesen. Verbindung zum Herz-Chakra.

► **Ätherischer Negativkörper** Der ätherische Negativkörper bildet die 5. Auraschicht. Er steht für den Lebensplan und Talente. Verbindung zum Hals-Chakra.

► **Himmlischer Körper** Der himmlische Körper bildet die 6. Auraschicht und steht für tiefe Verbindung mit der Seele und dem Universum.

► **Ketherischer Körper** Der ketherische Körper bildet die äußerste Auraschicht. Er verbindet sich mit dem Kosmos und dem allumfassenden Weltwissen. Verbindung zum Kronen-Chakra.

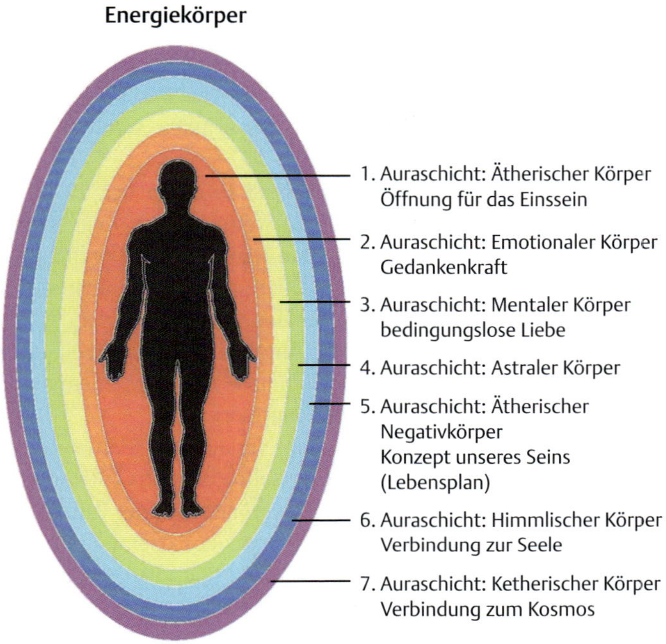

Abb. 2.6 Die 7 Energiekörper.

Jedem Chakra sind Organe, Drüsen, Emotionen, Farben, Elemente und Energiekörper (Auraschicht) zugeordnet (▶ Abb. 2.7). Außerdem sind jeden Chakra Planeten und deren Metalle zugeordnet. Schon Rudolf Steiner beschrieb den Zusammenhang zwischen Metallen und Chakren.

Die wichtigsten Metalle und ihre heilenden Wirkungen:

- Blei (Plumbum), das Saturnmetall
- Zinn (Stannum), das Jupitermetall
- Eisen (Ferrum), das Marsmetall
- Gold (Aurum), das Sonnenmetall
- Kupfer (Cuprum), das Venusmetall
- Quecksilber (Mercurius), das Merkurmetall
- Silber (Argentum), das Mondmetall

Die Metall-Essenzen der Homöopathie (siehe Kapitel Behandlung der Chakren (S. 127)) bzw. Anthroposophie sind eine Möglichkeit der Chakra-Öffnung.

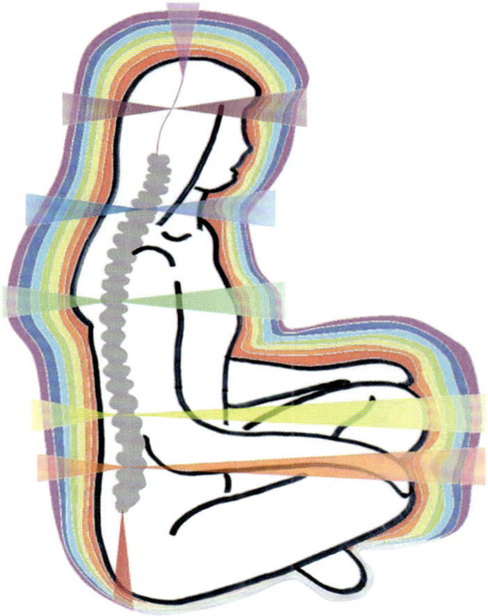

Abb. 2.7 Chakren und Energiekörper des Menschen.

3 Der Fluss der Energie

Energie muss fließen. Die Energie fließt, wenn ein Meridian seine Energie an den Nachfolger weitergibt. Kommt dieser Fluss ins Stocken, entsteht entweder Fülle oder Leere (▶ Abb. 3.1).

3.1 Der Fluss der Energie im Meridianrad

Das Vorhandensein der aus Yang und Yin gebildeten Lebensenergie allein reicht nicht. Die Energie muss fließen, zirkulieren und während des Kreislaufes durch das Meridiansystem die Fähigkeit behalten, sich ständig umzuwandeln (▶ Abb. 3.2).

Der Körper ist von einem Netzwerk aus Energiebahnen, den Meridianen, durchzogen. Meridiane sind nach den Organen benannt, die sie energetisch versorgen. Sie sind die Verbindung zwischen den Organen und bestimmten Teilen der Körperoberfläche. Jeder Meridian versorgt darüber hinaus alle Strukturen, über die er verläuft. So erfüllt zum Beispiel der Dünndarm-Meridian nicht nur Funktionen des Dünndarms, er hat auch wesentliche Aufgaben bei der Innenrotation des Schultergelenks, der Versorgung der Speicheldrüsen, der Augen und einem Teil der Zähne.

Jeder Meridian hat die Aufgabe, vom Vorgängermeridian die Energie zu übernehmen, diese durch den Meridian zu schleusen und dabei das durchzogene Gebiet zu versorgen und die Energie an den Nachfolger weiterzugeben. Der Meridian kann seine Aufgaben also nur erfüllen, wenn er durchgängig ist.

Auf jeder Körperseite befinden sich 12 Hauptmeridiane. Korrekterweise müsste man deshalb von zwei Energiekreisläufen – dem rechten und dem linken – sprechen. Je nach der überwiegenden Energieart, die der einzelne Meridian enthält, werden sie in Yin- und Yang-Meridiane eingeteilt. Auf je zwei Yin-Meridiane folgen im Energiekreislauf jeweils zwei Yang-Meridiane:

- Die Yang-Meridiane verlaufen auf dem Rücken und auf den Außenseiten der Extremitäten.
- Die Yin-Meridiane verlaufen auf der Bauchseite und an den Innenseiten der Extremitäten.
- Ausnahme ist der Magen-Meridian, der zwar ein Yang-Meridian ist, aber auf der Yin-Seite verläuft.

In 24 Stunden durchströmt das Qi alle Meridiane, wobei ein Meridian die Energie nach 2 Stunden an den Nachfolgemeridian weitergibt. In diesen 2 Stunden wird der Meridian und sein zugehörendes Organ besonders gut mit Lebensenergie versorgt. Alle 4 Stunden wechselt die Energie von Yin zu Yang oder von Yang zu Yin.

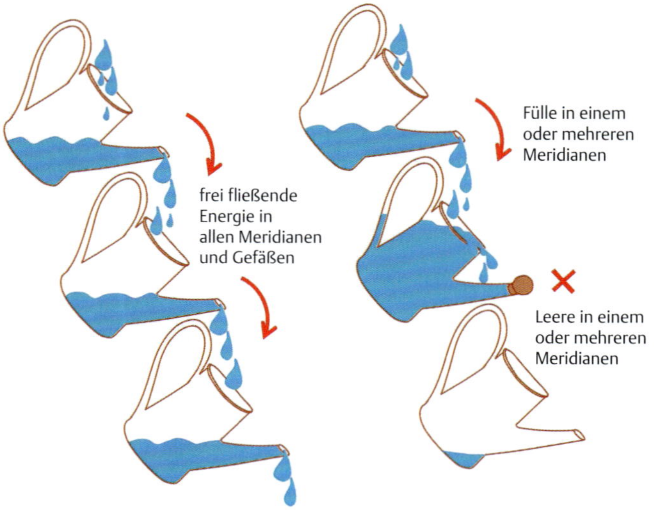

Abb. 3.1 Energiefluss.

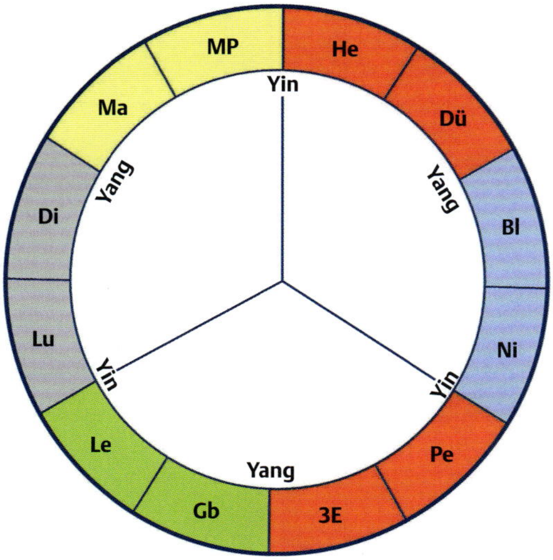

Abb. 3.2 Meridianrad; He: Herz, Dü: Dünndarm, Bl: Blase, Ni: Niere, Pe: Perikard, 3E: Dreifacher Erwärmer, Gb: Gallenblase, Le: Leber, Lu: Lunge, Di: Dickdarm, Ma, Magen, MP: Milz-Pankreas.

3.2 Umläufe

Der Energiefluss ergibt einen Kreislauf, die sog. Umläufe, sodass im Tagesverlauf der Körper komplett energetisch versorgt wird. Die Energie fließt von der Brust zu den Vorderfüßen, von dort zum Kopf, von Kopf zu den Hinterfüßen und von den Hinterfüßen wieder zur Brust. Dieser Umlauf geschieht 3-mal. So durchfließt das Qi den ganzen Körper (▶ Tab. 3.1).

In der Lehre der APM (Akupunktmassage nach Penzel) beginnt der erste Umlauf mit dem Herz-Meridian, in der TCM mit dem Lungen-Meridian.

3.3 Fülle und Leere

Durchflutet den Körper Yang- und Yin-Energie im richtigen Verhältnis, dann fühlt sich das Lebewesen wohl, es ist ausgeglichen und gesund.

Das Verhältnis von Yang und Ying kann aber auch unausgewogen, gestört sein, z. B. durch falsche Ernährung, körperliche Überlastung, Unfallfolgen, Medikamentenmissbrauch, seelische Erschütterungen.

Als Folge ergibt sich entweder ein **Energieüberschuss (Fülle)** oder **Energiemangel (Leere)**.

Bei Fülle oder Leere ist das Wohlbefinden gestört. Bei einem Missverhältnis zwischen der Widerstandskraft, dem Zheng-Qi und den pathogenen Faktoren kommt es entweder zu Leere oder zu Fülle. Wenn die Disharmonien zu groß werden, ist das Lebewesen krank (▶ Tab. 3.2). Bei einer Schwäche des Qi können pathogene Faktoren von außen sowie auch von innen heraus das Qi schwächen und krank machen.

Tab. 3.1 Die 3-Meridian-Umläufe.

Meridian	Flussrichtung	Energieart	Umlauf
Herz-Meridian	Brust → Vorderfuß	Yin	1.
Dünndarm-Meridian	Vorderfuß → Kopf	Yang	
Blasen-Meridian	Kopf → Hinterfuß	Yang	
Nieren-Meridian	Hinterfuß → Brust	Yin	
Perikard-Meridian	Brust → Vorderfuß	Yin	2.
Dreifacher Erwärmer	Vorderfuß → Kopf	Yang	
Gallenblasen-Meridian	Kopf → Hinterfuß	Yang	
Leber-Meridian	Hinterfuß → Brust	Yin	
Lungen-Meridian	Brust → Vorderfuß	Yin	3.
Dickdarm-Meridian	Vorderfuß → Kopf	Yang	
Magen-Meridian	Kopf → Hinterfuß	Yang	
Milz-Pankreas-Meridian	Hinterfuß → Brust	Yin	

Tab. 3.2 Fülle- und Leere-Symptome.

Konstitution	Fülle	Leere
Krankheit	akut, plötzlich auftretend	chronisch, Anstrengung/Belastung verschlechtert
Verhalten	lebhaft, hyperaktiv	introvertiert, schüchtern, ängstlich, wirkt müde
Stimme	sehr laut, aufgeregt	leise
Schmerz	akut, pochend, stechend, Wärme, Druck verschlimmert	dumpf, anhaltend, Wärme, Druck verbessert
Puls	schnell, unregelmäßig	langsam, schwach
Haut	Rot, trocken, warm	blass, kalt, feucht

✔ Wichtiger Hinweis

Schmerz/Krankheit = Der Schrei des Gewebes/des Körpers nach fließender Energie = Fülle oder Leere in einem Meridian oder mehreren Meridianen.

Generell kann man sagen, dass Hunde meist mit chronischen Problemen in der naturheilkundlichen Praxis vorgestellt werden. Akute Zustände und ernste Erkrankungen gehören in die Hand des Tierarztes. Der Tierheilpraktiker, Osteopath und der Hundebesitzer können energetisch begleitend, unterstützend tätig werden.

3.3.1 Die Lebensenergie, Yin und Yang

Das Prinzip von Yin und Yang

Physiologisch sind Yin und Yang im Gleichgewicht (▶ Abb. 3.3). Yin und Yang lassen sich mit dem vegetativen Nervensystem vergleichen, mit Sympathikus und Parasympathikus. Da finden wir drei Zustände (▶ Abb. 3.4):

- Ergotropie – Gleichgewicht zwischen Yin und Yang, zwischen Sympathikus und Parasympathikus
- Vagotonie (Parasympatikotonie) – Yin-Zustände (Hypotonie, verminderter Muskeltonus, langsamer Puls, Antriebslosigkeit, kalte Extremitäten, Bradykardie)
- Sympatikotonie – Yang-Zustände (Hypertonie, Blutzucker-Anstieg, Verkrampfungen, verminderte Magen-Darm-Tätigkeit, erweiterte Pupillen, Tachykardie)

Alle Lebewesen bestehen energetisch gesehen aus Yin und Yang. Wenn eine Energieform überwiegt, spricht man vom Yin- oder Yang-Typ, der bestimmte Merkmale aufweist und eine Neigung zu bestimmten Krankheiten hat. Dabei muss nach Fülle und Leere unterschieden werden.

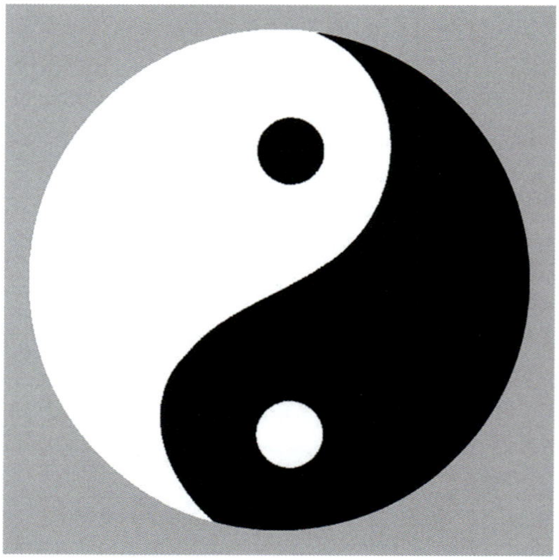

Abb. 3.3 Yin und Yang.

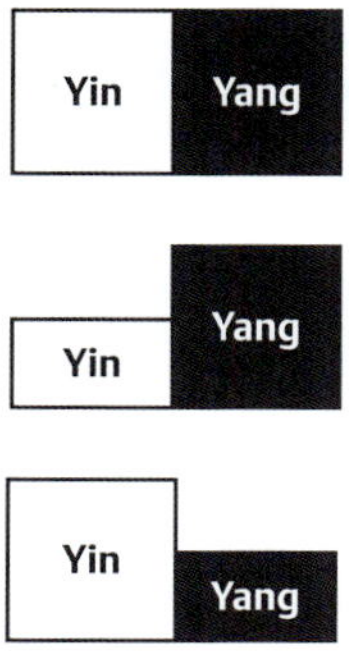

Yin und Yang sind ausgeglichen
Sympathikus und Parasympathikus sind in Harmonie

Yang-Fülle = Yin-Mangel
Sympathikotonie, Stress-Symptome, Hypertonie, Blutzucker erhöht, Muskelspannung erhöht, Magen-Darm-Tätigkeit verringert

Yin-Fülle = Yang-Mangel
Vagotonie, Hypotonie, Darmperistaltik erhöht, Muskeltonus verringert, Müdigkeit, Immunschwäche, Allergie-Neigung, kalte Extremitäten

Abb. 3.4 Yin- und Yang-Zustände.

> ✔ **Wichtiger Hinweis**
> Eine Fülle bedeutet ein Zuviel, ein Übermaß an Energie. Ein Leere-Zustand ist ein Zuwenig, ein Mangel an Energie.

Yin und Yang in den Organen

In der chinesischen Medizin wird Yin der organischen Struktur, der Form des Körpers und der Organe zugeordnet, Yang den Funktionen, der Aktivität. Die energetischen Zustände und damit die Krankheitszeichen werden auch nach Hitze und Kälte, Yin-Mangel/Yang-Mangel, Qi-Mangel, Qi-Stagnation oder Blutmangel unterschieden. Ohne Ausbildung in TCM sind die Syndrome oder Störungsmuster schwer verständlich. Der Einfachheit halber lenken wir unsere Aufmerksamkeit auf den Energiefluss, auf das Qi in den Organen und deren Flussstörungen.

Ein Qi-Mangel führt zu vielfältigen funktionellen Störungen der Organe, aber auch des gesamten Organismus. (siehe Kapitel Krankheitsursachen aus energetischer Sicht (S. 43)).

Die Speicherorgane sind Yin-Aspekt. Sie sind zuständig sowohl für die Bildung, Umwandlung und Speicherung von Qi.

Die Hohlorgane sind Yang-Aspekt. Sie kontrollieren die Aufnahme, Verarbeitung und Speicherung von Nahrung und Flüssigkeiten und die Ausscheidung von nicht Benötigtem.

Der Fluss des Qi kann in den Meridianen und in den Organen blockiert sein (Stagnation). Stagnation ist das Anhalten oder Unterbrechen der Funktion eines Organs oder Organsystems.

Yang-Mangel

Yang-Leere zeigt sich durch Kältesymptome wie Frieren, Kälteempfindlichkeit, Müdigkeit oder schwaches Immunsystem. Lang andauernde schwere Krankheiten führen zu einem Mangel an Yang.

Ein Überschuss von Yin geht meist mit einem Zuviel an Feuchtigkeit im Körper einher. Dem Körper gelingt es nicht mehr, Schlacken abzutransportieren, es kommt zu Verschleimungen. Ein Yin-Überschuss bleibt oft lange Zeit unbemerkt.

Yin-Mangel

Yin-Mangel äußert sich in Schwäche von Nieren und Leber. Meist handelt es sich um chronische Erkrankungen, weil die pathogenen Faktoren die inneren Energieschichten erreicht haben und bereits in Organe eingedrungen sind.

Der Körper besteht aus 6 energetischen Schichten, 3 Yang-Schichten außen und 3 Yin-Schichten innen.

3.4 Energieschichten

Die 6 Schichten drücken die Verteilung von Yin, Yang, Blut und Qi im Körper und in den Meridianen aus. Anhand dieses Modells kann auch erkannt werden, wie tief ein exogener, pathogener Faktor in den Organismus eingedrungen ist (▶ Abb. 3.5).

Die 6 Schichten, ähnlich wie die Elemente der 5 Wandlungsphasen, beziehen sich nicht nur auf die physiologischen Funktionen, sondern auch auf die Transformation des Qi. Beginnend an der Außenseite des Körpers dringt die Pathologie in die Tiefe.

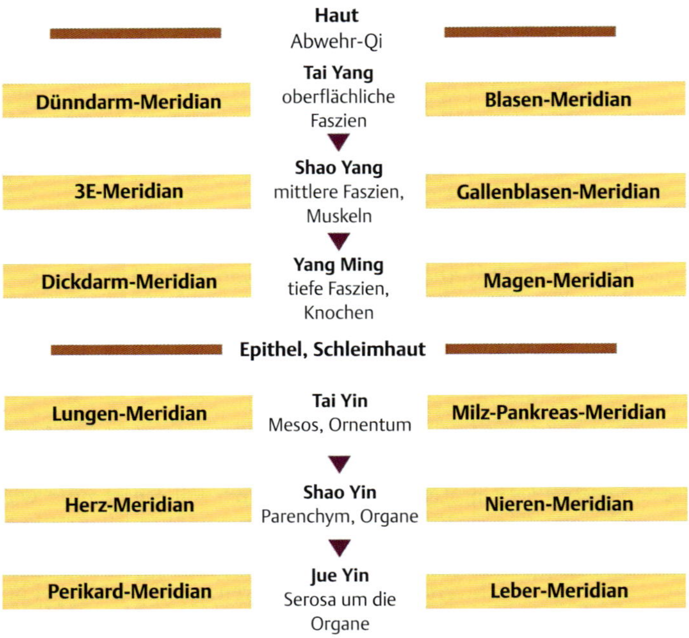

Abb. 3.5 Die Energieschichten.

Die 6 Schichten stehen außerdem in Beziehung zu spezifischen Körperebenen, in denen sich das Qi transformiert. Beginnend an der Außenseite des Körpers vollzieht sich das Voranschreiten in die Tiefe.

Die 6 Schichten betreffen den ganzen Organismus. Sie sind von der Funktion zuerst einmal Schutzmechanismen. Krankheiten der Stufe 1 und 2 sind kein Problem, da Heilung gut möglich ist. Problematisch wird es bei den Erkrankungen der Stufen 3 und 4. Bei Erkrankungen der Stufen 3–6 hat der Körper oft keine Regulationskraft mehr. Oft benötigen wir hier mehrere Therapieformen, Wasser und Ernährung nebeneinander. Bei Stufe 5 ist es schon sehr problematisch.

▸ **Tai Yang – Dünndarm- und Blasen-Meridian** Die Tai-Yang-Schicht ist oberflächlich, äußerlich, Poren öffnend. In der Tai-Yang-Schicht befindet sich das Wei-Qi, die Abwehrkraft, schützt vor klimatischen Einflüssen wie Kälte und Hitze.

▸ **Shao Yang – Gallenblasen- und 3E-Meridian** Shao Yang ist halb innen, halb außen. Shao Yang fungiert als Scharnier, verbindet innen und außen im Yang.

▸ **Yang Ming – Dickdarm- und Magen-Meridian** Yang Ming ist innen, schließt den Fluss im Yang und verhindert das Eindringen pathogener Faktoren in die Yin-Schichten.

▸ **Tai Yin – Lungen- und Milz-Meridian** Tai Yin ist noch tiefer im Inneren, öffnet sich aber nach außen und stellt die Verbindung zum Yang dar.

▸ **Shao Yin – Herz- und Nieren-Meridian** Shao Yin ist noch tiefer im Inneren, fungiert als Scharnier zwischen Tai Yin und Jue Yin.

▸ **Jue Yin – Perikard- und Leber-Meridian** Jue Yin ist die tiefste Schicht, die den Yin-Kreislauf schließt.

Anhand der Energieschichten wird ersichtlich, wie weit pathogene Faktoren in den Körper eingedrungen sind.

4 Krankheitsursachen aus energetischer Sicht

In prähistorischen Zeiten wurden Krankheiten als die Strafe der Götter angesehen. Im Mittelalter waren es Hexerei und Zauberei. Nach naturwissenschaftlicher Betrachtung gelten Krankheiten entweder als genetisch bedingt oder durch die Lebensweise und das Umfeld ausgelöst oder durch Krankheitserreger verursacht.

In den meisten Fällen handelt es sich um die Kombination von Genetik und Epigenetik. Doch über die Lebensweise, das Umfeld, die Gesellschaft, aber auch durch unsere Gedanken und Emotionen kann die Epigenetik, der Ausbruch und der Verlauf einer Krankheit beeinflusst werden. Aktuelle Forschungsergebnisse zeigen, dass sich Lebensführung, soziales und ökologisches Umfeld auf unser Erbgut und unsere Zellen auswirken.

4.1 Gesundheit und Krankheit

In der traditionellen chinesischen Medizin ist Gesundheit der freie Fluss der Energie in Meridianen und Elementen. Krankheit wird ganzheitlich betrachtet. Jede Störung im strukturellen und physiologischen Zusammenspiel aller Faktoren im Körper, z. B. Körperstrukturen, Symptome, wird als Störung im Fluss des Qi gesehen (▸ Tab. 4.1).

4.2 Innere und äußere Krankheitsursachen

Die konventionelle Medizin unterscheidet zwischen inneren und äußeren Ursachen von Krankheiten. Zu den inneren Ursachen werden die Vererbung, die Disposition, das Alter sowie das Geschlecht gezählt. Krankheitserreger und die Lebensweise sind äußere Ursachen.

Paracelsius unterschied 5 Krankheitsursachen:

- Einflüsse der Umgebung, des Wetters, der Umwelt, aber auch kosmische und planetarische Energien
- Einflüsse durch Konsum von Substanzen (Gifte und der Einfluss der Ernährung)
- Einflüsse durch die Konstitution und die (genetische) Disposition
- Einflüsse durch Magie, eigene und fremde mentale Kräfte, negatives Denken
- Einflüsse durch göttlichen Ratschluss, Seelenwille, „Fegefeuer“, Schicksal

Die traditionelle chinesische Medizin, die Grundlage der energetischen Therapie, kennt 6 äußere und 7 innere Krankheitsursachen. Die **äußeren Ursachen** sind die Klimafaktoren Kälte, Wind, Feuer, Hitze, Feuchtigkeit und Trockenheit. Die 7 **inneren Faktoren** sind die Emotionen Zorn/Ärger, Angst, Freude, Sorge, Kummer und Freude

In der Anamnese hilft die Frage nach den äußeren und inneren Krankheitsursachen, um die richtige Therapie zu finden.

> **✔ Wichtiger Hinweis**
> Äußere Einflüsse lösen Störungen aus. Doch die inneren Einflüsse schädigen die Abwehr und erst dadurch können die äußeren Einflüsse wirken.

Die 7 Emotionen Freude (Übermaß), Ärger, Sorgen, Grübeln, Trauer, Angst und Schrecken sind in der TCM die häufigste Ursache für Krankheiten. Sie blockieren den Fluss des Qi. Auch in der westlichen Medizin ist der Zusammenhang zwischen Emotion und Körper bekannt. Die Existenz von Seele-Körper-Korrelationen wird inzwischen kaum noch angezweifelt. In den letzten Jahren wurden große Anstrengungen unternommen, um den Zusammenhang zwischen seelischen Ursachen und Körperreaktionen wissenschaftlich nachzuweisen. Es entstanden Fachrichtungen wie die Psychoneuroimmunologie und die Neuroendokrinologie.

Tab. 4.1 Zusammenspiel der Körperstrukturen und Symptome in den Elementen.

Element	Körperstrukturen, Symptome
Holz	Urtikaria, plötzliche Krankheiten, Viren, Windkrankheiten
Feuer	Entzündung in alle Richtungen, Fieber, Sepsis
Erde	Infiltrationen, Ödeme, Zwischenzellgewebe, Stau, Lymphstau
Metall	mehr Kollagenfasern, Verdichtung, Verhärtung, Sklerose, Austrocknung
Wasser	Kälte, Nekrose, Tumorbildung

Die relativ neue Psychoneuroimmunologie untersucht die Wechselwirkungen zwischen Psyche, Nerven- und Immunsystem und konnte nachweisen, dass sich psychische Belastungen auf das Immunsystem und auf die Gesundheit auswirken.

Die größte Herausforderung für Körper und Geist ist Stress. Stress in der Arbeit, in Beziehungen, Leistungsdruck. Das ist auch beim Hund nicht anders. Bei ihm kommt hinzu, dass er auch den Stress des Besitzers aufnimmt. Tiere, vor allem Pferde und Hunde, sind hochsensible Lebewesen, die sich bis zur Selbstaufgabe auf ihre menschlichen Begleiter einstellen können. Leider ist das nicht immer zum Wohle des Tieres selbst. Es bekommt mit seinen feinen Antennen auch den psychischen Stress seiner Besitzer mit.

4.2.1 Stress und Emotionen

Kampf und Flucht sind die natürlichen und lebensrettenden Reaktionen des Tieres. Diese natürlichen Gesetze ändern sich, sobald der Mensch das Rudel (die Herde, Gruppe) anführt. Keines der Tierbedürfnisse kann ausgelebt werden. Das Tier ordnet sich dem Leittier Mensch mit seinen oft unverständlichen Botschaften unter. Es hat keine Möglichkeit mehr, seinen Stress oder Schmerz durch Kampf oder Flucht zu bewältigen und damit die Stresshormone abzubauen. Im Gegenteil, wenn es versucht, sich zu wehren oder sich dem Schmerz zu entziehen, wird es aus Unwissenheit dafür bestraft.

Die Umwandlung von Stress in körperliche Symptome

Der Stressforscher Seyle untersuchte die Auswirkungen von Stress und erkannte 3 Reaktionsstadien (▸ Abb. 4.1). Viele Symptome lassen sich anhand des Stresskonzeptes erklären.

▸ **Alarmstadium** Durch jede Art von Stress kommt es zur Kampf-Flucht-Reaktion mit der Ausschüttung von Adrenalin. Die Symptome des Alarmstadiums sind Blutdruck-, Puls- und Blutzuckeranstieg und Muskelanspannung, um die nötige Energie für Kampf und Flucht bereitzustellen. Gleichzeitig wird die Durchblutung von Haut und inneren Organen reduziert.

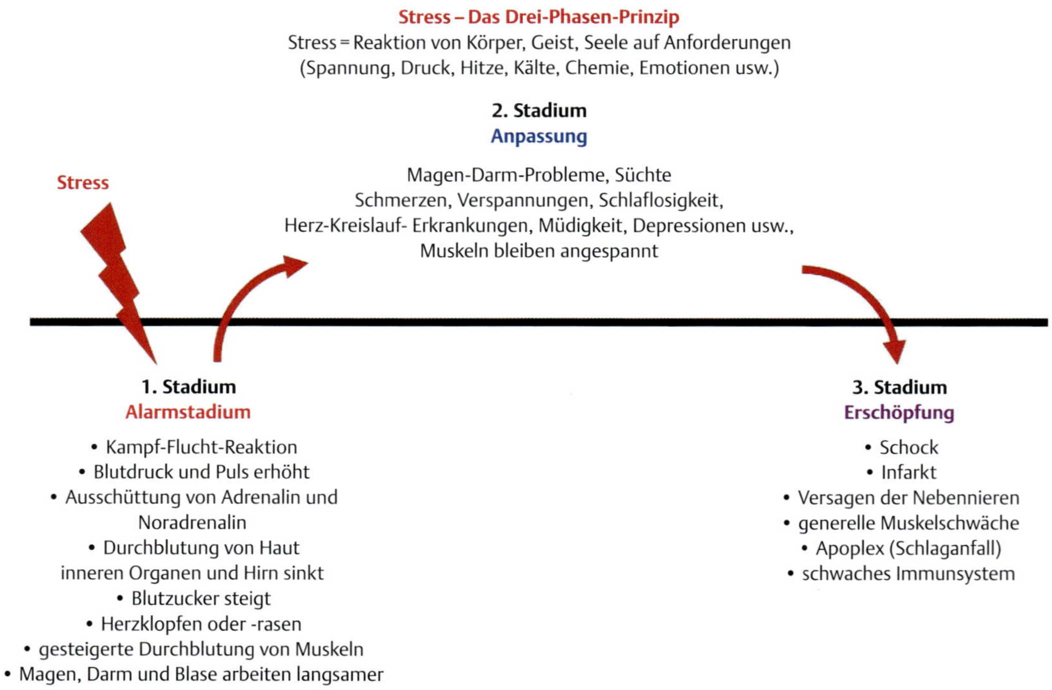

Abb. 4.1 Stress – das Drei-Phasen-Prinzip.

► **Anpassungsstadium** Wenn die Stresssituation weiter anhält und der Organismus Dauerstress ausgesetzt wird, folgt als nächstes die Anpassungsphase, auch Resistenz- oder Widerstandsphase genannt. Die Anpassungsphase ist die beeinträchtigte Fähigkeit zur Stressregulation. Die Symptome und Krankheiten sind unspezifisch: Verspannungen, Schmerzen, Müdigkeit, Magen-Darm-Probleme, Ängste, Allergien Migräne, Herz-Kreislauf-Probleme, Schlafstörungen. Wie gut ein Individuum mit Stressreizen umgehen kann, hängt immer auch von der persönlichen Resilienz, der Widerstandskraft ab.

► **Erschöpfungsstadium** Wenn zu viele Stressfaktoren vorhanden sind und wenn nichts unternommen wird, den Stress abzubauen, kommt es zur Erschöpfung mit Burn-out, generalisierter Muskelschwäche, Infarkt und Apoplex.

Psyche und das limbische System

Jeder unausgelebte, nicht gelöste Stress führt zu einer Blockade im Hypophysen-Hypothalamus-Bereich. Die Blockade wirkt sich auf das Immunsystem sowie auf das endokrine und das vegetative Nervensystem aus. Der Thalamus leitet bedrohliche Seh- und Hörreize auf schnellem Weg direkt an den Mandelkern weiter, dem Teil des limbischen Systems, der für die Gefühle zuständig ist.

Im limbisch-thalamischen System werden die Stressimpulse gefiltert und in die Neurotransmitter umgewandelt, die die Organe des vegetativen Nervensystems steuern. Über Neurotransmitter steht das vegetative Nervensystem mit dem Immunsystem in Verbindung. Rezeptoren an B- und T-Lymphozyten des Immunsystems beeinflussen das Lymphsystem. Über das ZNS hat die Seele Kontakt zu allen Organen des Immunsystems.

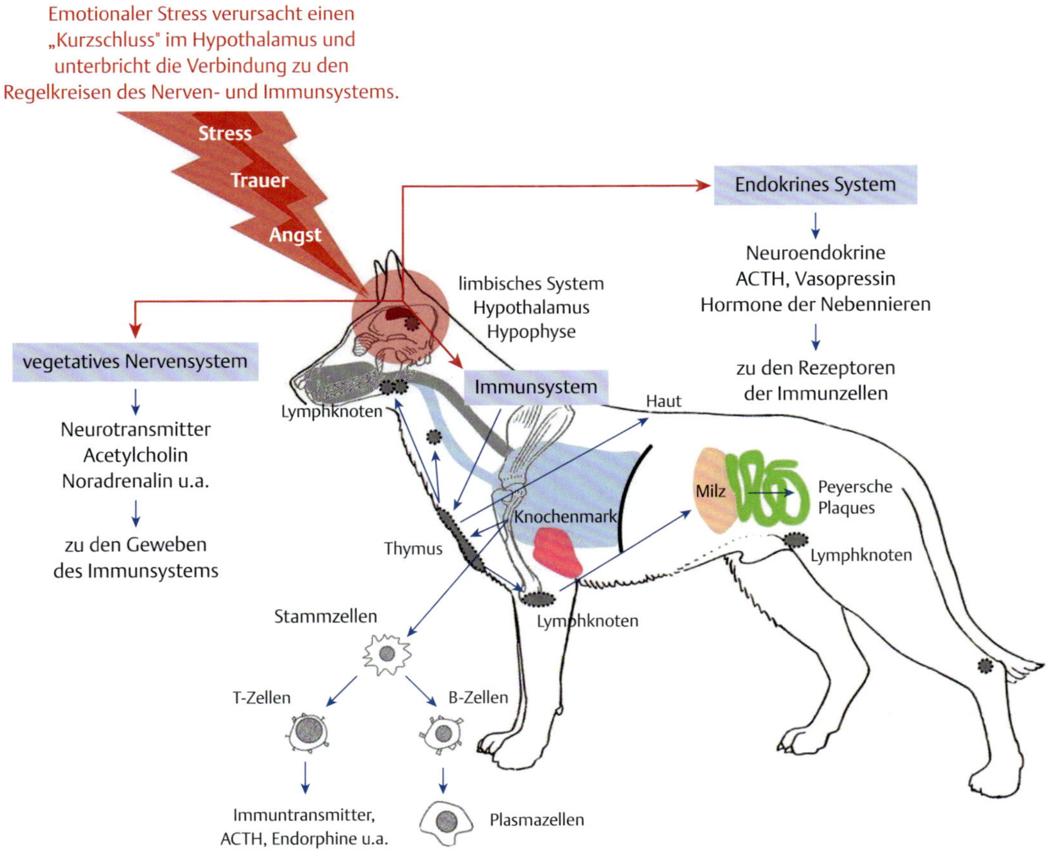

Abb. 4.2 Psychische Modulation des Immunsystems.

Die Auswirkungen auf die verschiedensten Organe oder Körpersysteme richtet sich nach Art der freigesetzten Neurotransmitter und welche Systeme dabei betroffen sind (▶ Abb. 4.2).

Oft hilft es, die Ursache einer gesundheitlichen Störung des Tieres zu erfahren, wenn wir den Besitzer nach der Art seines Umgangs mit dem Tier erfragen oder beobachten. Auch die Frage nach den Beschwerden des Besitzers ergibt oft eine Antwort auf die Ursache der Störung:

- Was war los, bevor das Tier die ersten Symptome zeigte? Hat sich der Haushalt vergrößert oder verkleinert, hat eine Bezugsperson die Familienstruktur verlassen oder war längere Zeit abwesend?
- Wie viel Zeit widmet der Besitzer dem Tier?
- Hat das Tier Gelegenheit, in Kontakt zu Artgenossen zu kommen?
- Wie wird das Tier behandelt? Ist es ein „Arbeitstier“ (Wachhund, Jagdhund, das nur dazu da ist, Gewinne zu bringen) oder ist es ein Freund oder sogar ein Kind-/Kameradersatz?
- Ähnelt das gesundheitliche Problem des Tieres einem, das der Besitzer selbst hat?
- Welche Ähnlichkeiten bestehen zwischen dem Tier und dem Besitzer? Ist der Besitzer sehr ängstlich, dominant?
- Ist das Tier besonders erregt, wenn es emotionale Spannungen oder Konflikte in der familiären Umgebung gibt? Wie reagiert es auf psychosozialen Stress? Welche Bilder, Sorgen oder Einstellungen gehen dem Besitzer im Hinblick auf die Krankheit seines Tieres durch den Kopf (z. B. Erinnerungen, Sorgen, bezogen auf Krankheiten in der Familie)?
- Wird dem Tier vermehrt Aufmerksamkeit geschenkt, positiv oder negativ, wenn es Krankheitssymptome zeigt?
- Wie wird mit dem kranken Tier umgegangen? Wird es ausgiebig gepflegt und die Erkrankung wird zum Mittelpunkt vieler Hilfeleistungen der gesamten Familie? Profitiert es vom Kranksein?

5 Meridiane (Energieleitbahnen)

Jedes Lebewesen besteht aus Materie und Geist. Indem es sich von den Früchten dieser Erde ernährt, schöpft es aus materieller Nahrung Energie für die Erhaltung seines Leibes. In gleicher Weise ist es aber auch auf die Energien angewiesen, die ihm aus dem Kosmos, aus Luft und Sonne, zufließen.

Das Qi fließt in den Meridianen, die wie ein Netz durch den gesamten Körper verlaufen. Das Meridiansystem verbindet das Innere und das Äußere des Körpers. Alle Meridiane haben einen Bezug zu Organen, Sinnesorganen, Gewebestrukturen, Muskeln, und Funktionskreisen (▶ Abb. 5.1).

5.1 Die 12 Hauptmeridiane – Funktionen und Verlauf

Die ▶ Abb. 5.2 zeigt den Verlauf der 12 Hauptmeridiane beim Hund.

5.1.1 Yin-Meridiane

Herz-Meridian

Der Herz-Meridian ist dem psychischen Herz mit der Emotion Freude zugeordnet. In der TCM ist er zudem Sitz der Persönlichkeit (Geist Shen, siehe Kapitel Formen des Qi (S. 26)).

Mangel an Freude schwächt den Herz-Meridian. Das Organ Herz mit der Pumpfunktion für das Blut, gehört zum Perikard-Meridian (siehe Kapitel Perikard(Kreislauf-Sexualität)-Meridian (S. 50)).

Energieflussstörungen zeigen sich auch durch allgemeine Schwäche, Halsvenenstau, Herzgeräusche, schnelle Ermüdbarkeit, Husten ohne Lungenbefund und Schwitzen bei geringster Anstrengung (nicht beim Hund), dafür beim Hund übertriebenes Hecheln. Diese Symptome finden wir auch beim Lungen-Meridian.

▶ Hauptwirkungen

- koordiniert die Funktionskreise aller Meridiane
- kontrolliert das Blut
- steuert Bewusstsein, Denken und Schlaf
- hat eine deutliche psychische Wirkung
- fördert die Lebensfreude

▶ Einfluss auf die Bewegung

- der Herz-Meridian sorgt für eine harmonische Vorwärtsbewegung
- Abduktion der Vorderbeine (zusammen mit dem Dünndarm-Meridian)

▶ Muskelzuordnung

- M. subscapularis

▶ Verlauf Beginn He 1 in der Achsel → auf der Innenseite des Oberarmes nach hinten bis Mitte Unterarm → springt dort waagrecht nach außen in die kaudale Sehnenrinne → in der Sehnenrinne nach unten bis zu den Zehen → springt auf die Unterseite der Pfote → bis zum medialen Nagelfalz der kleinen Zehe (▶ Abb. 5.3).

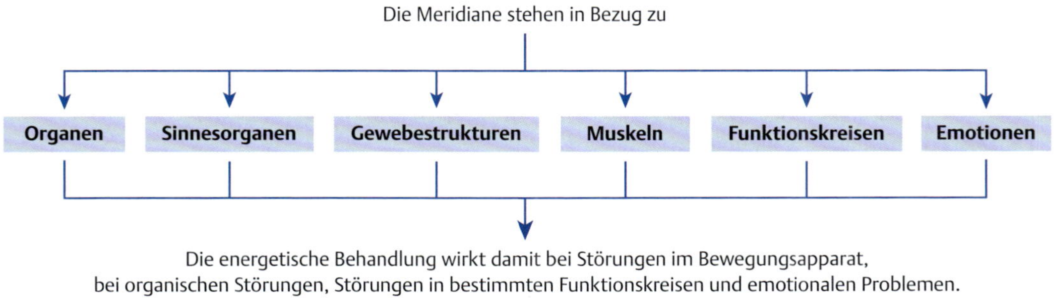

Abb. 5.1 Bezug der Meridiane.

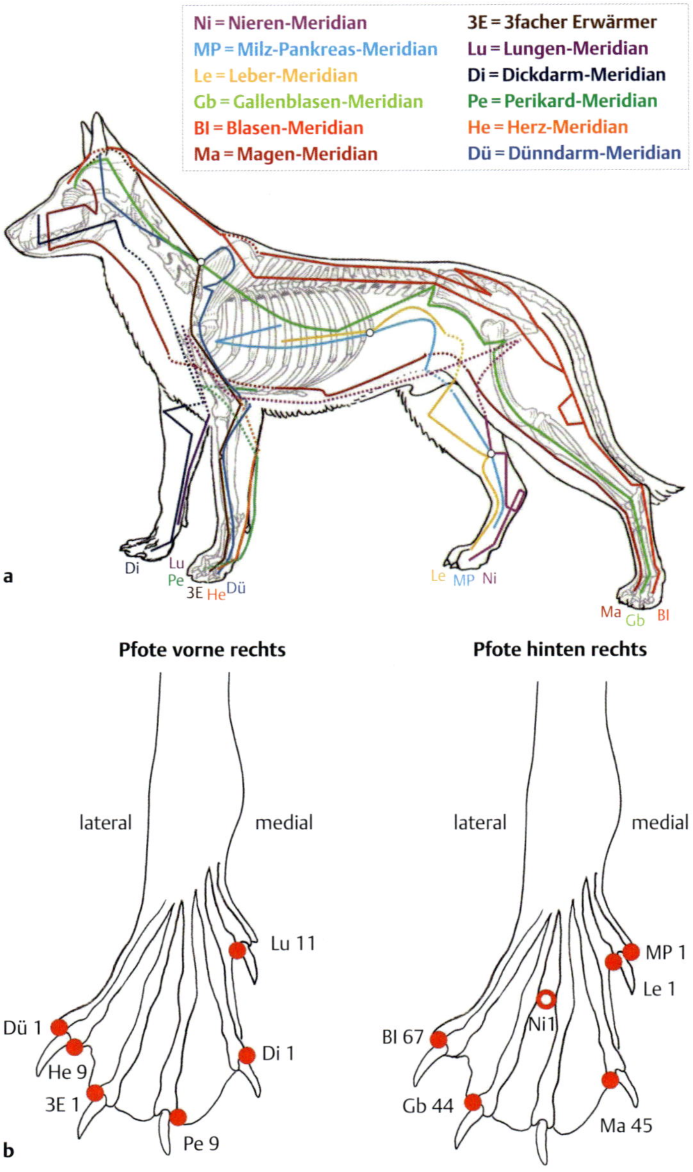

Abb. 5.2 Meridianverläufe beim Hund.

► **Energieflussstörung im Herz-Meridian**

- Unruhe, Stimmungsschwankungen
- Nervosität, Unruhe
- Probleme der Beugesehnen vorne
- Probleme der Karpalgelenke
- Sehnenscheidenentzündung
- Willensschwäche
- schnelle Erschöpfung
- Atemnot bei Belastung

Nieren-Meridian

Der Nieren-Meridian ist sowohl dem Organ Niere als auch der Nebenniere zugeordnet. Im Nieren-Meridian ist die gesamte Lebensenergie gespeichert, die angeborene Konstitution und Vitalität. Stress, vor allem Angst, schwächt diesen Meridian.

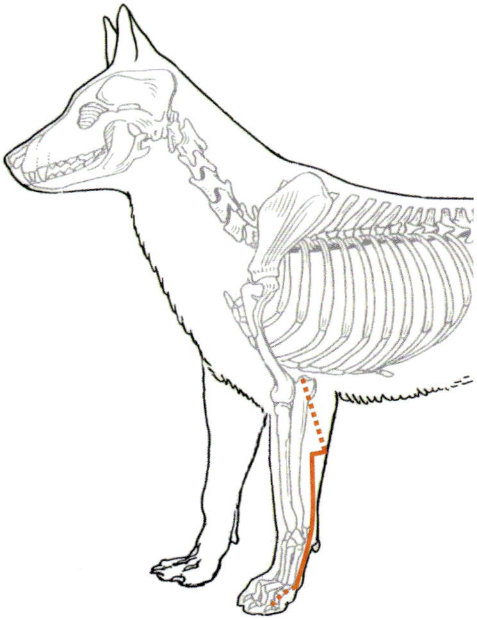

Abb. 5.3 Verlauf Herz-Meridian.

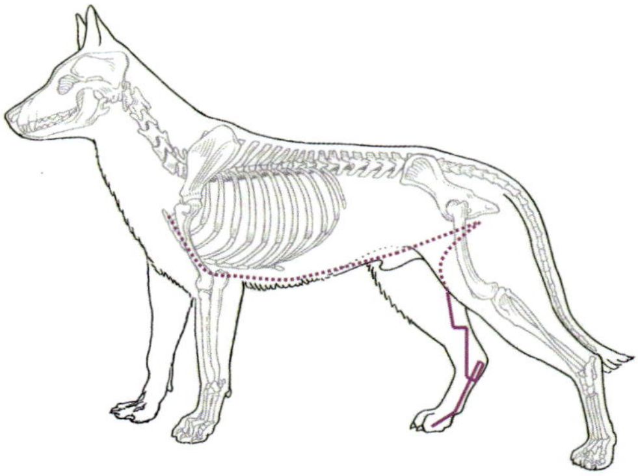

Abb. 5.4 Verlauf Nieren-Meridian.

► **Hauptwirkungen**
- Speicherung der Lebensenergie
- beherrscht Fortpflanzung, Geburt, Wachstum
- zeigt sich in den Knochen, deren Stärke und Entwicklung
- trennt zwischen klaren und trüben (= Urin) Körpersäften
- verantwortlich für die Schweißbildung (nicht beim Hund!)
- kontrolliert die Lungenfunktion
- kontrolliert die hinteren Körperöffnungen (Harn- und Samenausgang, Anus)
- versorgt die Blase mit Qi

► **Einfluss auf die Bewegung**
- der Bewegungsimpuls geht vom Nieren-Meridian aus (meist vom linken Hinterbein)
- Bewegung im Becken
- Bewegung der Lendenwirbelsäule (Blockierung LW1, LW2)
- Bewegung im Sprunggelenk
- stabilisiert das Sprunggelenk
- Adduktion der Hinterbeine

► **Muskelzuordnung**
- M. iliacus
- M. psoas

► **Verlauf** Beginn Ni 1 an der Fußunterseite Mitte Ballen → über die Beininnenseite in der hinteren Sehnenrinne nach oben bis zur Vorderkante des Fersenbeins → umrundet das Fersenbein → weiter nach oben bis zum Ende der Achillessehne, wo er nach vorn auf den Oberschenkel innen springt, innen über das Knie Richtung After → wechselt die Richtung und verläuft neben der ventralen Mitte bis zum Endpunkt neben der Brustbeinoberkante (► Abb. 5.4).

► **Energieflussstörung im Nieren-Meridian**
- Stausymptome (Ödeme, geschwollene Beine)
- Durst
- akute Becken- und LWS-Probleme, Bandscheibenvorfall
- chronische LWS-Probleme
- ungenügende Protraktion der Hinterbeine
- Aufquellung, Fellveränderung über dem Organ Niere
- spärlicher Urin
- Arthrose
- LWS-Probleme
- Knieprobleme
- Karies
- Parodontose, Zahnausfall
- chronische Beckenprobleme
- Blockierung der Lendenwirbel
- Sprunggelenksprobleme
- Ohrenprobleme

Perikard(Kreislauf-Sexualität)-Meridian

Der Kreislauf-Sexualität-Meridian gehört, wie sein Name sagt, zum Herzbeutel und ist für die Funktion des Herzens und des Kreislaufs zuständig. Wie der Herzbeutel ist er für den Schutz des Herzens zuständig. Darüber hinaus versorgt er die Geschlechtsorgane mit Energie.

► **Hauptwirkungen**
- Schutz des Herzens
- Beteiligung an der Herstellung und Speicherung von Blut und Körpersäften
- reguliert den Fluss des Blutes
- versorgt die Geschlechtsorgane mit Energie

► **Einfluss auf die Bewegung**
- Adduktion und Retraktion des Armes

► **Muskelzuordnung**
- M. glutaeus
- Adduktoren

► **Verlauf** Beginn neben dem Brustbein in Höhe des Herzens → nach vorn in die Muskelrinne des Bizeps → nach hinten bis zur Hinterkante des Unterarmes (Mitte) → auf der Hinterkante nach unten bis zum Nagelfalz der mittleren Zehe (afterzehenseitig) auf der Fußsohle (► Abb. 5.5).

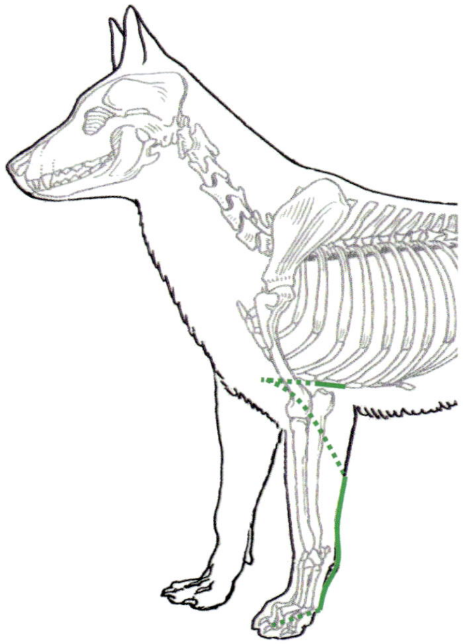

Abb. 5.5 Verlauf Kreislauf-Sexualität-Meridian.

► **Energieflussstörung im Kreislauf-Sexualität-Meridian**
- Herzinsuffizienz
- Erschöpfung bei geringer Anstrengung
- bläuliche, blasse Schleimhäute
- Anämie
- Schwäche, Leistungsminderung
- Durchblutungsstörungen
- eingeschränkte Retraktion
- Problem der Beugesehne vorn (zusammen mit dem Herz-Meridian)
- Infertilität
- Läufigkeitsprobleme/Hypersexualität

Leber-Meridian

Wie sein zugehörendes Organ hat auch der Leber-Meridian viele Funktionen. Er regelt den Stoffwechsel, ist zuständig für die Entgiftung des Körpers, für die Blutspeicherung und durch seine hormonellen Funktionen am Zyklus der Hündin beteiligt.

► **Hauptwirkungen**
- reguliert den freien Fluss des Qi
- speichert das Blut
- reguliert das Volumen des zirkulierenden Blutes
- steuert mit dem Lungen-Meridian angelegte Triebe und Instinkte
- kontrolliert Bänder, Sehnen und Nägel (Krallen)
- die Leber-Energie zeigt sich in den Augen

► **Einfluss auf die Bewegung**
- Protraktion (Vorwärtsbewegung der Hinterbeine, Kniebewegung)

► **Muskelzuordnung:**
- M. pectoralis profundus
- M. rhomboideus

► **Verlauf** Beginn Le 1 an der Afterzehe hinten → zur Mitte des Unterschenkels zum Treffpunkt der drei langen Yin-Meridiane → 1 cun neben der Vorderkante (innen bleiben) nach oben bis knapp unter das Knie → innen über das Knie schräg nach hinten, und um die Adduktoren herum bis in die

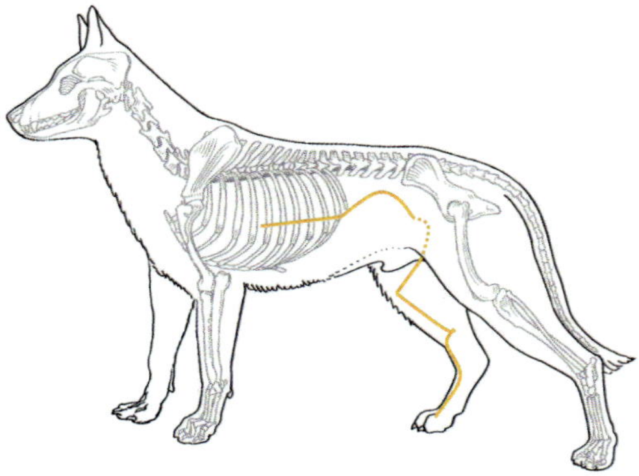

Abb. 5.6 Verlauf Leber-Meridian.

Leiste → an der Außenseite weiter bis 2 cun unterhalb des Hüfthöckers → zum Ende der vorletzten Rippe → bis Endpunkt Le 14 im 7. Interkostalraum von hinten auf der Linie Schulter-Knie oder 6. ICR ab Le 13 auf der Linie Schulter-Knie (▸ Abb. 5.6).

▸ **Energieflussstörung im Leber-Meridian**

- Schmerz bei leichtem Druck auf den Zustimmungspunkt und den Alarmpunkt Leber
- entzündliche Lebererkrankung (Fall für den Tierarzt)
- Fettleber
- Müdigkeit (der Schmerz der Leber ist die Müdigkeit)
- Stimmungsschwankungen
- Fellveränderung (das Fell schwarzer Hunde wird rötlich, braune oder fuchsfarbene Hunde werden mit zunehmender Leberbelastung immer weißer, was oft beim Golden Retriever zu beobachten ist)
- Durchfall
- brüchige Krallen
- Läufigkeitsstörungen
- Bänder- und Sehnenprobleme
- bewirken (meist zusammen mit Störungen in Gallenblasen-Meridian) erhebliche psychische Störungen
- Augenkrankheiten (Augenausfluss, Konjunktivitis, Grüner und Grauer Star)
- der Kot ist hell, oft sogar gelb

Lungen-Meridian

▸ **Hauptwirkungen**

- die Lungen-Energie zeigt sich in der Nase (kontrolliert das Nasensekret und die Atmung)
- Kontrolle der Atmung
- kontrolliert die Verteilung von Qi und Körperflüssigkeit
- reguliert die Wasserabsonderung und Schweißbildung und -absonderung
- die Lungen-Energie zeigt sich in der Haut (Öffnen und Schließen der Poren) und den Haaren (Glanz und Fülle der Haare)
- regiert das Abwehr-Qi (Wei-Qi)
- kontrolliert die Schweißdrüsen der Haut
- sehr hilfreich bei Ödemen, gleichgültig wo auch immer im Körper

▸ **Einfluss auf die Bewegung**

- Schulterbewegung
- Adduktion der Vorderbeine

▸ **Muskelzuordnung**

- Diaphragma
- M. serratus

▸ **Verlauf** Beginn Lu 1 – medial (innen) des Schultergelenks → direkte Linie bis Afterzehe, medial (Fuß innen) (▸ Abb. 5.7).

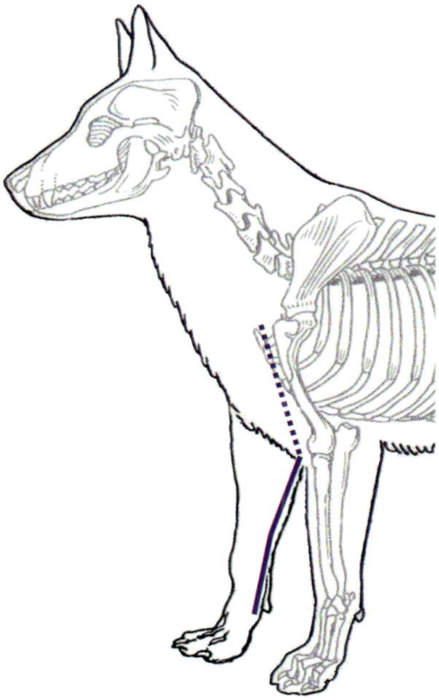

Abb. 5.7 Verlauf Lungen-Meridian.

▶ **Energieflussstörung im Lungen-Meridian**
- Pneumonie (Entzündung, Fall für den Tierarzt)
- Asthma akut (Fall für den Tierarzt)
- Schulterprobleme
- verschleimte Atemwege
- schwache, leise Stimme
- Heiserkeit
- Husten chronisch
- Infektanfälligkeit
- Hecheln schon bei geringster Anstrengung
- Lungenemphysem

Milz-Pankreas-Meridian

Die Milz ist ein Organ des lymphatischen Systems. Das Pankreas wird in der TCM der Milz zugeordnet.

▶ **Hauptwirkung**
- steuert den Nahrungstransport
- Verteilung der Säfte
- wandelt die Energie aus dem Futter um
- verantwortlich für Blutzirkulation und Abdichten der Gefäße
- herrscht über das Fleisch (Muskeln und Gewebe), erhält die Stärke und Dicke der Muskeln
- sorgt in erster Linie für eine gelöste Rippenmuskulatur
- Hauptmeridian des Bindegewebes

▶ **Einfluss auf die Bewegung**
- Beweglichkeit der Zwischenrippenmuskeln
- seitliche Biegung im Brustkorb
- Schulter- und Ellbogenbeweglichkeit
- Retraktion des Vorderbeines

▶ **Muskelzuordnung**
- M. latissimus dorsi
- M. triceps brachii

▶ **Verlauf** Beginn MP 1 – Hinterpfote, an der Afterzehe vorn → Auf der Mitte der Beininnenseite, über die mediale Mitte des Fesselgelenks zur Mitte des Unterschenkels (Treffpunkt der drei langen Yin-Meridiane) → über die mediale Mitte des Knie und der Adduktoren bis 2 Finger unter der Leiste → springt hier auf die Außenseite nach oben bis unterhalb des Hüfthöckers (2 Finger breit unter Gallenblase und Leber) → nach vorn zum Akupunkturpunkt Le 13 (zwischen vorletzter und letzter Rippe) → gerade nach vorne bis hinter das Schultergelenk → zum Endpunkt MP 21 ca. in der Mitte des Brustkorbs auf der Linie Schulter-Hüfthöcker (▶ Abb. 5.8).

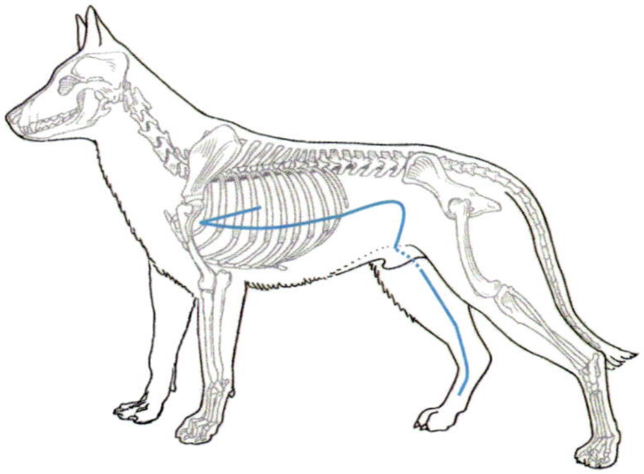

Abb. 5.8 Verlauf Milz-Pankreas-Meridian.

▶ **Energieflussstörung im Milz-Pankreas-Meridian**
- Wärmeabstrahlung im Meridianverlauf
- akute Pankreatitis (Notfall!, Fall für den Tierarzt)
- dünner, weicher Kot
- Bandscheibenvorfall (Fall für den Tierarzt)
- Kolikneigung
- Erbrechen
- übervorsichtig
- misstrauisch
- Ödeme, bei Qi-Mangel, Schwäche der Milz wird nicht ausreichend Blut gebildet, Flüssigkeit wird nicht verteilt, sodass es zu Wasseransammlungen im Körper kommt (siehe Kapitel Pankreasinsuffizienz (S. 197))
- Durchfälle
- Appetitlosigkeit
- Beinödeme (angelaufene Beine)
- Kot weich, fettglänzend, gelblich
- unverdaute Futterbestandteile im Kot
- Blähungen
- Diabetes
- Bänder- und Sehnenschwäche (Bindegewebe), Nabelbrücke
- hypermobile Gelenke
- zäher, klebriger Speichel

▶ Aufgabe der Bauchspeicheldrüse und Milz in der TCM

- Verteilerin der Säfte
- Die reine Essenz, die aus der Nahrung extrahiert wird, benötigt die Milz zur Produktion von Qi, Blut und Körperflüssigkeiten.
- Transport und Umwandlung der Nahrung. Weiterhin hat die Milz die Aufgabe, die Zirkulation des Blutes in den Gefäßen sicherzustellen.
- Die Milz beherrscht die Muskeln und das Bindegewebe

5.1.2 Yang-Meridiane

Dreifacher Erwärmer

Der Dreifache Erwärmer oder San-Jiao ist der faszinierendste unter den Meridianen. Er nimmt eine Sonderstellung ein. Er ist keinem spezifischen Organ zugeordnet und betrifft doch alle Organe gleichermaßen. Er ist ein Yang-Meridian, beeinflusst aber Yin und Yang. In der westlichen Philosophie wird er oft dem Endokrinum zugeordnet und wird auch als Schilddrüsen-Meridian bezeichnet. Diese Zuordnung betrifft aber nur einen kleinen Bereich seines großen Spektrums. Der Dreifache Erwärmer unterstützt alle anderen Organe bei ihren Funktionen.

▶ Hauptwirkung Der Dreifache Erwärmer ist eingeteilt in den oberen, den unteren und den mittleren Erwärmer. Jeder dieser Teilabschnitte braucht eine optimale Betriebstemperatur, um gut zu arbeiten. Im oberen Erwärmer ist diese Betriebstemperatur relativ warm und im unterem Erwärmer wieder relativ kühl.

Kühle im oberen Erwärmer kann Asthma unterhalten, obwohl keine sonstigen Ursachen ersichtlich sind. Ebenso kann zum Beispiel eine zu warme Betriebstemperatur im unteren Erwärmer Sterilität unterhalten.

Der **obere Erwärmer** versorgt das Gebiet vor (beim Tier) dem Zwerchfell. Er sorgt für die richtige Temperatur für den Atmungsvorgang, für Herz, Perikard, Kehle und Lunge. Außerdem sorgt er für die Verteilung des Qi zu Haut und Muskeln. Er ist für die Verteilung des Qi zur Haut zuständig und er kontrolliert das Abwehr-Qi. Eine wichtige Aufgabe des oberen Erwärmers ist die Verteilung der Flüssigkeiten in Form eines feinen Nebels im ganzen Körper. Aus diesem Grund wird der Obere Erwärmer oft mit einem „feinen Nebel" oder Dunst verglichen.

Der **mittlere Erwärmer** versorgt das Gebiet zwischen Zwerchfell und Bauchnabel, er sorgt für die richtige Temperatur für Verdauung, Magen, Gallenblase und Milz. Die wichtigsten Aufgaben des mittleren Erwärmers sind Verdauung und Transport von Nahrung und Flüssigkeit sowie Umwandlung der aus der Nahrung gewonnenen Nährstoffe.

Der **untere Erwärmer** versorgt das Becken und den gesamten Urogenitalbereich. Er ist für die Transformation und den Transport von Flüssigkeiten und für die Ausscheidung von Abfallstoffen zuständig.

Der Dreifache Erwärmer ist der Passageweg für das Yuan-Qi, die „Wurzel" des Lebens. Auch kontrolliert er alle Hohl- und Zwischenräume im Körper und verbindet so alle Körperregionen miteinander. Die Symptome des 3E richten sich danach, welcher der drei Erwärmer betroffen ist. Es können Herz-Kreislauf-Probleme, Verdauungsprobleme oder Probleme im Urogenitaltrakt sein.

▶ Einfluss auf die Bewegung

- Protraktion (Vorwärtsbewegung des Vorderlaufs)
- sorgt für ein losgelassenes Genick und einen lockeren, entspannten Hals
- Bewegung des Schulterblattes
- Flexion im Ellbogengelenk

▶ Muskelzuordnung

- M. gastrocnemius
- M. infraspinatus
- M. teres minor (Schulterblattmuskeln)

▶ Verlauf Beginn bei 3E 1, an der 2. Zehe des Vorderbeines außen → knapp neben der Vorderkante nach oben → springt nach ca. Dreiviertel des Unterarms in Richtung Ellbogen → auf den Ellbogenhöcker → auf der Mitte des Oberarms in Richtung Schulter → unter der Schulterblattspitze herum zum Vorderrand des Schulterblattes bis zum Treffpunkt der 3 kurzen Yang-Meridiane oberhalb des 1. Halswirbels → auf der Oberkante aller Halswirbel bis zum Ohr → um das Ohr herum zum Ohreinschnitt (▶ Abb. 5.9).

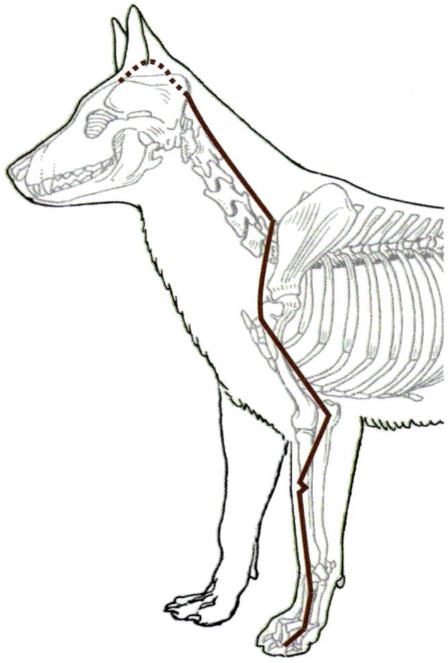

Abb. 5.9 Verlauf Dreifacher-Erwärmer-Meridian.

► **Energieflussstörung im 3E**

- Schilddrüsenerkrankungen
- Thyreoiditis (Fall für den Tierarzt)
- hormonelle Störungen
- Ohrenprobleme
- Läufigkeitsprobleme
- Instabilität der Gelenke der Vorderbeine
- ungenügende Protraktion der Vorderbeine
- Schilddrüsenprobleme
- Tinnitus
- Wetterfühligkeit
- Asthma
- Nebennierenprobleme (Morbus Cushing bei Überfunktion, Morbus Addison bei Unterfunktion)
- Erschöpfung

Dünndarm-Meridian

► **Hauptwirkung**

- Beteiligung am Verdauungsprozess
- Absorption von Nahrungsessenzen und Wasser aus der Nahrung
- deutliche Wirkung auf Schleimhäute, schleimlösend
- Dünndarm- und Dickdarm-Meridian unterstützen das Atlasgebiet (Bereich 1. Halswirbel). Langanhaltende Probleme im Dünndarm- und Dickdarm-Meridian unterhalten deshalb sehr oft HWS-Probleme.

► **Einfluss auf die Bewegung**

- Dünndarm- und Dickdarm-Meridian unterstützen das Atlasgebiet
- Streckung und Aufrichtung des Halses
- Bewegung des Schulterblattes
- Abduktion des Vorderlaufs

► **Muskelzuordnung**

- M. quadriceps femoris
- Bauchmuskeln

► **Verlauf** Beginn Dü 1 an der kleinen Zehe des Vorderbeines, außen → über die laterale Mitte nach oben Richtung Ellbogen → hinter den Ellbogenhöcker → Oberkante Oberarm bis zum Fortsatz der Schulterblattgräte → auf der Schulterblattgräte bis zur Mitte des Schulterblattes → springt zur Vorderkante des Schulterblattes → schräg zurück in einem 45°-Winkel zur Gräte oder zur Hinterkante → umrundet den Schulterblattknorpel und springt nach unten bis oberhalb BW1 bzw. HW7, je nach Stellung des Schulterblattes. (Treffpunkt von 3E, Dünndarm und Galle) → direkte Linie bis Unterkante Axis, Atlas → bis unterhalb des Kiefergelenks in eine Muskelvertiefung → über das Kiefergelenk in die Ohröffnung (► Abb. 5.10).

► **Energieflussstörung im Dünndarm-Meridian**

- Kolikneigung
- Wurmbefall
- Blähungen
- laute Darmgeräusche
- Durchfall

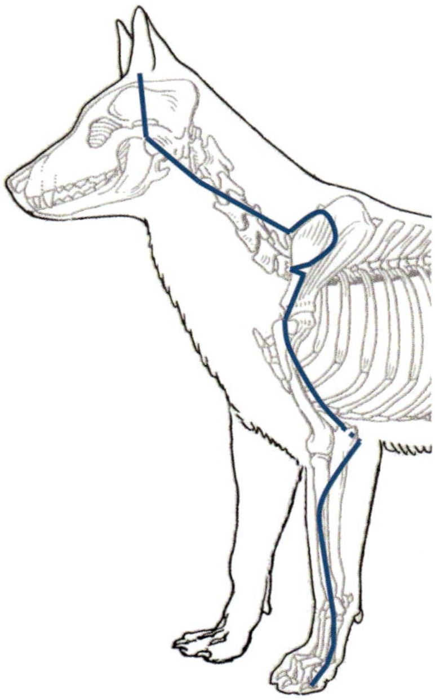

Abb. 5.10 Verlauf Dünndarm-Meridian.

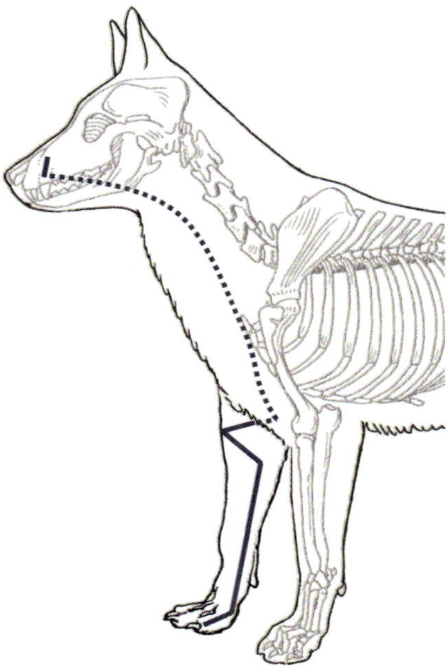

Abb. 5.11 Verlauf Dickdarm-Meridian.

Dickdarm-Meridian

Der Dickdarm hat zu tun mit Umwandlung, Eindickung des Speisebreis, Umwandlung zu Kot und Loslassen. Der Meridian steht auch für Loslassen auf der emotionalen Ebene. Hunde mit einem funktionierenden Dickdarm haben stets eine auffallende Aufrichtung.

► **Hauptwirkung**

- rhythmische Reinigungs- und Absorptionsfunktion
- Beteiligung an der Verdauung
- Absorption von Flüssigkeiten
- Wirkung auf die Haut

► **Einfluss auf die Bewegung**

- Kopfhaltung
- Schulter- und Ellbogenbewegung
- Abduktion des Vorderlaufs

► **Muskelzuordnung**

- M. quadratus lumborum
- M. tensor fasciae latae
- Mm. semitendinosus und semimembranosus

► **Verlauf** Beginn bei Di 1 an der 2. Zehe (Afterzehenseite) auf der Vorderbeininnenseite (Mitte) → über das Karpalgelenk → in der Mitte des Unterarms wechselt er nach außen → kranial des Ellbogengelenks (Muskelfalte die beim Anwinkeln des Beines entsteht) → an der Unterkante des Oberarms bis zur kranialen Spitze des Buggelenks → springt auf den Kopf-Arm-Muskel (oberhalb der Drosselvene) → über den Unterkiefer bis Höhe Reißzahn → springt nach oben zur Knochenkante des Nasenbeins (► Abb. 5.11).

► **Energieflussstörung im Dickdarm-Meridian**

- Obstipation
- zehenweite Stellung vorn
- trockener, harter Kot
- Schmerzen beim Kot absetzen
- Hautprobleme
- trockene Haut und Schleimhäute
- Schulterprobleme
- Durchfall (keine Flüssigkeitsresorption)
- eingeschränkte Halsbeweglichkeit

Gallenblasen-Meridian

Der Gallenblasen-Meridian ist der Assistent des Leber-Meridians. Die Gallenblase nimmt die von der Leber produzierte Galle auf, speichert sie und gibt sie bei Bedarf an den Zwölffingerdarm ab.

▶ **Hautwirkung**

- kontrolliert die Verteilung der Nährstoffe im Körper
- regelt Menge und Mischung der Verdauungssäfte
- stellt das Gleichgewicht zwischen dem Körper und der Psyche her
- beeinflusst die Willensäußerung und Entscheidungsfähigkeit
- wichtiger Meridian für das Hüftgelenk und das Becken

▶ **Einfluss auf die Bewegung**

- Beweglichkeit des Beckens
- Beweglichkeit des Hüftgelenks

▶ **Muskelzuordnung**

- M. deltoideus

▶ **Verlauf** Beginn bei Gb 1 am äußeren Augenwinkel → nach oben zum Unterrand des Ohres → zur lateralen Mitte des Halses zum Gb 21, Treffpunkt der kurzen Yang-Meridiane → über die Mitte des Schulterblattes zum Alarmpunkt Galle (3. Interkostalraum von hinten auf der Linie Hüfthöcker-Ellbogen) → zum oberen vorderen Rand des Hüfthöckers → umkreist den vorderen Rand → am Unterrand entlang bis man an den Trochanter major (Vorderrand des Hüftgelenks, Oberschenkel) stößt → über das Hüftgelenk nach hinten in die Rinne Sitzbein-Oberschenkel über die laterale Mitte des Knies → auf der lateralen Mitte des Unterschenkel (außen) nach unten über die dickste Stelle des Fesselgelenks, dann weiter nach unten bis zum Nagelfalz der 2. Zehe des Hinterbeines außen (▶ Abb. 5.12).

▶ **Energieflussstörung im Gallenblasen-Meridian**

- akute Gallenblasenentzündung
- Kolikneigung
- Gallensteine mit Kolik (Fall für den Tierarzt)
- zehenweite Stellung hinten
- Schmerz bei Palpation des Hüftgelenks

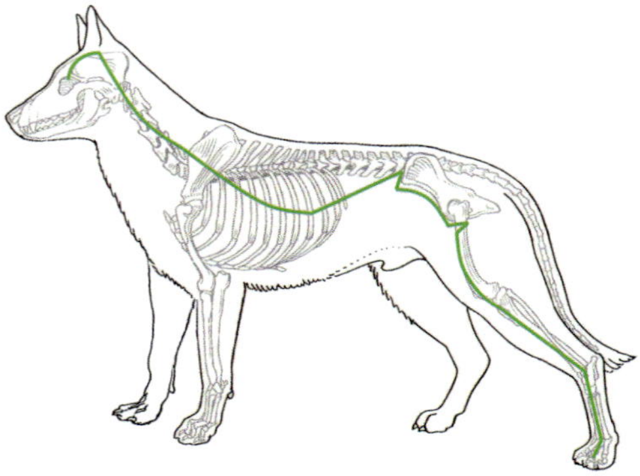

Abb. 5.12 Verlauf Gallenblasen-Meridian.

- bewirken (meist im Zusammenhang mit Störungen im Leber-Meridian) erhebliche psychische Störungen
- Blähungen
- Hüftgelenksprobleme
- Beckenfehlstellung
- zehenenge Stellung hinten
- Futterunverträglichkeiten
- HD (Hüftgelenks-Dysplasie)
- weißlicher Zungenbelag

Blasen-Meridian

Der Blasen-Meridian ist nicht nur dem Organ Blase, sondern auch den Geschlechtsorganen zugeordnet. Im Unterschied zu den anderen Meridianen hat er zwei Verläufe. Durch seine Nähe zur Wirbelsäule ist er der wichtigste Meridian für den Rücken.

▶ **Hauptwirkung**

- vorübergehende Speicherung des von der Niere kommenden Urins
- Bezug zu den Knochen (mit dem Nieren-Meridian)
- reguliert die Ausscheidung des von den Nieren produzierten Urins
- regelt zusammen mit dem 3E den Hormonhaushalt
- versorgt die Geschlechtsorgane mit Energie

▶ **Einfluss auf die Bewegung**
- Rückenbeweglichkeit
- Bewegung in Knie- und Sprunggelenk

▶ **Muskelzuordnung**
- Longissimus dorsi (langer Rückenmuskel)

▶ **Verlauf**

▶ **Innerer Ast:** Bl 1 beginnt am medialen Augenwinkel, 1 cun lateral der Mittellinie bis zum Schulterblatt → umrundet den Schulterblattknorpel → nach unten bis in eine kleine Vertiefung seitlich der Mittellinie (je nach Größe des Hundes 1–5 cm → auf dieser Linie bis Höhe Sakrum → bis zur Mitte des M. glutaeus → zurück zum Sakralhöcker → auf dieser Linie über das Sitzbein bis zum M. gastrocnemius → umrundet den Gastrocnemius bis zum Ansatz der Achillessehne → nach unten bis zur tiefsten Stelle außen im Sprunggelenk → nach hinten zum oberen, hinteren Rand des Sprunggelenkhöckers (aber auf der Beinaußenseite bleiben) → in der hinteren Sehnenrinne hinunter bis zum Nagelfalz der kleinen Zehe des Hinterbeines außen (▶ Abb. 5.13).

▶ **Äußerer Ast:** Bis zum Schulterblatt wie der innere Ast → am Ende des Schulterblatts nach unten bis zur zweiten Vertiefung (wo die Rippen sich nach außen wölben) → auf dieser Linie nach hinten bis zur Hinterkante des Oberschenkels (1 cun kaudal des Gallenblasen-Meridians) → nach unten bis in die tiefste Stelle des Sprunggelenks (damit schließt sich der Kreis um den Gastrocnemius) → weiter wie der innere Ast bis zum Nagelfalz der kleinen Zehe des Hinterbeines außen (▶ Abb. 5.13).

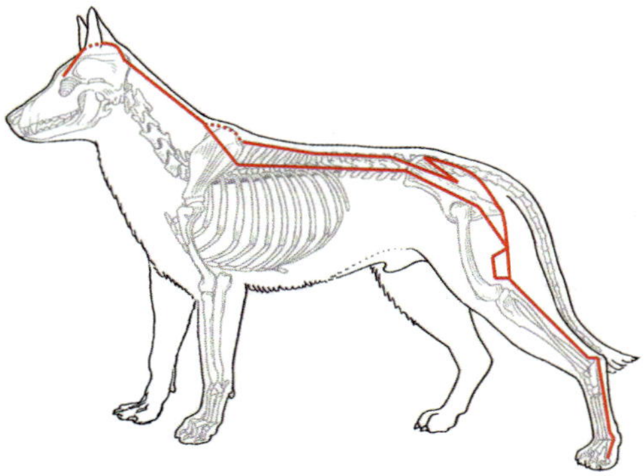

Abb. 5.13 Verlauf Blasen-Meridian.

▶ **Energieflussstörung im Blasen-Meridian**
- chronische Blasenentzündung
- Prostataentzündung
- vermehrter Harndrang
- Schmerzen beim Urinieren
- Blut im Urin (kann auch ein Problem des Nieren-Meridians sein)
- Knochenschwäche (Osteoporose)
- Arthrose
- Rückenschmerzen (druckempfindliche Rückenmuskeln)
- Beckenfehlstellung
- Knieprobleme
- Sprunggelenksprobleme

Magen-Meridian

Der Magen-Meridian ist, wie sein Name sagt, dem Organ Magen zugeordnet. Darüber hinaus ist er ein wichtiger Meridian für die weiblichen Fortpflanzungsorgane, er regelt die Läufigkeit und die Eierstockfunktionen sowie die Laktation (Magen-Meridian liegt über den Gesäugeleisten!). Die Anregung des Milchflusses nach dem Welpenwurf erfolgt jedoch über den Dünndarm-Meridian. Der Magen-Meridian ist zwar ein Yang-Meridian, verläuft aber teilweise im Yin-Gebiet auf der Bauchseite.

▶ **Hauptwirkung**
- vorübergehende Nahrungsaufnahme
- kontrolliert den Weitertransport

▶ **Einfluss auf die Bewegung**
- Protraktion der Hinterbeine
- Bewegung und Stabilität des Knies

▶ **Muskelzuordnung**
- Hals- und Nackenmuskeln
- M. biceps brachii
- Mm. pectoralis transversus und descendens

▶ **Verlauf** Beginn Ma 1 in der Mitte der Augenbraue → um das Auge nach unten bis Mitte des Kaumuskels → springt von dort nach oben auf das Jochbein → folgt dem Jochbein bis Höhe Reißzahn, wo er nach unten zum lateralen Unterkieferrand springt → wechselt am Ende des Unterkiefers zur Drosselvene → über den Brustmuskel (zwischen

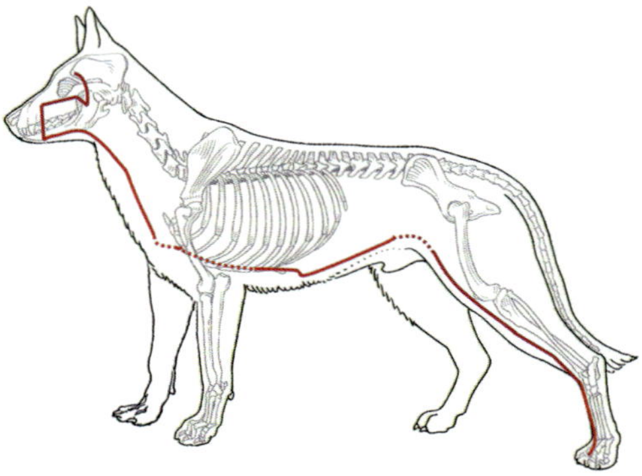

Abb. 5.14 Verlauf Magen-Meridian.

den Vorderbeinen) nach hinten (Achtung, nicht zu weit in die Mitte kommen, da sonst Nieren-Meridian, Lungen-Meridian und Kreislauf-Sexualität-Meridian geschwächt werden) → am Brustbeinende macht er eine kleine Biegung nach außen auf die Gesäugeleiste und folgt der Gesäugeleiste bis hinter die Hautfalte vor dem Knie → springt von dort auf die Außenseite des Knies → über das Fibulaköpfchen nach unten bis zur 2. Zehe (kleinzehenseitig) des Hinterbeines (▶ Abb. 5.14).

▶ **Energieflussstörung im Magen-Meridian**

- chronische Gastritis
- Kolikneigung
- Appetitmangel
- Aufstoßen und starkes Speicheln
- Erbrechen
- fauliger Maulgeruch
- Stomatitis
- Knieprobleme

5.2 Sondermeridiane (außerordentliche Gefäße)

Die Sondermeridiane sind ein den 12 Hauptmeridianen übergeordnetes Regulationsprinzip. Sie basieren auf einem Ordnungsmechanismus, der im Wesentlichen durch die Zirkulation von Jing (= tiefste Energie unseres Körpers) bestimmt wird. Dieser Ordnungsmechanismus bestimmt die Konstitution mit, die in der Niere gespeichert ist. Die Sondermeridiane verteilen Energie nach den einzelnen Richtungen. Der Yang Wei Mai sorgt für die Verteilung nach kranial und der Yin Wei Mai für die Verteilung nach kaudal.

Die Sondermeridiane fließen, außer dem Gürtelgefäß, von hinten nach vorn. Sie sind auf der Ebene der Essenzen das Bindeglied zwischen Himmel und Erde, verknüpfen die pränatale Essenz (den Vorhimmel) mit der erworbenen Energie des Nachhimmels. Sie haben keine direkte Verbindung mit den inneren Organen und werden durch den Energiefluss, der durch die Hauptmeridiane zirkuliert, nicht berührt.

Erkrankungen der außerordentlichen Gefäße entstehen durch eine Fülle in den Hauptmeridianen, die mit dem jeweiligen Gefäß verbunden sind.

> ✔ **Wichtiger Hinweis**
>
> Je größer die Anzahl der Punkte ist, über die das außerordentliche Gefäß mit dem Hauptmeridian verbunden ist, desto größer ist der Einfluss, den das außerordentliche Gefäß auf den jeweiligen Meridian hat.

Die außerordentlichen Gefäße werden in der alten Literatur als Seen und die Hauptmeridiane als Flüsse bezeichnet. Sondermeridiane machen Brücken zwischen Drüsen und Chakren.

Die Funktion der Sondermeridiane:

- Reservoir der Energie
- Empfangen, Halten und Geben von Energie
- beseitigen aggressive Energie, z. B. durch Absorption pathogener Energie aus den Hauptmeridianen, damit die Organe nicht angegriffen werden
- leiten äußere pathogene Faktoren aus
- versorgen die verschiedenen Körperregionen mit diversen Energien
- in Notsituationen wird Extraenergie zur Verfügung gestellt
- teilen den Körper in energetische Achsen, geben ihm eine physiologische und energetische Struktur
- Beteiligung an reproduktiven Funktionen und Entwicklungszyklen; ernährende und kräftigende Wirkung dadurch, dass sie Jing über den ganzen Körper verteilen, Yuan-Qi im unteren 3E zirkuliert

Tab. 5.1 Die acht außerordentlichen Gefäße.

	Name chinesisch	Name sonstige	Drüsenbezug	Hauptversorgungsgebiet	Einschaltpunkt	Ankopplungspunkt	Bedeutung	Indikation
1. Paar	Chong Mai	• Penetrationsgefäß • Vitalitätsgefäß	• Hypothalamus	• Augen • Brust • Bauch • Becken • Gebärmutter • Endokrine • Herz • Gesicht • Beininnenseite • Hals lateral • Knochen • Uterus • Nieren	MP 4 harmonisiert und kühlt das Xue	Pe 6 hilft das Blut im Inneren zu verteilen	Meer des Blutes kontrolliert und reguliert Qi und Blut, ernährt die Zang und die Fu innerhalb der 12 Hauptmeridiane, indem Blut und Qi zu ihnen transportiert werden	• Koliken • gynäkologische Probleme • Herzprobleme • Nierenschwäche • Husten • Asthma
	Yin Wei Mai	• Bewahrer des Yin • Mobilität Yin	• Gonaden • Thymus	• Haut • Unterleib • Brust • Hals • Beininnenseite • Herz • Blut	Pe 6 öffnet den Durchgang zu 3E, eliminiert inneren Wind	MP 4 harmonisiert und kühlt das Xue	Bewahrer des Yin verbindet alle Yin-Meridiane miteinander, kräftigt Yin und Blut, verbindet alle Yin-Schichten	• Ängstlichkeit • Depression • Magenkolik • Herzprobleme • LWS-Probleme

5

Tab. 5.1 Fortsetzung

	Name chinesisch	Name sonstige	Drüsenbezug	Hauptversorgungsgebiet	Einschaltpunkt	Ankopplungspunkt	Bedeutung	Indikation
2. Paar	Du Mai	• Lenkergefäß • Gouverneursgefäß	• Hypothalamus	• Genick • Ohren • Schultern • Arme • Rücken • Rückenmark • Abdomen • Nacken • Wirbelsäule • Stirn • Nieren • Herz • Hals • Gehirn • Genitalien	Dü 3 öffnet den Du Mai als Yang-Reservoir	Bl 62 hilft, das Yang optimal zu verteilen	Meer des Yang kontrolliert und überwacht alle Yang-Meridiane im Körper, nährt Rückenmark und Gehirn	• chronische Müdigkeit • chronische Rückenschmerzen • Kraftlosigkeit • Infektneigung • Energielosigkeit • sexuelle Adynamie • Krankheiten von Anus, Rektum, Darm • Krankheiten des Urogenitalsystems • Senkrücken • LWS-Problem • Paresen der Beine
	Yang Qiao Mai	• Yang-Fersengefäß • Regulation Yang	• Hypophyse • Bauchspeicheldrüse • Ohrspeicheldrüse	• Rücken • Kopf • Gesicht • Milz • Beinaußenseite • Hüfte • Schulter • Augen • Gehirn	Bl 62 hilft, das Yang optimal zu verteilen	Dü 3 hilft, das Yang optimal zu verteilen	kontrolliert das Yang Qi der linken und rechten Körperhälfte, bewegt und beschleunigt das Yang	• Spasmen der Beine • Schmerzen Beinaußenseite • Gelenkblockierungen • Muskelverspannung • Krampfanfälle • Epilepsie • Schlaflosigkeit • Augenkrankheiten

Tab. 5.1 Fortsetzung

	Name chinesisch	Name sonstige	Drüsenbezug	Hauptversorgungsgebiet	Einschaltpunkt	Ankopplungspunkt	Bedeutung	Indikation
3. Paar	Dai Mai	• Gürtelgefäß	• Zirbeldrüse	• Schläfen • hinter den Ohren • Außenseite des Körpers • Hals • Hüfte • Rücken • Außenseite des Körpers • Hals • Gehirn • Knochenmark	Gb 41 öffnet den Dai Mai als Qi-Regulator	3E 5 hilft, das Qi optimal zu vernetzen	Meer der pathogenen Energie verbindet die vordere mit der hinteren Hälfte des Tierkörpers, verhindert ein Übergreifen der pathogenen Energie auf die Organebene, aktiviert den Qi-Fluss zwischen vorderer und hinterer Körperhälfte, beseitigt feuchte Hitze im unteren 3E	• stärkt die Mitte • Gereiztheit • Anspannung • Blähungen • Schwäche der LWS
	Yang Wei Mai	• Bewahrer des Yang • Mobilität Yang	• Epiphyse	• Ohren, Schulter, • Außenseite des Körpers • Bein-Außenseite, Hüfte, Schulter, Kiefer, Nacken	3E 5 hilft das Qi optimal zu vernetzen	Gb 41 öffnet den Dai Mai als Qi-Regulator	Bewahrer des Yang reguliert und speichert Qi und Blut aller Yang Meridiane	• Hüftprobleme, • Schulterprobleme, Muskelverspannung

Tab. 5.1 Fortsetzung

	Name chinesisch	Name sonstige	Drüsenbezug	Hauptversorgungsgebiet	Einschaltpunkt	Ankopplungspunkt	Bedeutung	Indikation
4. Paar	Ren Mai	• Konzeptionsgefäß • Zentralgefäß	• Thymus • Schilddrüse	• Kehle • Brust • Lunge • Zwerchfell • Bauch • Gesicht • Auge • Uterus • Genitalien • Becken • Rücken • Blut • Körperflüssigkeiten	Lu 7 öffnet den Ren Mai als Yin-Reservoir	Ni 6 hilft das Yin optimal zu verteilen	harmonisiert und reguliert das Yin, bewegt Qi und Blut in den 3E, dient als Ausgleichsreservoir aller stofflichen Energien	• Blasenprobleme • Läufigkeitsprobleme • Ovarialzysten • Magenkolik • Unfruchtbarkeit • Inkontinenz
	Yin Qiao Mai	• Yin-Fersengefäß • Regulation Yin	• Nebenniere • Nebenschilddrüse	• Innenseite der Beine • Unterbauch • Augen • Kehle • Brust • Genitalien • Kehle	Ni 6 hilft, das Yin optimal zu verteilen	Lu 7 öffnet den Ren Mai als Yin-Reservoir	kontrolliert das Yin Qi auf der linken und rechten Körperhälfte, bewegt und beschleunigt das Yin	• Schmerzen im Genitalbereich • vaginale Blutungen • Unfruchtbarkeit • Fehlgeburten

3E: Dreifacher Erwärmer, LWS: Lendenwirbelsäule

- regulieren, indem sie Fülle aus den Hauptmeridianen absorbieren
- balancieren und regulieren die Außenseiten des Körpers und regulieren den Fluss des Jing
- regulieren, indem sie Fülle aus den Hauptmeridianen absorbieren
- sind zusätzliche Verteiler für die Schutzenergie (Wei-Qi, Abwehrkraft)
- kontrollieren Wachstum, Reproduktion und geistige Entwicklung

5.2.1 Lenkergefäß/ Gouverneursgefäß (Du Mai) „See des Yang"

Der Du Mai fördert die Zirkulation des Wei-Qi (Abwehr-Qi) und bringt dieses zu Nacken und Kopf, zu jener Region, die sehr leicht von äußeren pathogenen Faktoren angegriffen wird (Körperöffnungen Maul/Nase).

▶ **Aufgaben**

- Reservoir des Yang
- Zirkulation des Wei-Qi
- stärkt das Nieren-Yang

▶ **Verlauf** Beginn GG1 oberhalb des Afters, verläuft über die Mitte des Rückens (Wirbelsäule) bis zu GG 26 in der Mitte der Oberlippe (▶ Abb. 5.15).

▶ **Indikationen für den Du Mai**

- neurologische Probleme, z. B. Ataxie, Wobbler-Syndrom, Epilepsie
- Rückenprobleme

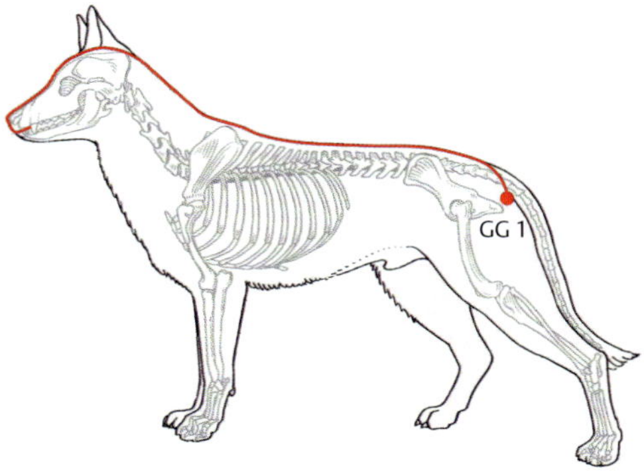

Abb. 5.15 Du Mai.

- Immunschwäche
- chronische Erschöpfung (am besten zusammen mit dem Gürtelgefäß)
- Neigung zu Erkältungskrankheiten

5.2.2 Konzeptionsgefäß (Ren Mai)

Der Ren Mai ist das primäre Auffangbecken für einen Überschuss an Yin-Energie, also der weiblichen Energie. Er ist zuständig für die Energien Blut und Jing, die Energien, die für den weiblichen Zyklus von Bedeutung sind. Bei allen Problemen mit dem weiblichen Zyklus auch prüfen, ob die „Betriebstemperatur" im unteren Erwärmer stimmt.

▶ **Aufgaben**

- Meer des Yin
- kontrolliert das Yin
- versorgt die untere Körperhälfte des Tieres mit Energie

▶ **Verlauf** Beginn unterhalb der Scheide, verläuft entlang der ventralen Mittellinie bis zur Unterlippe (▶ Abb. 5.16).

▶ **Indikation für den Ren Mai**

- Läufigkeitsstörungen
- Unfruchtbarkeit
- Schlaflosigkeit

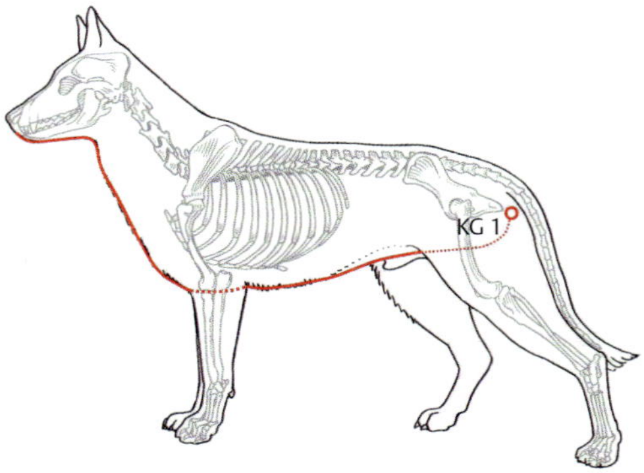

Abb. 5.16 Ren Mai.

5.2.3 Gürtelgefäß (Dai Mai)

Der Dai Mai verbindet alle Meridiane im Körper. Er verhindert ein Übergreifen des pathogenen Qi auf die Organe. Ist das Gürtelgefäß energetisch nicht in Ordnung, ist der Hund nicht in seiner „Mitte" (psychischer und körperlicher Mitte).

► **Aufgaben**

- Regulierung des Qi-Flusses
- Fluss des Qi nach vorn und hinten
- Versorgung der Genitalien, Hüfte, Lende mit Qi

► **Verlauf** Er verläuft in Höhe der letzten Rippe ringförmig um den Körper (► Abb. 5.17).

► **Indikation für den Dai Mai**

- Hass, Wut, langanhaltender Ärger
- Störung der Verbindung vorn-hinten, z. B. Muskelschwäche nur vorn oder hinten
- gynäkologische Probleme
- unharmonischer Körperbau, z. B. die dominante vordere Körperhälfte mit dem schweren Kopf und schwache hintere Hälfte, z. B. Mops, Bulldogge
- unharmonisches Gangbild
- Nabelbruch (s. a. bei Milz-Pankreas-Meridian (S. 52)) ist ein Hinweis auf die „fehlende energetische Mitte"!

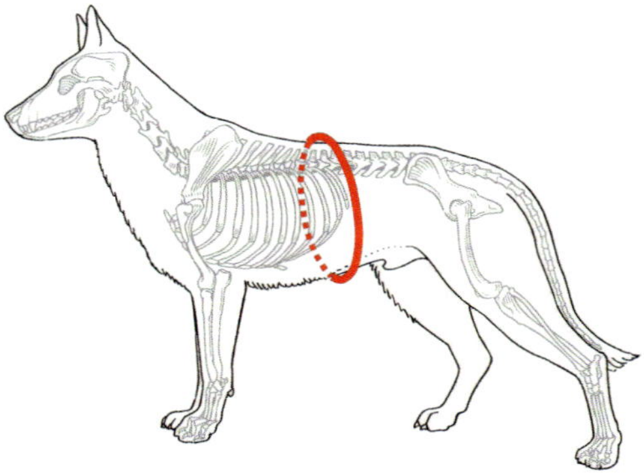

Abb. 5.17 Dai Mai.

5.2.4 Penetrationsgefäß (Chong Mai)

Der Chong Mai speichert die ererbte Energie der Vorfahren. Er stellt eine Verbindung her zwischen den vor- und nachgeburtlichen Energien. Der Chong Mai hat Bezug zur Haut, dem endokrinen System und zum Wärmehaushalt. Störungen im Chong Mai lassen sich meist nicht auf eine einzige Ursache zurückführen. Wenn beispielsweise übermäßige Emotionen ein Organ schädigen, machen sich erst bemerkbar, wenn sie schon länger vorhanden sind und sich ausweiten, so stört ein starker Leber-Qi-Stau die Funktion der Milz. Erst wenn diese Disharmonie über einen längeren Zeitraum besteht, kommt es zur Schwächung des Chong Mai.

► **Aufgaben**

- kontrolliert die Energie und das Blut im ganzen Körper
- beseitigt Obstruktionen und Stagnationen
- heißt auch „das Meer von Blut"
- häufige Pathologien bei Energieflussstörungen in Chong Mai: Koliken, Bauchschmerzen, gynäkologische Probleme

► **Verlauf** Beginn am Anfangspunkt des Konzeptionsgefäßes unter der Scheide. Der 1. Ast folgt dem Hauptgefäß des KG bis KG 4, tritt dann bei Ni 11 in den Hauptmeridian Niere ein, ein weiterer Ast verläuft über Bauch und Brust bis Ni 27, wobei kleine Verzweigungen zu den Interkostalräumen abgehen. Der 2. Ast verläuft von Ni 27 weiter zur Kehle, verbindet sich mit KG 23, steigt weiter aufwärts zum Gesicht und umkreist die Lippen (► Abb. 5.18).

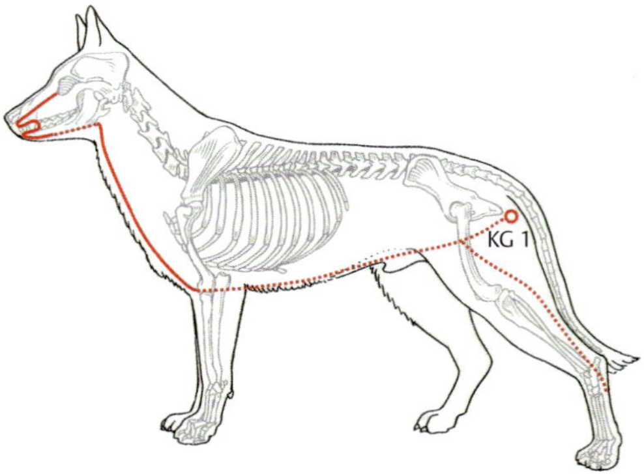

Abb. 5.18 Chong Mai.

► **Indikationen für den Chong Mai**

- Stagnation des Qi und/oder des Blutes im Brustraum oder Abdomen (materielle Ansammlung von Blut, Schleim, unverdauter Nahrung)
- Beschwerden entlang des Verlaufes des Chong Mai, z. B. Herzschmerzen, Druckgefühl in der Brust, Blähungen, Blähbauch, Ansammlung von altem Kot
- lang anhaltende Störungen des Magens oder chronisches Überfressen

► **Symptome**

- Magenfülle, Retention von unverdautem Futter, Hitze im Magen, Magen-Qi fließt nicht nach hinten (rebellierendes Magen-Qi = Aufstoßen, Magenkolik)
- Fähigkeit des Chong Mai mit Blutstagnationen fertig zu werden ist eingeschränkt oder gestört durch:
  - Operationen an Organen
  - Hysterektomien
  - Trächtigkeitsabbruch.

5.2.5 Bewahrer des Yin (Yin Wei Mai)

Der Yin Wei Mai fungiert wie ein Koordinator des Yin im Körper, verbindet alle Yin-Meridiane und alle Yin-Schichten miteinander. Der Yin Wei Mai zirkuliert Jing, Ying-Qi und Wei-Qi entlang seines Verlaufes, besonders zur Brust und zum Herzen.

Jing und Blut werden durch den Bewahrer des Yin gebunden. Besonderer Bezug zum Herzen und über das Blut zu Shen. Blutverlust schwächt den Yin Wei Mai.

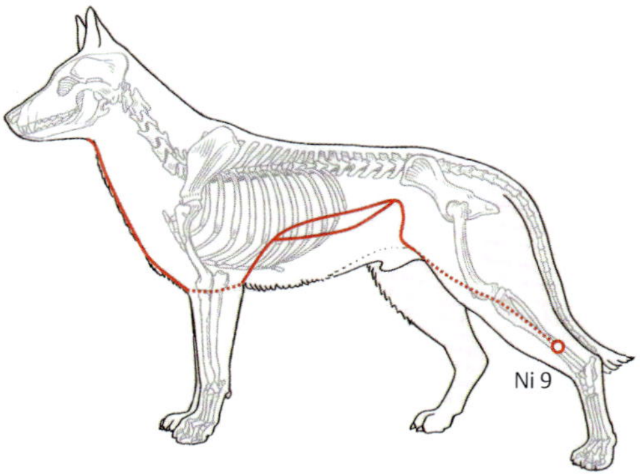

Abb. 5.19 Yin Wei Mai.

► **Verlauf** Beginn bei Ni 9 auf der Innenseite des Unterschenkels Höhe Ansatz Achillessehne, folgt dem Milz-Pankreas-Meridian bis zum Leber-Endpunkt → folgt danach dem Konzeptionsgefäß bis KG 23 (► Abb. 5.19).

► **Indikationen für den Yin Wei Mai**

- Krämpfe und Staus im Kopf
- Ängstlichkeit, Angst, Alpträume
- Depressionen, Unruhe
- Herzprobleme (innere Fülle von Brust und Herz)
- Lungenprobleme
- Magen-Darm:
  - Erbrechen, Krämpfe, Verstopfung
  - Verdauungsstörungen, abdominale Schwellungen
  - Härte, Geschwüre, Durchfall, Hämorrhoiden
- unterstützend bei allen Krebsarten der Hündin
- Hyperaktivität, Unfähigkeit sich zu beruhigen
- Burn-out, körperliche, geistige und psychische Überforderung

5.2.6 Bewahrer des Yang (Yang Wei Mai)

Der Yang Wei Mai steht mit allen Yang-Meridianen in Beziehung, verbindet die Yang-Essenz. Er befördert Jing, Qi und Wei-Qi durch den Körper.

► **Aufgaben**
- hat Scharnierfunktion (Außen/Innen) des Shao Yang (siehe Kapitel Energieschichten (S. 41))
- kontrolliert die Außenseiten des Körpers
- wirkt auf den mittleren 3E
- wirkt auf die oberflächlichen Körperteile vor allem bei chronischen Krankheiten, Lähmungen
- Verbindung zur Gebärmutter über 3E 5
- Physiologie: wirkt auf den Zellkern

► **Verlauf** Beginn Bl 63 an der Ferse, folgt dem Gallenblasen-Meridian bis Gb 21 in der Mitte des Brustkorbs, vereinigt sich an der Schulter mit Dü 10 zieht mit dem 3E entlang der Halswirbel, um das Ohr und endet auf dem Gouverneursgefäß bei GG 15 (► Abb. 5.20).

► **Indikationen für den Yang Wei Mai**
- chronische Krankheiten
- Lähmungen
- starke Blutung
- Schmerzen an den Außenseiten der Beine.
- Arthritis, Gelenkrheuma
- Schulterschmerzen

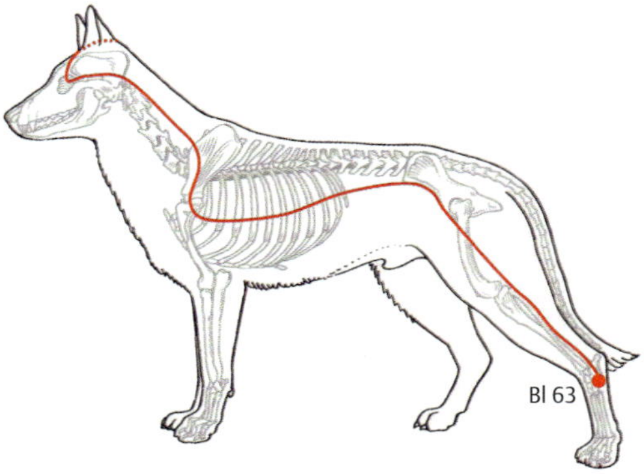

Abb. 5.20 Yang Wei Mai.

5.2.7 Yang-Fersengefäß (Yang Qiao Mai)

► **Aufgaben**
- Leitet inneren Wind aus, Beschleuniger des Yang
- Bei Fülle in den Yang-Meridianen durch Wind und Kälte wird das Zuviel in den Yang Qiao Mai abgeleitet.
- großer Einfluss auf Kopf, Gesicht und Augen
- Kontrolle des Tonus der Beinmuskulatur

► **Verlauf** Beginn bei Bl 62 an der Ferse lateral → wechselt an der Hüfte zum Gallenblasen-Meridian, danach wieder zum Blasen-Meridian bis hinter das Schulterblatt → dort wechselt er zum Dünndarm, Magen- und wieder zum Blasen- und Gallenblasen-Meridian am Kopf (► Abb. 5.21).

► **Indikationen für den Yang Qiao Mai**
- Müdigkeit und langsame Bewegung alter Lebewesen
- Verspannungen der Beinmuskeln
- verminderter Tonus der Innenseite der Beine
- steife Bewegung
- Probleme im hinteren Rückenbereich
- Augenprobleme
- Krampfanfälle, Epilepsie
- Abneigung gegen Wind
- Erkältung

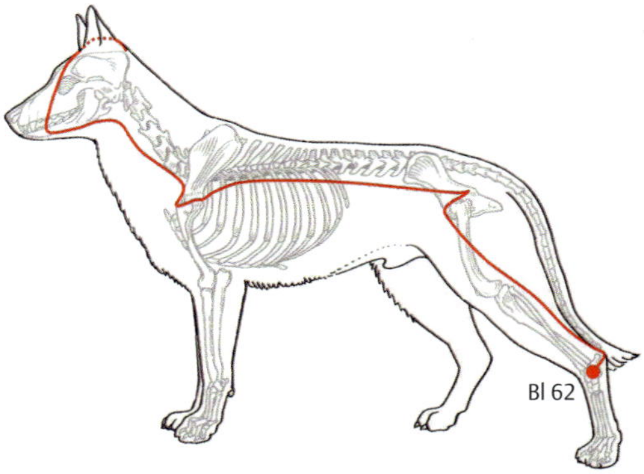

Abb. 5.21 Yang Qiao Mai.

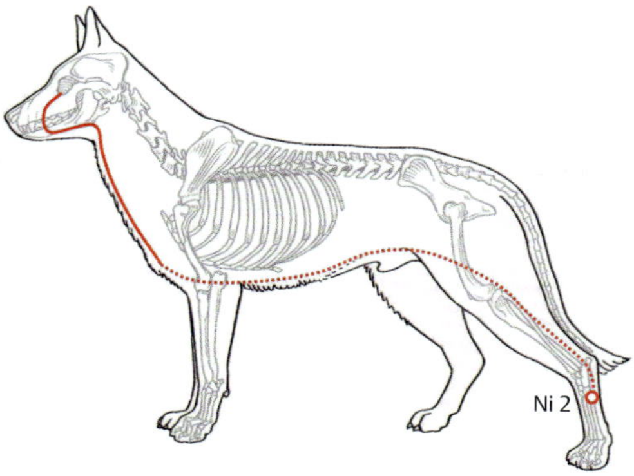

Abb. 5.22 Yin Qiao Mai.

5.2.8 Yin-Fersengefäß (Yin Qiao Mai)

► **Aufgaben**
- sorgt für eine ungestörte Zirkulation der Yin-Meridiane
- nimmt ein Zuviel der Yin-Meridiane auf
- nährt die Sinnesorgane
- beide Fersengefäße beeinflussen den Tonus der Beinmuskulatur
- bringt Wei-Qi, Jing und Körpersäfte in den Oberkörper, besonders in Hals- und Brustbereich

► **Verlauf** Beginn Ni 2 unterhalb der Ferse medial, wechselt in der Leiste zum Magen-Meridian und im Unterkiefer zum Blasen-Meridian bis zum medialen Augenwinkel (► Abb. 5.22).

► **Indikationen für den Yin Qiao Mai**
- Schwellungen am/im Unterbauch
- Hüftgelenkprobleme
- Uterusprobleme
- Unfruchtbarkeit
- schwierige Geburt (Hündin)
- Augenkrankheiten

5.2.9 Energetische Behandlung mit den Sondermeridianen

Wann muss man an Störungen der außerordentlichen Gefäße denken? Störungen in den 8 außerordentlichen Gefäßen brauchen lange Zeit, bis sie sich als Erkrankungen manifestieren. Die außerordentlichen Gefäße werden bevorzugt angewendet
- bei Erkrankungen, die mit einer mangelnden physischen und mentalen Entwicklung zu tun haben,
- bei Krankheiten mit multikausaler Ursache und Krankheiten, die bereits über einen langen Zeitraum bestehen.

Die Sondermeridiane werden immer verwendet:
- wenn die Arbeit mit den Körpermeridianen zu keinem oder einem unbefriedigenden Ergebnis führt,
- zur Behandlung endokriner und hormoneller Probleme,
- zur Beseitigung von aggressiver Energie (wenn die Behandlung über Körpermeridiane nicht ausreicht),
- bei chronischen Krankheiten, besonders wenn der Patient sehr erschöpft ist,
- bei Stoffwechselstörungen und schweren psychischen Belastungen,
- bei Problemen im reproduktiven Zyklus.

Das sind Störungen im Jing, die sich besonders gut über KG, GG und Chong Mai regulieren lassen, immer dann, wenn eine große Vielzahl von Symptomen vorhanden ist und wenn Schmerzen und Schwäche im Verlauf eines der acht außerordentlichen Gefäße auftreten.

Möglichkeiten der Behandlung der Sondermeridiane:
- Behandlung des Öffnungspunktes:
  - Hündinnen: Der Öffnungspunkt wird rechts genadelt oder akupressiert, der Ankopplungspunkt links.
  - Rüden: Der Öffnungspunkt wird links genadelt oder akupressiert. Der Ankoppelungspunkt rechts.
  - Die Wirksamkeit der Sondermeridiane wird gewährleistet, wenn Öffnungspunkt und Ankopplungspunkt gleichzeitig genadelt (akupressiert) werden.
- Behandlung des Ankoppelungspunktes:
  - Die Behandlung beider Punkte ist besser als nur der Öffnungspunkt allein, weil dadurch eine Vorne-Hinten-Verbindung entsteht und sich erst daraus die innere Dynamik und Wirkungsrichtung ergibt.

5.2.10 Sondermeridiane und das Drüsensystem

Ein Haupteinsatzgebiet der Sondermeridiane sind die endokrinen Drüsen und das Hormonsystem (► Abb. 5.23, ► Tab. 5.2). Doch dazu müssen wir die hormonelle Regulation, das endokrine System und seine Verflechtungen genauer betrachten. Hormone sind Botenstoffe, die die Funktion in Zielorganen aktivieren.

> **✔ Wichtiger Hinweis**
> Die Stärkung der Sondermeridiane bei Drüsenproblemen kann nur ergänzend zur tierärztlichen Behandlung eingesetzt werden. Sie ersetzt den Tierarzt nicht.

Tab. 5.2 Einschaltpunkte der Sondermeridiane (► Abb. 5.24).

Einschaltpunkt	Meridian
MP 4	Chong Mai
Lu 7	Yin Qiao Mai
Pe 6	Chong Mai
Dü 3	Yang Qiao Mai
Bl 62	Du Mai
3E 5	Dai Mai
Gb 41	Yang Wei Mai
Ni 6	Ren Mai

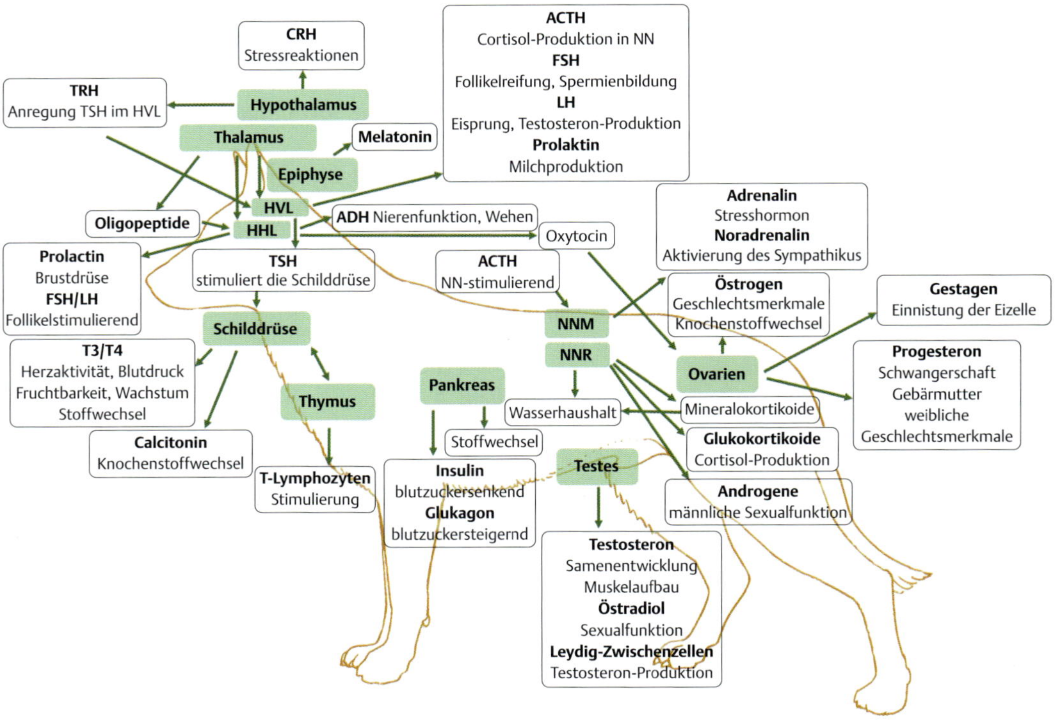

Abb. 5.23 Drüsen und ihre Aufgaben; ACTH: adrenokortikotropes Hormon, ADH: antidiuretisches Hormon, CRH: Corticotropin-Releasing-Hormon, FSH: follikelstimulierendes Hormon, HHL: Hypophysenhinterlappen, HVL: Hypophysenvorderlappen, LH: luteinisierendes Hormon, NNM: Nebennierenmark, NNR: Nebennierenrinde, TSH: Thyreoidea-stimulierendes Hormon, TRH Thyreotropin-Releasinghormon.

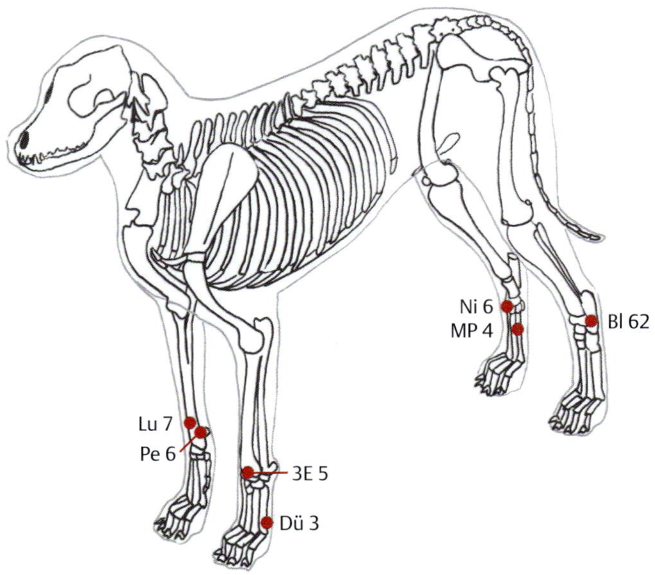

Abb. 5.24 Einschaltpunkte der Sondermeridiane.

Thalamus

Seine primäre Aufgabe ist die Wahrnehmung und Weiterleitung von Sinnesreizen zum Kortex. Das endokrine System beginnt mit dem Hypothalamus.

Hormone der Zirbeldrüse (Epiphyse)

Die Zirbeldrüse (Epiphyse) ist ein Teil des Zwischenhirns, genauer ein Teil des Epithalamus. Die Hauptaufgabe der Zirbeldrüse ist die Produktion des „Schlafhormons" Melatonin, ein Neurohormon das bei Dunkelheit produziert wird und das den Schlaf-Wach-Rhythmus beeinflusst.

Die Zirbeldrüse ist dem **Dai Mai** und dem **Yang Wei Mai** zugeordnet und kann über die Einschaltpunkte Gb 41 und 3E 5 harmonisiert werden.

Hormone des Hypothalamus

Der Hypothalamus ist ebenfalls ein Teil des Zwischenhirns. Er produziert

- TRH (Thyreotropin-Releasinghormon), das den Hypophysenvorderlappen (HVL) zur Ausschüttung von TSH veranlasst,
- ADH (antidiuretisches Hormon), das der Regelung des Wasser- und Elektrolythaushaltes dient,
- Oxytozin, ein Hormon, das dafür verantwortlich ist, dass sich die Gebärmutter zusammenzieht (Wehen),
- CRH (Corticotropin-Releasing-Hormon), das bei der Stressreaktion beteiligt ist.

ADH und Oxytocin gelangen zum Hypophysenhinterlappen (HHL), werden dort gespeichert und freigesetzt. Oxytocin und ADH aus dem Hypothalamus werden in die Neurohypophyse transportiert.

> ✔ **Wichtiger Hinweis**
> Die Hypothalamus-Hypophysen-Nebennieren-Achse (HHN) ist eine funktionelle Einheit zur Regulation zahlreicher Körperfunktionen und Körperreaktionen.

Der Hypothalamus ist dem **Chong Mai** und dem **Du Mai** zugeordnet und kann über die Einschaltpunkte MP 4 und Dü 3 harmonisiert werden.

Hormone der Hypophyse

Im **Hypophysenvorderlappen** (HVL) werden folgende Hormone gebildet:

- ACTH, das die Nebennieren (Nebennierenrinde) zur Kortisolproduktion anregt.
- FSH (follikelstimulierendes Hormon), das bei der Hündin für die Follikelreifung, bei Rüden im Hoden die Spermienbildung anregt.
- TSH (Thyreoidea-stimulierendes Hormon), das die Schilddrüse zur Ausschüttung von Schilddrüsenhormonen stimuliert.
- Prolaktin, das auf die Brustdrüse wirkt und für die Milchbildung sorgt.
- LH (luteinisierendes Hormon), es regt den Eisprung bei weiblichen Lebenswesen und die Testosteronproduktion bei männlichen Lebenswesen an.
- GH (Wachstumshormon), das durch das Growth-Hormon/Releasing-Hormon gesteuert wird. GH beeinflusst Stoffwechselprozesse und stimuliert das Wachstum.

Im **Hypophysenhinterlappen** (HHL) werden die im Hypothalamus produzierten Hormone gespeichert und bei Bedarf an das Blut abgegeben.

Die Hypophyse ist dem **Yang Qiao Mai** zugeordnet und kann über den Einschaltpunkt Bl 62 harmonisiert werden.

Krankheiten der Hypophyse:

- Hypophysäres Cushing (Hyperadrenokortizismus). Zu hohe ACTH-Produktion mit der Folge, der Überproduktion von Kortisol aus den Nebennieren. Cushing-Symptome wie Hängebauch, Senkrücken, Heißhunger, Polydypsie, Haarausfall am Rücken, stumpfes, dünnes Fell, schwaches Immunsystem (häufige Infekte), Läufigkeitsstörung, Hodenathrophie.
- Hypophysenadenom, gutartiger Tumor, meist Ursache des hypophysären Cushing, mit unspezifischen Symptomen wie Polydipsie, Polyurie, Gewichtsabnahme, Müdigkeit, Kolik, Durchfall evtl. mit Blut, Erbrechen, Muskelschwäche (schnelle Erschöpfung).

Hormone der Schilddrüse

Die Hormone der Schilddrüse sind:

- Trijodthyronin (T3)
- Thyroxin (T4)

Beide sind für den Stoffwechsel zuständig, regulieren Wachstum und die Reifung des Körpers. Schilddrüsenhormone beeinflussen den Stoffwechsel, die Herzaktivität und den Blutdruck und greifen in folgende Prozesse ein:

- Energiestoffwechsel
- Kohlenhydratstoffwechsel
- Insulinproduktion
- Fett- und Eiweißstoffwechsel
- Gehirnaktivität
- Muskelstoffwechsel

Bei einer Schilddrüsenunterfunktion kommt es durch verminderte Glukoseaufnahme mit einer Insulinresistenz zu hohen Insulinspiegeln und bei gleichzeitig reduziertem Appetit zur Gefahr einer Unterzuckerung (Hypoglykämie).

Die Schilddrüse ist dem **Ren Mai** zugeordnet und kann über den Einschaltpunkt Lu 7 harmonisiert werden.

Krankheiten der Schilddrüse:

- Hypothyreose (Unterfunktion), oft Folge eine Thyreoiditis mit den Symptomen Gewichtszunahme, Abnahme der Leistungsfähigkeit, Lethargie, Depression und Kälteempfindlichkeit.
- Hyperthyreose, eher selten. Symptome sind Nervosität, Tachykardie, Polydipsie, Gewichtsverlust und Verhaltensveränderung (Hyperaktivität, Aggressivität, Ängstlichkeit).

Hormone der Nebenschilddrüse

Die vier Nebenschilddrüsen haben andere Aufgaben als die Schilddrüse. Sie sind für die Regulierung des Kalziumspiegels durch das Parathormon (PTH) zuständig. PTH hat mehrere Funktionen: Es bewirkt zusammen mit Vitamin D und Calcitonin die Mobilisierung von Kalzium und Phosphat aus den Knochen, steigert die Aufnahme von Kalzium im Darm und regelt die Phosphatausscheidung über die Nieren. Wenn der Kalziumspiegel sinkt, wird Parathormon ins Blut abgegeben und das Kalzium und Phosphor aus den Knochen freigesetzt.

Die Nebenschilddrüsen sind dem **Yin Qiao Mai** zugeordnet und können über den Einschaltpunkt Ni 6 harmonisiert werden.

Krankheiten der Nebenschilddrüsen:

- Hypoparathyreoidismus (Nebenschilddrüsenunterfunktion, primäre Form selten, Mangel an Parathormon) mit der Folge der Hypokalzämie und den Symptomen Muskelzittern, Unruhe, Ataxie und Tetanie.
- Hyperparathyreoidismus (Nebenschilddrüsenüberfunktion), Folge ist eine Hyperkalzämie mit den Symptomen Appetitlosigkeit, Gewichtsabnahme, Erbrechen, Verstopfung, Lethargie und Steifigkeit.

Thymusdrüse

Die Thymushormone Thymosin und Thymopoetin sind Hormone, die von den Epithelzellen des Thymus gebildet werden, sie stimulieren die Reifung der T-Lymphozyten, siehe Kapitel Allergie (S. 211).

Der Zusammenhang von Schilddrüse und Thymus ist noch nicht vollständig erforscht. Mithilfe der Methode von Sayers u. Mitarbeiter wurde versucht, den Einfluss der Wechselbeziehung zwischen Thymus und Schilddrüse auf die Nebennierenrinde zu ergründen.

Die Thymusdrüse ist dem **Ren Mai** zugeordnet und kann über den Einschaltpunkt Lu 7 harmonisiert werden.

Krankheiten der Thymusdrüse:

- Myasthenia gravis, eine neuromuskuläre Erkrankung, die zu einer extremen Schwäche bei Anstrengung führt.
- Thymom, Tumor des Thymus mit den Symptomen Atemnot und lang andauernder Husten, wenn der Tumor die Luftröhre einengt.

Hormone der Nebennieren

Im Nebennierenmark werden die Stresshormone Adrenalin und Noradrenalin gebildet:

- Adrenalin, das Stresshormon, versetzt den Körper in Alarmbereitschaft (siehe Kapitel Krankheitsursachen aus energetischer Sicht (S. 43)).
- Noradrenalin leitet Stresssignale zum Gehirn und regt die Bildung und Freisetzung von Adrenalin durch Aktivierung des Sympathikus an.

In der Nebennierenrinde werden Kortikosteroide gebildet, zu denen Mineralokortikoide, Glukokortikoide (vor allem Kortisol) und Androgene gehören:

- Aldosteron, das zu den Mineralokortikoiden zählt, beeinflusst den Wasserhaushalt über die Regulierung des Kalium-Natrium-Haushaltes.
- Kortisol, das zu den Glukokortikoiden zählt, ist ein entzündungshemmendes Hormon und ein Stresshormon, das Blutdruck und Blutzucker reguliert.
- Androgene sind die Hormone, die die Entwicklung der männlichen Geschlechtsmerkmale steuern.

Die Nebennieren sind dem **Yin Qiao Mai** zugeordnet und können über den Einschaltpunkt Ni 6 harmonisiert werden.

Erkrankungen der Nebennieren:

- Morbus Cushing (siehe Kapitel Endokrinologische Erkrankungen (S. 198))
- Morbus Addison, die Unterfunktion der Nebennieren, Kortisolmangel mit den unspezifischen Symptomen Appetitlosigkeit, Erbrechen, Durchfall, Kolik, Muskelzuckungen und Dehydration. Weitere Hinweise: Natrium ist erniedrigt, Kalium erhöht.

Hormone des Pankreas

Im endokrinen Pankreas werden gebildet:

- Insulin, blutzuckersenkend
- Glukagon, Antagonist des Insulins, blutzuckersteigernd, hält den Blutzuckerspiegel konstant

Das Pankreas ist, wie die Hypophyse, dem **Yang Qiao Mai** zugeordnet und kann über den Einschaltpunkt Bl 62 harmonisiert werden.

Krankheiten des Pankreas:

- Pankreatitis, verursacht durch zu fettes Futter, Medikamente, Bakterien, mit den unspezifischen Symptomen Fressunlust, Erbrechen, Mattigkeit, Kolik, Durchfall, evtl. Fieber.
- Pankreasinsuffizienz, mit einem Mangel an Verdauungsenzymen, was zu Verdauungsstörungen führt. Typische Symptome sind breiiger Durchfall, große Kotmenge, fettglänzend, gelblich unverdaute Futterbestandteile im Kot, Abmagerung trotz gesteigertem Futterbedarf, Blähungen.

Hormone der Gonaden

In den **Ovarien** (Eierstöcken) werden folgende Hormone gebildet:

- Östrogen, steuert den Zyklus und die Follikelreifung
- Gestagen, trächtigkeitserhaltend, sorgt für die Einnistung der Eizelle
- Progesteron, regt in der Trächtigkeit das Wachstum der Gebärmutterschleimhaut an, reguliert Trächtigkeit und Zyklus

Krankheiten der Ovarien:

- Ovarialzyste, Beginn symptomlos, evtl. Dauerläufigkeit, Scheidenausfluss
- Entzündung, Symptome sind Apathie, Fieber, Ausfluss aus der Scheide, berührungsempfindlich am Bauch

In den Testes (Hoden) werden folgende Hormone gebildet:

- Testosteron, regt die Samenentwicklung an, schützt Herz und Gefäße, beeinflusst den Knochen-, Fett-, und Zuckerstoffwechsel
- Östradiol, ein weibliches Sexualhormon sorgt zusammen mit Testosteron für die Entwicklung der männlichen Sexualfunktion, unterstützt die Spermienreifung
- Leydig-Zwischenzellen, sie regen die Produktion von Testosteron an

Krankheiten der Hoden:

- Hodenentzündung (Orchitis), akute, sehr schmerzhafte Erkrankung der Hoden und Nebenhoden, Symptome sind Sterilität, Schwellung, evtl. Fieber, breitbeiniger Gang
- Hodentumor, kann bös- oder gutartig sei, Symptome sind verhärtete Hoden

Bei Hyperöstrogenismus kommt es zu einer Überproduktion von Östrogen. Symptome sind Haarausfall, Schwellung der Scheide, Ausfluss, Mammatumore und bei Rüden Atrophie der Hoden und der Prostata, Verweiblichung sowie Vorhautschwellung.

Ovarien und Testes sind dem **Yin Wei Mai** zugeordnet und können über den Einschaltpunkt Pe 6 harmonisiert werden.

5.3 Die tendinomuskulären Meridiane (TMM)

Die oberste energetische Schicht bilden die tendinomuskulären Meridiane. In ihnen fließt die Abwehrenergie, das Wei-Qi. Die tendinomuskulären Meridiane beginnen immer an den Extremitäten und versorgen flächenhaft Muskeln, Faszien und Sehnen im Verlauf des Meridians mit Energie.

Ihre Hauptaufgaben sind:

- Verbesserung der Durchblutung
- Schmerzlinderung
- ernähren von Muskeln, Sehnen und Haut
- ermöglichen des Streckens und Beugens der Gelenke

Die TMM umfassen breite Areale im Gegensatz zu den schmalen Hauptmeridianen. Alle tendinomuskulären Meridiane fließen von den Extremitäten zum Kopf. Über die Anfangs- und Endpunkte sind sie mit dem Hauptmeridian verbunden.

Der Verlauf ist oberflächlich in der dermoepidermalen Schicht, im Verlauf der Muskelketten (▶ Abb. 5.25). Sie berühren weder Voll- noch Hohlorgane. Sie gehören zum Abwehr-Qi. Tendinomuskuläre Meridiane haben keine eigenen Punkte, sondern folgen in ihrem Verlauf den Hauptmeridianen. Sie beginnen am ersten antiken Punkt (Brunnen-Punkt) und enden am Vereinigungspunkt, dem Punkt, an dem jeweils 3 Yin- oder Yang-Meridiane innerhalb eines bestimmten Körperbereiches zusammenlaufen. Sie **folgen Muskel-**

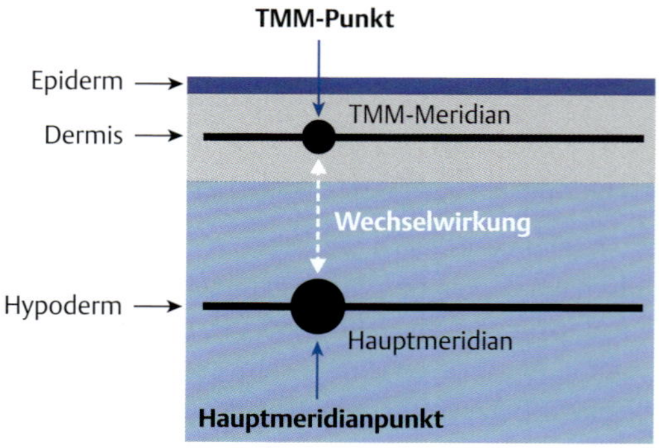

Abb. 5.25 Lokalisation der tendinomuskulären Meridiane (TMM) in der Haut.

ketten und bewegen die Knochen und die Gelenke, sind aber *nicht* für den Qi- und Blut-Transport zuständig. Sie stehen in Beziehung zur äußeren Abwehrschicht und dem Wei-Qi.

Wenn die TMM gestört sind, treten in den Gebieten, die sie durchlaufen, Symptome auf, die auch oft rein lokalen Charakter haben. Sie spielen auch eine wichtige Rolle bei der Behandlung der sogenannten äußeren Erkrankungen, also Erkrankungen, die durch bioklimatische Einflüsse entstehen. Durch ihren oberflächlichen Verlauf sind die TMM durch klimatische Einflüsse leicht irritierbar, was sich in rheumatischen Krankheiten äußern kann.

Störungen erkennt man an harten Stellen, Schwellungen, schmerzhaften und verspannten Muskeln sowie Triggerpunkten im Verlauf des TMM. Bi-Syndrome (siehe Kapitel Erkrankungen des Bewegungsapparates (S. 185)) sind eine Indikation für die tendinomuskulären Meridiane.

5.3.1 Wichtige Punkte der tendinomuskulären Meridiane

Einschnürungs- und Vereinigungspunkte sind wichtige Punkte der TMM:

- **Einschnürungspunkte** (Insertionspunkte): Punkte, in denen sich die Energie konzentriert. Sie befinden sich im Bereich von Gelenken und Muskelansätzen und versorgen das Gelenk mit Wei-Energie.
- **Vereinigungspunkte** (Fokuspunkte): Endpunkte des TMM, Punkte, an denen jeweils 3 Yin- oder Yang-Meridiane innerhalb eines bestimmten Körperbereiches zusammenlaufen:
  - Yang
    - Dü 18 Vereinigungspunkt TMM Bl, Gb, Ma
    - Gb 13 Vereinigungspunkt TMM Dü, 3E, Di
  - Yin
    - Gb 22 Vereinigungspunkt He, Pe, Lu
    - KG 3 Vereinigungspunkt TMM Le, Ni, MP

5.3.2 TMM Herz

▶ **Verlauf** Der TMM Herz beginnt am Endpunkt des Hauptmeridians, läuft gegen seine Flussrichtung flächig kranial der Hinterkante nach oben, wechselt in der Mitte des Unterarmes nach innen, tritt wie der TMM Pe (KS), aber nicht so breit über dem Ellbogen nach außen zum Vereinigungspunkt Gb 22 hinter dem Schulterblatt (▶ Abb. 5.26).

▶ **Insertionspunkte** He 3, 7

▶ **Indikationen**

- Schmerzpunkte im Verlauf
- Steife Bewegung der Vorderbeine

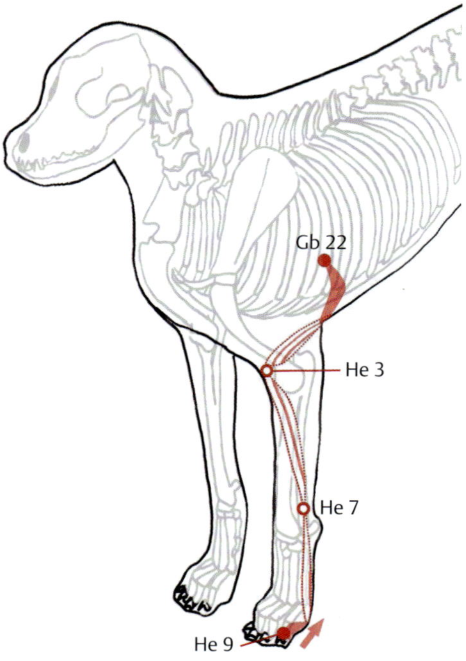

Abb. 5.26 TMM Herz.

5

5.3.3 TMM Dünndarm

► **Verlauf** Der Dünndarm-TMM beginnt bei Dü 1, geht lateral über das Karpalgelenk und den Ellbogen zur Schulter, überzieht flächig das Schulterblatt und einen Teil der Nackenplatte. Von dort zum zweiten und ersten Halswirbel, wo er sich zum Schläfenbein, zum Kiefergelenk und zum Unterkiefer verzweigt. Von dort läuft er zum Vereinigungspunkt Gb 13, 1 cun senkrecht über dem lateralen Augenwinkel (► Abb. 5.27).

► **Insertionspunkte** Dü 5, 8, 10, 16

► **Indikationen**
- Schmerzpunkte im Verlauf
- Bewegungseinschränkungen im Karpal- und/ oder Ellbogengelenk
- verkürzter Schritt, der durch den am Ellbogen ansetzenden M. triceps brachii verursacht wird
- Triggerpunkte am Kiefergelenk (Hinweis auf Kiefergelenkprobleme)
- verspannte Hals- und Nackenmuskeln

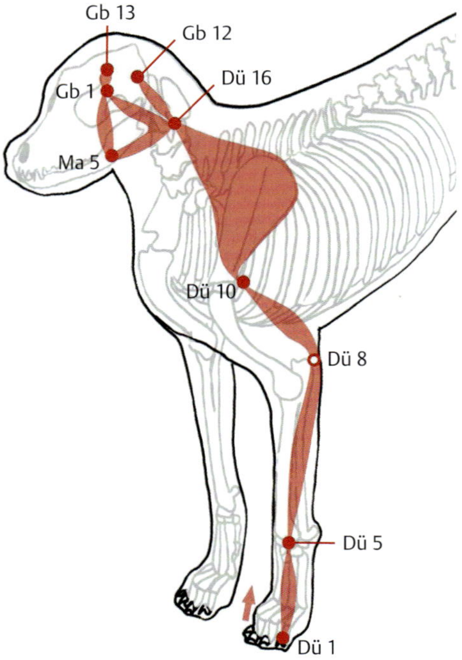

Abb. 5.27 TMM Dünndarm.

5.3.4 TMM Blase

► **Verlauf** Der TMM Blase beginnt am Endpunkt des Hauptmeridians, läuft gegen seine Flussrichtung nach oben bis zum Fersenbein, zur Achillessehne und verzweigt sich dort. Ein Zweig verläuft am Hinterrand des M. biceps femoris, ein Zweig zieht weiter kaudal am Vorderrand des M. semitendinosus nach oben zur Kruppe und neben der Wirbelsäule Richtung Kopf zum Vereinigungspunkt Dü 18 unter dem Jochbein. Am Widerrist gibt es Abzweigungen zur Schulter und über den 7. Halswirbel zum Unterkiefer, eine weitere vom Atlas zum Vereinigungspunkt Dü 18, eine Muskelvertiefung unterhalb des Kiefergelenks (► Abb. 5.28).

► **Insertionspunkte** Bl 10, 30, 39, 40, 57, 65, Gb 40

► **Indikationen**
- Schmerzpunkte im Verlauf, v. a. im langen Rückenmuskel
- mangelnder Schub aus dem Hinterbein
- unklare Lahmheit der Hinterbeine
- Probleme der Beugesehnen
- Nackensteifheit
- Kiefergelenkprobleme

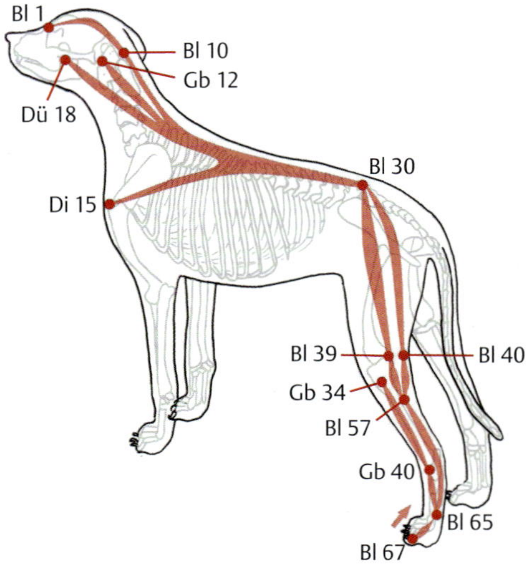

Abb. 5.28 TMM Blase.

5.3.5 TMM Niere

► **Verlauf** Der TMM Niere beginnt am Anfangspunkt des Hauptmeridians, folgt seiner Richtung und seinem Verlauf medial der Beugesehne zum Sprunggelenk, zur Innenseite des Knies und von dort über die Adduktoren zu dem Vereinigungspunkt KG 3 auf der Bauchmittellinie (► Abb. 5.29).

► **Insertionspunkte** Ni 3, 10, KG 2

► **Indikationen**

- Schmerzpunkte im Verlauf
- mangelnde Sprungkraft
- eingeschränkte Protraktion der Hinterbeine

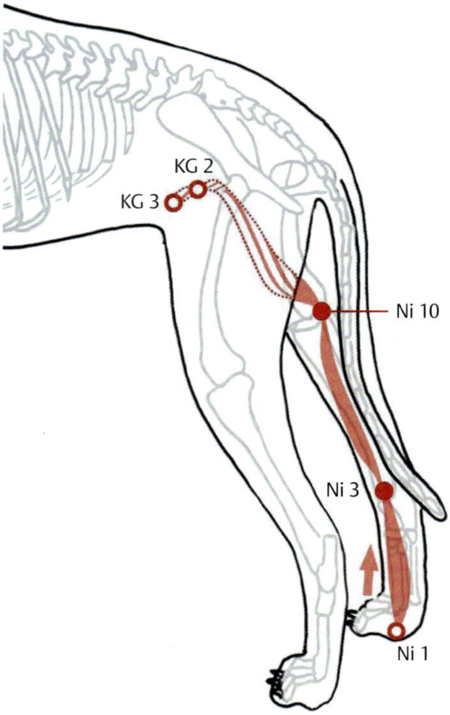

Abb. 5.29 TMM Niere.

5.3.6 TMM Perikard (Kreislauf-Sexualität)

► **Verlauf** Der TMM Perikard beginnt am Endpunkt des Hauptmeridians, läuft gegen seine Flussrichtung an der Rückseite des Vorderbeines nach oben, wechselt in der Mitte des Unterarmes nach innen und tritt oberhalb des Ellbogens nach außen, wo er breitflächig zum Vereinigungspunkt Gb 22 seitlich am Brustkorb im 5. ICR zieht (► Abb. 5.30).

► **Insertionspunkte** Pe (KS) 3, 7

► **Indikationen**

- Schmerzpunkte im Verlauf
- Schmerzpunkte in der Brustmuskulatur
- Erkrankungen der Beugesehne

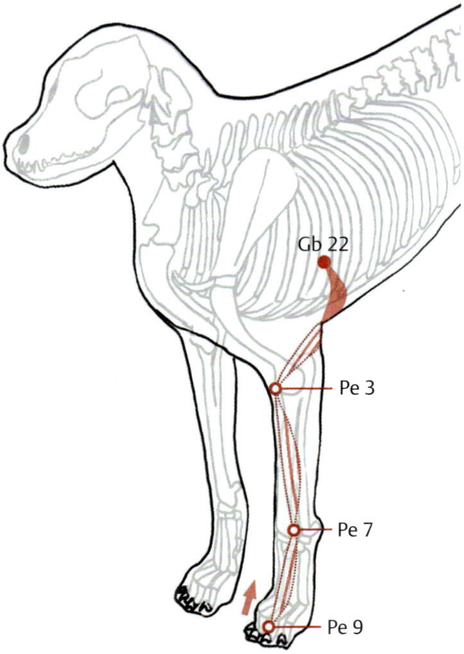

Abb. 5.30 TMM Perikard (Kreislauf-Sexualität).

5.3.7 TMM Dreifacher Erwärmer (3E)

► **Verlauf** Der TMM 3E beginnt am Anfangspunkt des Hauptmeridians, läuft flächig lateral entlang der Vorderkante des Vorderbeines, zum Ellbogen, zur Schulter, über Axis und Atlas zum Vereinigungspunkt Gb 13 unter dem Ohr, wo er zum Unterkiefer abzweigt (▶ Abb. 5.31).

► **Insertionspunkte** 3E 4, 10, Gb 1

► **Indikationen**

- Schmerzpunkte im Verlauf
- Atlas- und Axis-Blockierung
- Probleme beim Drehen und Wenden des Halses
- Ohrenerkrankung, wenn sie durch Wind und Kälte verursacht ist

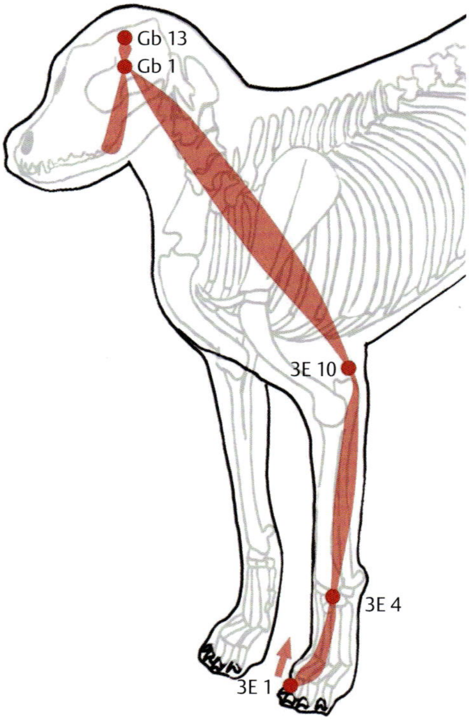

Abb. 5.31 TMM Dreifacher Erwärmer.

5.3.8 TMM Gallenblase

► **Verlauf** Der TMM Gallenblase beginnt am Endpunkt des Hauptmeridians, läuft gegen seine Flussrichtung an der Außenseite über Fessel-, Knie- und Hüftgelenk zur Kruppe. Nach der Abzweigung zieht er in zwei Bahnen zur Schulter, wo eine Abzweigung zum Vereinigungspunkt Dü 18 zieht. Weitere Abzweigungen gibt es in Höhe Hüfthöcker zum Sakrum, zur Vorderseite des Knies sowie vom Atlas zum GG 20 zwischen den Ohren und zum Vereinigungspunkt Dü 18 unter dem Kiefergelenk (▶ Abb. 5.32).

► **Insertionspunkte** Gb 1, 12, 30, 34, 40, Ma 12

► **Indikationen**

- Schmerzpunkte im Verlauf
- Knieprobleme
- ISG-Blockierung
- Beckenprobleme
- Kiefergelenkblockierung

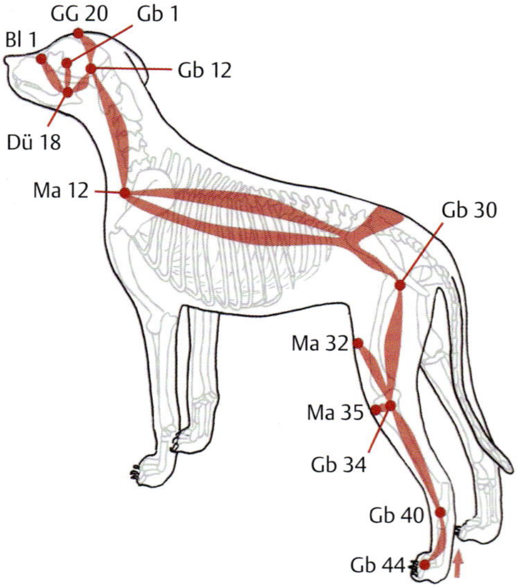

Abb. 5.32 TMM Gallenblase.

5.3.9 TMM Leber

► **Verlauf** Der TMM Leber beginnt am Anfangspunkt des Hauptmeridians, läuft flächig medial der Vorderkante und folgt seinem Verlauf und seiner Richtung nach oben zum Sprunggelenk, zur Innenseite des Knies, und von dort in der Leiste zu den Fokuspunkten KG 2 und 3 auf der ventralen Mittellinie (► Abb. 5.33).

► **Insertionspunkte** Le 4, 8, KG 2

► **Indikationen**

- Schmerzpunkte im Verlauf
- eingeschränkte Protraktion der Hinterbeine
- Sehnen- und Bänderschwäche

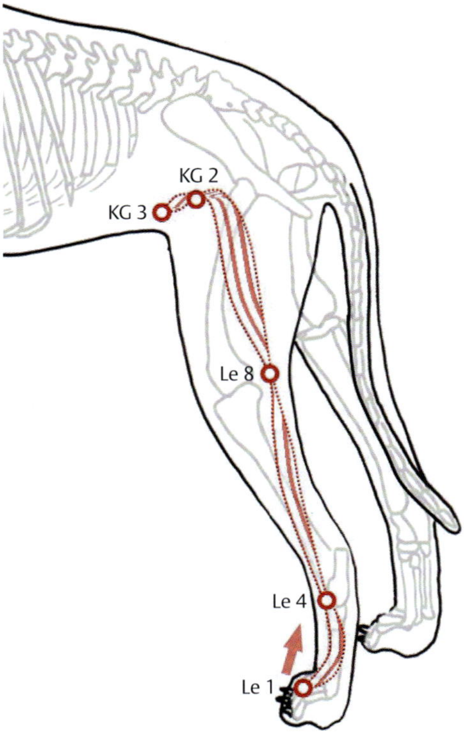

Abb. 5.33 TMM Leber.

5.3.10 TMM Lunge

► **Verlauf** Der TMM Lunge beginnt am Endpunkt des Hauptmeridians, läuft entgegen seiner Flussrichtung innen flächig über Fessel- und Karpalgelenk zum Fokuspunkt Gb 22. Bei Lu 5 wechselt er zur Schulter der anderen Seite und zum Vereinigungspunkt Gb 22 kaudal des Schulterblattes (► Abb. 5.34).

► **Insertionspunkte** Lu 5, 9, Ma 12

► **Indikationen**

- Schmerzpunkte im Verlauf
- Schulterlahmheit
- Atemprobleme bei Belastung

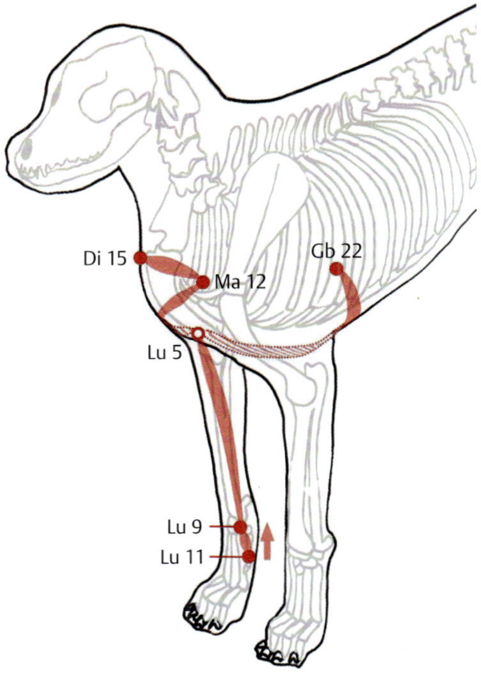

Abb. 5.34 TMM Lunge.

5

5.3.11 TMM Dickdarm

► **Verlauf** Der TMM Dickdarm beginnt am Anfangspunkt des Hauptmeridians, folgt seinem Verlauf und seiner Richtung an der Innenseite des Vorderbeines bis zur Mitte des Unterarmes, wo er wie der Hauptmeridian nach außen wechselt und zum Ellbogen und zur Schulter läuft, von wo eine Abzweigung das Schulterblatt flächig überzieht. Wie der Hauptmeridian zieht er oberhalb der Drosselrinne zum Unterkiefer. Dort gibt es eine Abzweigung zum Vereinigungspunkt Gb 13, 1 cun über dem lateralen Augenwinkel (► Abb. 5.35).

► **Insertionspunkte** Di 5, 11, 15, 18

► **Indikationen**

- Schmerzpunkte im Verlauf
- Schulterprobleme
- Kieferprobleme
- eingeschränkte Bewegung der Vorderbeine

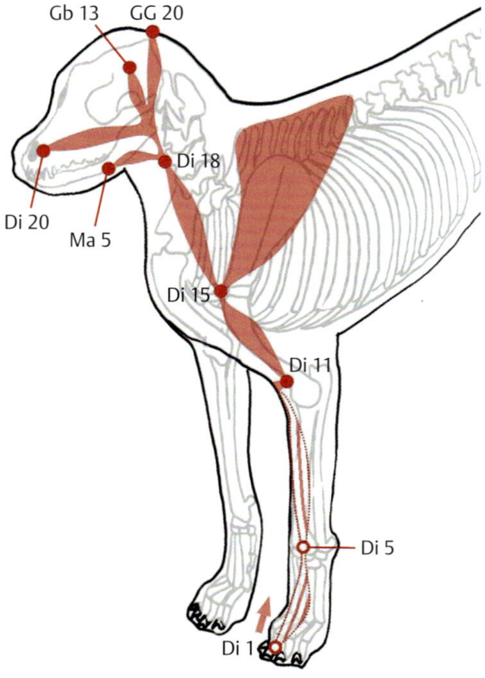

Abb. 5.35 TMM Dickdarm.

5.3.12 TMM Magen

► **Verlauf** Der TMM Magen beginnt am Endpunkt des Hauptmeridians, lateral neben der Vorderkante des Hinterbeines, er läuft entgegen seiner Flussrichtung zum Knie, wo er sich zum Hüftgelenk und zum Rücken bis ca. Th 9 verzweigt. Der weitere Verlauf ab Knie folgt entgegen der Flussrichtung dem Hauptmeridian 1 cun neben der Mammilarlinie, über die Drosselrinne, Unterkiefer und zum Vereinigungspunkt Dü 18 unter dem Kiefergelenk (► Abb. 5.36).

► **Insertionspunkte** Ma 5, 9, 12, 35, 41, Gb 30, KG 2, 3

► **Indikationen**

- Schmerzpunkte im Verlauf
- eingeschränkte Protraktion der Hinterbeine
- Knie- und Hüftgelenkprobleme

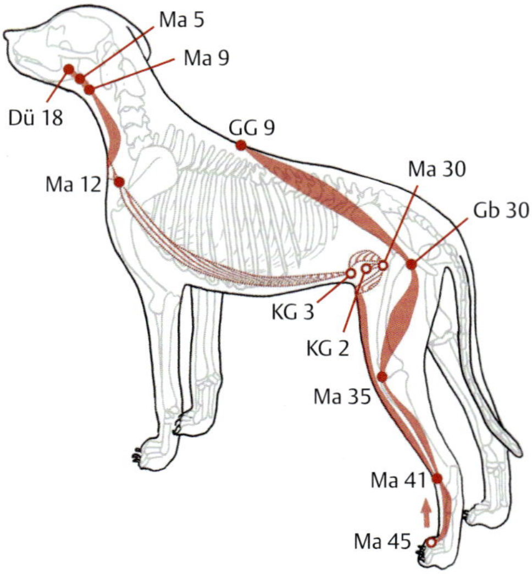

Abb. 5.36 TMM Magen.

5.3.13 TMM Milz-Pankreas

▶ **Verlauf** Der TMM Milz-Pankreas beginnt am Anfangspunktpunkt des Hauptmeridians, verläuft flächig über die mediale Mitte über Knie, Adduktoren Röhrbein, Schienbein und über die Adduktoren zum Fokuspunkt KG 3 auf der ventralen Mittellinie (auf der Symphyse). Vereinigungspunkt KG 3 am Nabel (▶ Abb. 5.37).

▶ **Insertionspunkte** MP 5, 9, 12, KG 2

▶ **Indikationen**

- Schmerzpunkte im Verlauf, besonders in den Adduktoren
- mangelnde Adduktion der Hinterbeine

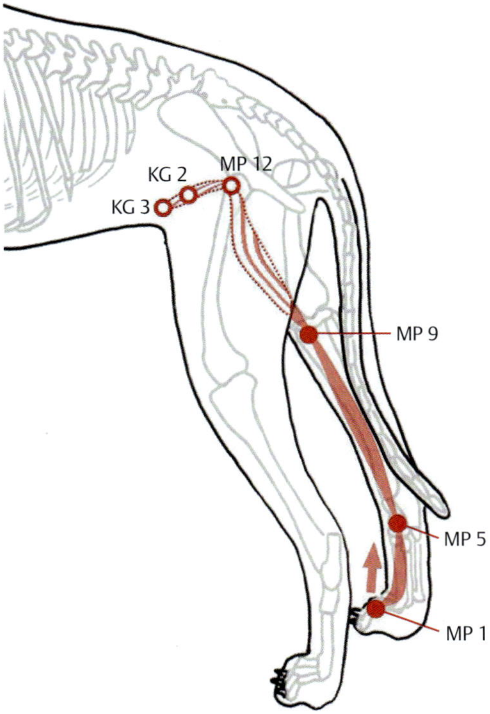

Abb. 5.37 TMM Milz-Pankreas.

5.3.14 Behandlung mit den tendinomuskulären Meridianen

Ergänzend zur Meridianmassage oder Akupressur können die tendinomuskulären Meridiane zum Einsatz kommen, vor allem wenn Probleme im Bewegungsapparat durch Meridiane und Punkte nicht zufriedenstellend behoben werden konnten, wenn also noch Schmerzpunkte vorhanden sind.

Es gibt mehrere Konzepte der TMM-Behandlung:

- Man sucht den Ort und Verlauf der Beschwerden und prüft, welcher tendinomuskuläre Meridian (TMM) darüber verläuft.
- Akupressur der Vereinigungspunkte
- Akupressur der Ashi-Punkte
- oberflächliche Streichungen
- 3-Punkte-Konzept: Vereinigungspunkt, Ashi-Punkte und Tonisierungspunkt des Hauptmeridians
- Bei Gelenkproblemen werden zusätzlich die Insertionspunkte mit Laser, Akupunktur oder Akupressur behandelt. Die Insertionspunkte leiten pathogene Faktoren ab und stärken das Abwehr-Qi (siehe Kapitel 2.2 Formen des Qi).

5

6 Die 5 Elemente (Wandlungsphasen)

Außer dem Energiefluss in den Meridianen ist die Theorie der 5 Elemente oder Wandlungsphasen eine weitere Grundlage der traditionellen chinesischen Medizin. Die Elemente Holz, Feuer, Erde, Metall und Wasser verkörpern die Wandlungsphasen im Leben und im Universum. Sie sind Symbol für zeitliche Abläufe, für Werden, Wandlung und Vergehen.

6.1 Zuordnung der Elemente

Zu jedem Element gehört ein Yin- und ein Yang-Meridian. Ausnahme ist das Feuer-Element, dem 2 Yin- und 2 Yang-Organe zugeordnet sind (▶ Abb. 6.1):

- Holz-Element: Leber und Gallenblase
- Feuer-Element: Herz, Dünndarm, 3E und Perikard
- Erde-Element: Milz und Magen
- Metall-Element: Lunge und Dickdarm
- Wasser-Element: Niere und Blase

Jedem Element sind ein Organ, ein Sinnesorgan, ein Klimafaktor, eine Jahreszeit, eine Farbe und eine Emotion zugeordnet (▶ Tab. 6.1). Es handelt sich dabei um alle mit dem Organ in Verbindung stehenden Funktionen, auch Funktionskreis genannt. Jedem Element sind bestimmte Krankheitsmuster zugeordnet. Anhand dieser Zuordnungen kann eine Diagnose erstellt werden.

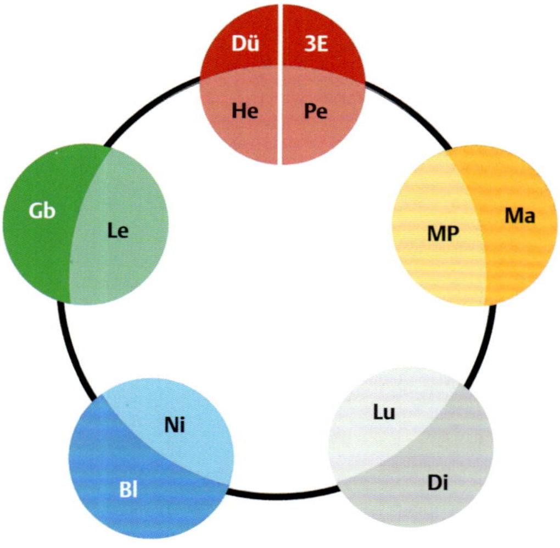

Abb. 6.1 Die 5 chinesischen Elemente.

Die TCM misst den einzelnen Symptomen weniger Bedeutung als die westliche Medizin bei. Für die TCM ist der Beginn der Krankheit, die zugrunde liegende Emotion und der Verlauf der Krankheit wichtig.

6.1.1 Element Holz

Das Element Holz ist dem Frühling zugeordnet, dem Wachstum und Bewegung. Seine Organe sind die Leber und die Gallenblase. Holz-Symptome beginnen plötzlich, oft im Frühling, sind einseitig, typisch sind Verkrampfungen und Zittern. Bei Schwäche im Holz reagiert das Lebewesen empfindlich auf Wetterwechsel, besonders auf Wind. Ein Hauptsymptom der Leber ist die Müdigkeit – der Schmerz der Leber ist die Müdigkeit.

Die **Struktur** sind die Sehnen, Knorpel und Muskeln, weshalb es bei Schwäche im Holz zu Sehnenproblemen und zu Gelenkproblemen kommt, die durch Muskeln und Sehnen verursacht sind, vor allem Rheuma und Arthrose sind Holz-Krankheiten.

Die zugeordneten **Sinnesorgane** sind die Augen. Wind-Symptome wie tränende Augen, trockene Augen und Augenentzündungen gehören ebenfalls zum Holz.

Die **Emotionen** des Holz-Elementes sind Wut und Zorn. Schwäche im Holz zeigt sich durch Aggression, schnelle Frustration und Reizbarkeit. Der Holz-Typ ist zwar ehrgeizig und zielstrebig, kann aber sehr dominant sein.

Krankheiten und **Symptome** des Holz-Elementes:

- Beginn oder Verschlimmerung im Frühling, bei Wind
- Verkrampfungen
- plötzlicher Beginn
- einseitige Symptome
- Augenkrankheiten
- Hüft- und Kniebeschwerden
- empfindliche Reaktion auf Wind und Wetter
- Müdigkeit
- Hyperaktivität
- Aggressivität
- Sehnenprobleme

Tab. 6.1 Die 5-Elemente und ihre Zuordnungen.

Element	Holz	Feuer	Erde	Metall	Wasser
Organ	Leber, Galle	Herz, Perikard, Dünndarm, Dreifacher Erwärmer	Milz, Magen	Lunge, Dickdarm	Niere, Blase
Meridian und Bewegungsapparat	• Galle ◦ Hinterbein-Tätigkeit ◦ Abduktion der Hinterbeine ◦ seitliche Körperbiegung	• Dünndarm ◦ Schultererkrankungen ◦ Ischialgie ◦ Nackensteife ◦ Rückseite der Vorderbeine • Herz ◦ Protraktion der Vorderbeine • Perikard ◦ freie Rippen ◦ freier Hals ◦ Schulter • Dreifacher Erwärmer ◦ seitliche Balance ◦ Schulterbewegung	• Milz ◦ seitliche Biegung ◦ Elastizität des Rückens ◦ Rippenmuskulatur • Magen ◦ Knie ◦ Protraktion der Hinterbeine	• Lunge ◦ Schulterbewegung ◦ Taktsicherheit ◦ Geraderichten der Vorderbeine • Dickdarm ◦ Kopfhaltung ◦ Protraktion der Vorderbeine	• Blase ◦ Alle Probleme der Außenseite der Hinterbeine ◦ Rückentätigkeit ◦ Halswirbelsäule • Niere ◦ Innenseite der Hinterbeine ◦ Statik der Hinterbeine
Sinnesorgan	Auge	Zunge	Mund	Nase	Ohr
Struktur	Sehnen	Gefäße	Muskeln	Haut	Knochen
Klima	Wind	Hitze	Feuchtigkeit	Trockenheit	Kälte
Jahreszeit	Frühling	Sommer	Spätsommer	Herbst	Winter

Tab. 6.1 Fortsetzung

Element	Holz	Feuer	Erde	Metall	Wasser
Körperliche Symptome	Krankheiten mit blitzartigen, plötzlichen, wechselnden Schmerzen. Wind-Symptome (Schwindel, Zittern, Rheuma), Verschlimmerung der Symptome im Frühling • Leber: stumpfes Fell, Haarausfall • Galle: schleimlösende Wirkung	• Herz, Perikard: Herz- und Kreislauferkrankungen, Durchblutungsstörungen • Dünndarm: Verdauungsprobleme, Durchfall, Koliken • 3E: Hormonstörungen, Schilddrüsenerkrankungen, Wärmeregulation	bleiche, schlecht durchblutete Haut, schwerfälliger Bewegungsablauf, bleischwere Glieder, Kraftlosigkeit • Magen: Verdauungsbeschwerden, Ödeme, Varizen, Hypotonie • Milz: Zuckerstoffwechsel, Allergie, Durchfall	trockene Schleimhäute, Haut, Nase und Haare, allergische Hautprobleme, Sinusitis, zäher Speichel, Erschöpfung • Dickdarm: Verstopfung, Durchfall • Lunge: Husten, Asthma, Glanz und Fülle der Haare	Krankheiten ausgelöst durch Kälte, Gelenkbeschwerden, Lumbalgie, Ischialgie, Probleme im Urogenitaltrakt • Blase: Blasenprobleme, Probleme der Geschlechtsorgane • Niere: Nierenkrankheiten, brüchige Krallen
Farbe	Grün	Rot	Gelb	Weiß	Blau (Schwarz)
Emotion	Zorn, Ärger	Freude, Hass	Harmonie, Vernunft	Trauer, Kummer	Angst, Mut
Seelisch-geistige Symptome, Charakter	energisch, zielstrebig, selbstbewusst, realistisch, aber auch aufbrausend, jähzornig	leistungs- und erfolgsorientiert, Bewegung liebend, aber auch unruhig, hektisch	standfest, sicherheitsorientiert, phlegmatisch, schwerfällig, schwermütig	sensibel, verschlossen, verzweifelt	anpassungsfähig, flexibel, aber schnell irritierbar, gehemmt, unsicher, verkrampft, Neigung zu Ängsten

6.1.2 Element Feuer

Das Element Feuer ist dem Sommer zugeordnet, der Zeit der Wärme und Reife. Im Gegensatz zu den anderen Elementen gehören zum Feuer 4 Organe und Funktionskreise. Seine Organe sind der Dünndarm und das Herz, genauer gesagt, die Herz-Emotionen. Die Funktion des Herzens als Pumpe mit der Funktion der Blutverteilung ist dem Perikard-Meridian zugeordnet, zu dem auch die Sexualität zählt. Der Dreifache Erwärmer ist zwar kein Organ, aber ein Funktionskreis mit den Aufgaben der Wärmeregulation, der Immunregulation und der hormonellen Regulation.

Feuer-Symptome sind Hitze-Symptome. Beginn und Verschlimmerung der Probleme finden im Sommer statt. Bei Schwäche im Feuer-Element wird Hitze nicht vertragen. Der Hund sucht stets kühle Plätze. Kreislaufstörungen, Herzrhythmusstörungen und Unfruchtbarkeit ergeben sich aus der Zuordnung Perikard (Kreislauf, Sexualität), Verdauungsstörungen und Darmkrankheiten erklärt der Dünndarm-Meridian.

Die **Struktur** des Feuer-Elementes sind die Blutgefäße, weshalb es bei einer Schwäche zu Durchblutungsstörungen wie Thrombosen oder z. B. zerebral in Form eines Vestibularsyndroms, zu kalten Extremitäten oder zu blassen Schleimhäuten kommen kann.

Das **Sinnesorgan** des Feuer-Elementes ist die Zunge. Bei Schwäche im Feuer kann die Speicheldrüse geschwollen sein. Andererseits ist eine dunkelrote Zunge Hinweis auf Fieber oder Überhitzung, eine bläulich violette Zunge kann Hinweis auf eine Herzerkrankung sein.

Die **Emotionen** des Feuer-Elementes sind übermäßige Freude (Hysterie), Hektik. Der Feuer-Typ ist ständig in Bewegung, ist verspielt, neigt bei Schwäche im Feuer zu Hyperaktivität.

Krankheiten und **Symptome** des Feuer-Elementes:

- Beginn oder Verschlimmerung im Sommer
- vegetative Symptome (Schwitzen, heißer Kopf, kalte Glieder)
- Unfruchtbarkeit
- Schlafstörungen
- Kreislaufstörungen
- Herzrhythmusstörungen
- Immunstörungen (3E)
- Verdauungsstörungen (Dü)
- Venenschwäche
- im Sommer Verschlimmerung
- Hektik, Rastlosigkeit

6.1.3 Element Erde

Das Element Erde ist dem Spätsommer zugeordnet – nicht mehr Sommer, aber noch nicht Herbst. Es ist die Zeit des Übergangs. Das Klima ist die Feuchtigkeit.

Erde-Symptome entwickeln sich langsam. Beginn oder Verschlimmerung erfolgt im Spätsommer. Typisch sind Stauungssymptome wie Ödeme, Schleimbildung, Lymphknotenschwellungen.

Feuchtes Klima wird schlecht vertragen und ist oft Grund für rheumatische Erkrankungen. Typisch sind Stausymptome wie vermehrter Schleim und Ödeme, z. B. angelaufene Beine.

Die Erde-Organe sind der Magen und die Milz. Ein schwaches Erde-Element zeigt sich in Stoffwechselstörungen, da bei einer Energieflussstörung im Erde-Element auch der Zucker- und der Fettstoffwechsel gestört sind. Erde-Krankheiten sind Diabetes, Morbus Cushing, Metabolisches Syndrom, Fibromyalgie, Pankreasinsuffizienz, Verdauungsprobleme z. B. Blähungen. Typisch ist ein voluminöser, breiiger, gelblicher Kot.

Die **Strukturen** sind das Bindegewebe einschließlich der Faszien und der Muskelfasern. Die Strukturen erklären die Störungen im Bewegungsapparat wie Fibromyalgie, Faszienverklebungen, labile Gelenke und Uterusprolaps der Hündin, wenn das Bindegewebe im Inneren des Körpers beteiligt ist.

Das **Sinnesorgan** der Erde ist der Mund.

Die **Emotionen** des Erde-Elementes sind Grübeln, Bedürfnis nach Harmonie, Sicherheit, Schutz.

Krankheiten und **Symptome** des Erde-Elements:

- Beginn oder Verschlimmerung im Spätsommer
- Magengeschwür
- Pankreasinsuffizienz
- Bindegewebsschwäche
- Fibromyalgie
- Muskelschwäche
- Diabetes
- Metabolisches Syndrom
- Ödeme
- zäher Schleim
- Blähungen
- breiiger, voluminöser Kot

6.1.4 Element Metall

Das Element Metall ist dem Herbst zugeordnet, der Reife und des Rückzugs. Die Säfte der Pflanzen ziehen sich zurück. Die Natur ist trocken. Trockenheit ist auch das Klima des Erd-Elementes. Seine Organe sind die Ausscheidungsorgane Lunge und Dickdarm. Das Prinzip ist Loslassen von allem, was nicht mehr benötigt wird. Typisch sind die Trockenheitssymptome trockener, harter Kot, trockene Haut und Schleimhäute, trockener Husten, Verstopfung. Die trockene Haut und die Schleimhäute lassen Erreger passieren (Abwehr-Qi). Das schwache Metall zeigt sich in Infekten der Atemwege, in Allergien und Hautkrankheiten.

Krankheiten und **Symptome** des Metall-Elementes:

- Beginn und Verschlimmerung im Herbst
- Erkrankungen des Respirations- und Darmtraktes
- Allergien
- Hautkrankheiten
- trockene Haut/Schleimhäute
- Nebenhöhlenprobleme
- Verstopfung

6.1.5 Element Wasser

Das Element Wasser ist dem Winter zugeordnet, der Kälte, es ist die Zeit des Stillstandes. Die Organe des Wasser-Elementes sind Niere und Blase. Kälte schwächt Niere und Blase und führt zu Krankheiten der beiden Organe. Die Symptome sind Beginn oder Verschlimmerung im Winter. Nierenschwäche und Blasenentzündung, die Hunde urinieren extrem häufig kleine Mengen, was oft mit markieren verwechselt wird. Winseln oder Jaulen zeigen starke Schmerzen beim Wasser lassen.

Die **Strukturen** des Wasser-Elementes sind die Knochen und Zähne. Symptome sind Knochenprobleme z. B. Osteochondrose oder Spondylose. Steife Bewegung, Lahmheit bei Kälte, Karies sind Wasser-Symptome.

Die **Sinnesorgane** sind die Ohren. Die Schwäche im Wasser-Element zeigt sich häufig als Ohrenkrankheiten, z. B. Otitis media. Auch Pilzbefall im Ohr deutet auf eine Energieflussstörung im Wasser hin.

Die **Emotionen** des Wasser-Elementes sind Angst und Furcht. Der Wasser-Typ ist vorsichtig und ängstlich. Er versteckt sich gerne hinter Frauchen

Krankheiten und **Symptome** des Wasser-Elementes:

- Beginn oder Verschlimmerung im Winter, bei Kälte
- Blasen- und Nierenbeschwerden
- Polyurie, Dysurie
- Wirbelsäulenprobleme
- Lahmheit, steife Bewegung bei Kälte
- Osteochondrose
- Ohrenprobleme
- Karies

6.1.6 Die Elemente und ihre Konstitutionstypen

► **Holz** Tiere vom Konstitutionstyp Holz sind oft sehr lebendige, dynamische Individuen, die auch zornig werden können. Sie sind ehrgeizig und übernehmen gerne die Führung. Breite Schulter, eckig.

► **Erde** Tiere vom Konstitutionstyp Erde sind häufig gemütliche, fast träge Tiere, die zu Gewichtsproblemen neigen. Sie wollen allen alles recht machen, schlichten, wenn es Streit in der Gruppe gibt. Sie wollen Harmonie. Sie brauchen Sicherheit und wollen beschützt werden. Der Körper ist rundlich. Vorliebe für Süß und Butter.

► **Feuer** Tiere vom Konstitutionstyp Feuer sind temperamentvoll, extrovertiert, verspielt, oft sehr hektisch, neigen zu überschäumendem Temperament. Der Körper ist feingliedrig und schlank.

► **Metall** Tiere vom Konstitutionstyp Metall sind ruhig und eher Einzelgänger. Große Gruppen bereiten Stress. Sie machen nicht selten einen bekümmerten, traurigen Eindruck. Der Körperbau ist eher klein und knochig.

► **Wasser** Tiere vom Konstitutionstyp Wasser sind sehr vorsichtig, oft ängstlich. Diese Tiere sind oft kälteempfindlich, kräftiger, muskulöser Körperbau.

> ✔ **Wichtiger Hinweis**
> Indem wir das Element stärken, können die positiven Aspekte wieder hervortreten.

6.2 Die Zyklen der 5 Elemente

Im Kreislauf der 5 Elemente gibt es zwei Zyklen, einen nährenden (Ernährungszyklus oder Shen-Zyklus) und den kontrollierenden Zyklus (Kontrollzyklus).

Der Ernährungszyklus nährt jeweils das nächste Organ mit Energie. Im Kontrollzyklus sorgt ein Element dafür, dass das nachfolgende nicht zu stark wird und dass Funktionen, die zwar notwendig sind, aber bei einem Zuviel das Gleichgewicht stören würden, gebremst werden.

6.2.1 Der Ernährungszyklus

Der Ernährungszyklus (Bildungszyklus) wird auch **Mutter-Sohn-Regel** genannt. Die Mutter gibt die Energie an den Sohn weiter: Der Ernährungszyklus nährt jeweils das nächste Organ mit Energie (▸ Tab. 6.2).

Der Zyklus beginnt mit Holz, dem Element des Wachstums und der aufstrebenden Kraft (▸ Abb. 6.2). Es bekommt seine „Nahrung" von seiner Mutter, dem Wasser. Bei einer Schwäche des Wassers kann der Sohn, die Leber, ihre vielfältigen Aufgaben wie z. B. die Entgiftung, Hormon- und Vitaminproduktion nicht erfüllen. Die Schwäche des Holzes wiederum führt dazu, dass der Sohn des Holzes, das Feuer, nicht genügend Energie bekommen. Der Herzbeutel kann seine Schutzfunktion für das Herz, der Kreislauf die Blut- und Sauerstoffverteilung im Körper nicht erfüllen. Auch der Dünndarm ist zu schwach für seine Aufgaben bei der Verdauung, der Weitergabe wichtiger Stoffe an das Blut. Schließlich wird auch der Dreifache Erwärmer seiner Aufgabe der Wärmeregulation und der Säfteverteilung in seinen 3 Bereichen nicht gerecht. Das Feuer gibt seine Energie an den Sohn die Erde weiter. Ist es zu schwach, erfüllt der Magen seine Aufgabe der Verdauung und die Milz

Tab. 6.2 Funktion der Elemente im Ernährungszyklus.

Element	Funktion
Holz	Nährt das Feuer (lässt Feuer brennen).
Feuer (Asche)	Nährt die Erde, indem es die Erde mit Nährstoffen anreichert.
Erde	Nährt Metall, indem sie Erze hervorbringt.
Metall	Nährt das Wasser, indem es das Wasser (Spurenelemente) belebt.
Wasser	Nährt das Holz, indem es Holz (Pflanzen) wachsen lässt.

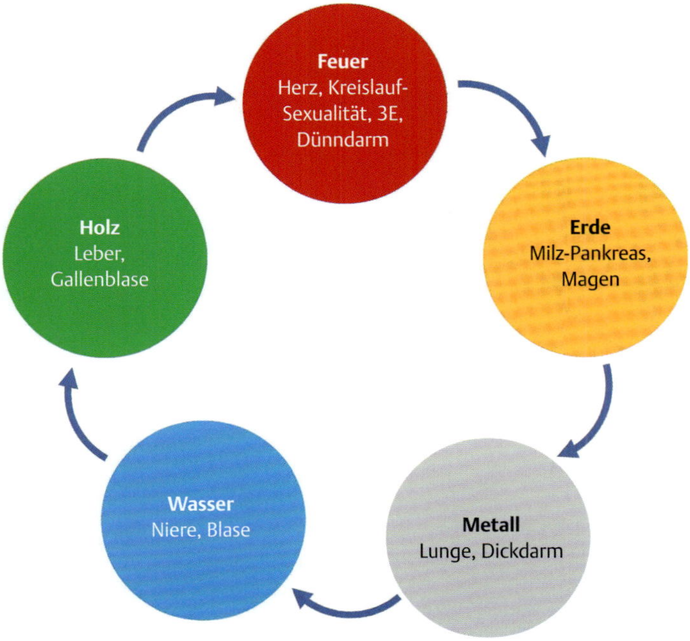

Abb. 6.2 Der Ernährungszyklus.

ihren Aufgaben als Immunorgan und der Blutreinigung nicht in ausreichendem Maße. Die Erde ist die Mutter des Metall-Elementes. Wird ihr Sohn nicht genügend ernährt, erfüllt die Lunge ihre Aufgabe der Sauerstoffabgabe an das Blut und der Ausatmung von Kohlendioxid nicht. Der Dickdarm ist zu schwach für die Eindickung des Darminhaltes und das Entleeren, das Loslassen. Das Metall ist die Mutter des Wassers und nährt Niere und Blase. Das schwache Metall ernährt Wasser nicht in ausreichendem Maße, sodass die Nieren ihrer Aufgaben der Entgiftung und der Regelung des Wasserhaushaltes nicht nachkommen können. Der Kreis schließt sich.

6.2.2 Der Kontrollzyklus

Im Kontrollzyklus bewacht ein Element das Übernächste (▶ Abb. 6.3). Es sorgt dafür, dass es nicht zu stark wird. Es kontrolliert die Funktionen der Organe, sodass sie nicht unkontrolliert arbeiten. Das Metall-Element ist wichtig für die Kontrolle des Holzes, damit es nicht zu stark werden kann. Und schließlich trägt das Herzelement dazu bei, das Holz im Gleichgewicht zu halten.

Der Kontrollzyklus wird auch **Großmutter-Enkel-Regel** genannt. Die Großmutter bewacht (kontrolliert) den Enkel. Bei zu starker Kontrolle verkümmert der Enkel. Ist der Enkel zu stark, unterdrückt er die Großmutter, der sog. Auflehnungs-Zyklus.

Im Kontrollzyklus sorgt ein Element dafür, dass das nachfolgende nicht zu stark wird, dass Funktionen, die zwar nötig sind, aber bei einem Zuviel das Gleichgewicht stören würden, gebremst werden. Die Kontrolle betrifft nicht nur die Elemente. Der Vorgang kann auch physiologisch erklärt werden. Auch physiologische Abläufe funktionieren nach dem Prinzip Anregung und Anhalten (kontrollieren).

▶ **Die Kontrolle am Beispiel Allergie** Kontakt mit einem körperfremden, aber harmlosen Stoff: Das Immunsystem reagiert, Antikörper werden gebildet. Ohne Kontrolle der Immunreaktion reagiert das Immunsystem weiter: die Folge ist eine Allergie.

▶ **Die Kontrolle am Beispiel Verdauung** Nahrung gelangt in den Magen, das führt zur Sekretion von Verdauungssäften. Ohne Stopp der Sekretion, also ohne Kontrolle, werden die Verdauungssäfte weiter gebildet und verletzen die Magenschleimhaut. Die Folge ist eine Gastritis.

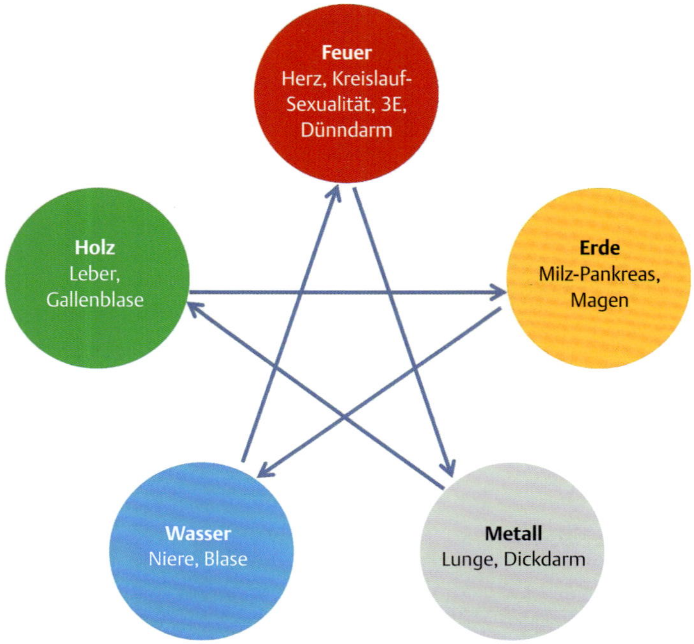

Abb. 6.3 Der Kontrollzyklus.

▶ **Beispiel eines Krankheitsbildes mit vielen Symptomen** Patient mit Schmerzen im Oberbauch und Rippenbereich, Muskelschmerzen, Verdauungsprobleme, depressive Stimmung und Rückenschmerzen, die über das Gesäß in das Bein ziehen. Der Patient, ein Suchhund, hat großen Ärger im „Beruf" (weil er zu wenig eigenständig arbeiten kann/darf).

Die medizinischen Diagnosen würden lauten: Interkostalneuralgie, Ischialgie, Fibromyalgie, Depression.

Der TCM-Arzt würde so diagnostizieren: Stagnation des Leber-Qi. Ärger und Zorn schwächen das Element Holz. Bei Schwäche im Holz bekommt Feuer zu wenig Energie sowie die Symptome eines energetisch nicht richtig funktionierenden Dünndarms. Außerdem kann Holz die Erde – den Enkel – nicht kontrollieren, Symptom sind die Muskelschmerzen. Die Folge ist, dass der Sohn der Erde – das Element Metall – zu wenig Energie bekommt. Die Depressionen sind Symptome eines aus dem Gleichgewicht geratenen Elementes Metall.

✔ Wichtiger Hinweis

Gesundheit ist der freie Energiefluss in den Meridianen, den Elementen und die Harmonie zwischen Yin und Yang.

6.3 Die energetische Mitte

In der Lehre der 5 Elemente entspricht die Mitte dem Element Erde (▶ Abb. 6.4). Das dazugehörige Organpaar ist die Milz und der Magen. Ihre energetische Aufgabe ist das Zusammenhalten und Nähren aller Organe. Im Rad der Elemente bilden sie die Achse. Ihre Energie strahlt jeweils in die Übergänge der Jahreszeiten, d. h. sie verbindet die Wandlungsphasen.

Ist die Mitte stark, werden die anderen vier Funktionskreise optimal mit Energie versorgt. Bei allen Säugern ist der Nabel die Mitte (Körpermitte!).

Die **Milz** besitzt eine große Bedeutung für die Blutspeicherung und Blutbildung, bei der Reifung und Speicherung der Lymphozyten sowie bei der Bildung von Antikörpern. Trotz der wichtigen Aufgaben wird diesem Organ in der westlichen Medizin wenig Bedeutung beigemessen. Man geht davon aus, dass sie kein lebenswichtiges Organ ist und der Ausfall der Milz vom Organismus kompensiert werden kann.

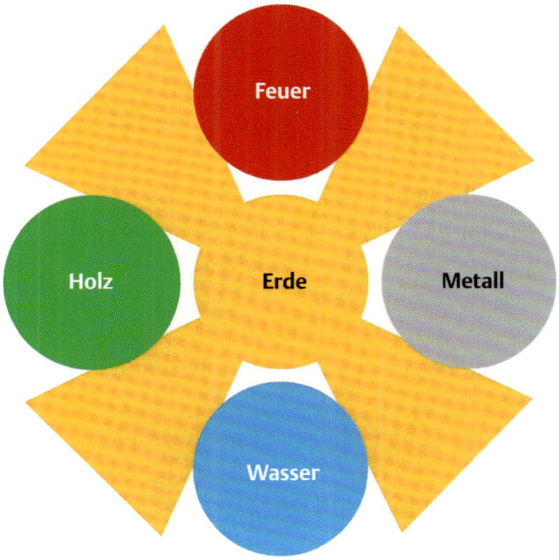

Abb. 6.4 Die energetische Mitte.

In der TCM dagegen spielt die Milz eine sehr wichtige Rolle. Sie ist verantwortlich für die Verwandlung der Nahrung in Qi.

Sie ist der **Meister des Bindegewebes**. Milz und Bindegewebe haben sich aus dem Mesoderm (siehe Kapitel Farbtherapie (Chromotherapie) (S. 129)) entwickelt, sodass der Zusammenhang auch physiologisch erklärt werden kann. Aufgrund ihres Einflusses auf das Bindegewebe spielt die Milz bei allen Erkrankungen, bei denen das Mesenchym beteiligt ist, z. B. bei rheumatischen Erkrankungen und Kollagenosen, eine bedeutende Rolle. In den antiken Klassikern der TCM (siehe Quellen) heißt es dazu: „Wenn ein Übel sich in Milz und Magen befindet, dann leidet der Betroffene unter Schmerzen in Muskeln und Fleisch".

Die Mitte wird geschwächt durch:

- Feuchtigkeit und Hitze, feuchtes Wetter
- nasser oder feuchter Schlafplatz
- Zucker als Belohnung
- zu viel Fertigfutter, Dosenfutter etc.
- grobe, laute und tierfremde Erziehung
- Fieber als Folge von Infektionen (Bronchitis, Sinusitis)
- Verwurmung
- Medikamente

Die gestörte energetische Mitte zeigt sich durch:

- gestörte Säfteverteilung, z. B. durch Lymphabflussstörungen, beispielsweise am Bauch nach einer Operation, oder als Folge einer Leber- oder Herzerkrankung
- Präputialkatarrh der Rüden
- Onanie und Hypersexualität
- Reizblasen und Harnträufeln der Hündin
- geschwollene Beine
- geschwollene Gelenke
- ununterbrochener Juckreiz unbekannter Genese
- Schleim im Kot
- Schleim kann nicht abgehustet werden

Die Mitte kann gestärkt werden durch:

- Darmsanierung
- Shu-Mu-Technik für Milz-Pankreas (Bl 20 + Le 13)
- Ausleiten des Schleimes über:
  - Ma 40, Ma 36, Lu 7, Lu 10 und Lu 11
  - Di 4 und Di 11, MP 10 und über Lymphe
  - Bl 40, Ni 6, Ni 7

Aufgaben der Bauchspeicheldrüse und Milz in der TCM:

- Verteilerin der Säfte
- reine Essenz, die aus der Nahrung extrahiert wird, benötigt die Milz
- Produktion von Qi, Blut und Körperflüssigkeiten
- Transport und Umwandlung der Nahrung, weiterhin sorgt die Milz für die Zirkulation des Blutes in den Gefäßen
- die Milz beherrscht die Muskeln und das Bindegewebe

Aufgabe der Bauchspeicheldrüse in der westlichen Medizin:

- Bildung der Enzyme für den Kohlenhydratstoffwechsel
- Bildung der Hormone Insulin und Glukagon
- Beteiligung am Muskelstoffwechsel (Kohlenhydratstoffwechsel)
- Glukosetransport im Muskel wird durch Insulin beeinflusst

7 Akupunkturpunkte

Die Akupunkturpunkte sind die Ventile eines Meridians und Schalter zur Steuerung von Körpervorgängen.

Zur Manipulation eines Akupunkturpunktes ist es notwendig, dass ein Minimum an Energie vorhanden ist. Durch Behandlung der Punkte kann der **Energiefluss verstärkt**, aber auch **beruhigt** werden.

7.1 Quellpunkte

Die Quellpunkte unterstützen den jeweiligen Hauptpunkt (Tonisierungs-/Sedierungspunkt). Die Wirkung ist abhängig vom mitgegebenen Hauptpunkt. Sie haben grundlegenden, tiefgreifenden Einfluss auf die Energiereserven der jeweiligen Funktionskreise und wirken auf die konstitutionell angeborene Energiekapazität.

7.2 Tonisierungs- und Sedierungspunkte

Tonisierungspunkte werden bei Energieleere, Schwäche oder Unterfunktion der Organe und Funktionskreise verwendet, Sedierungspunkte bei Überenergie (Fülle) (▸ Abb. 7.1). Sie beruhigen das Qi (siehe Kapitel Qi, die Lebensenergie (S. 26)).

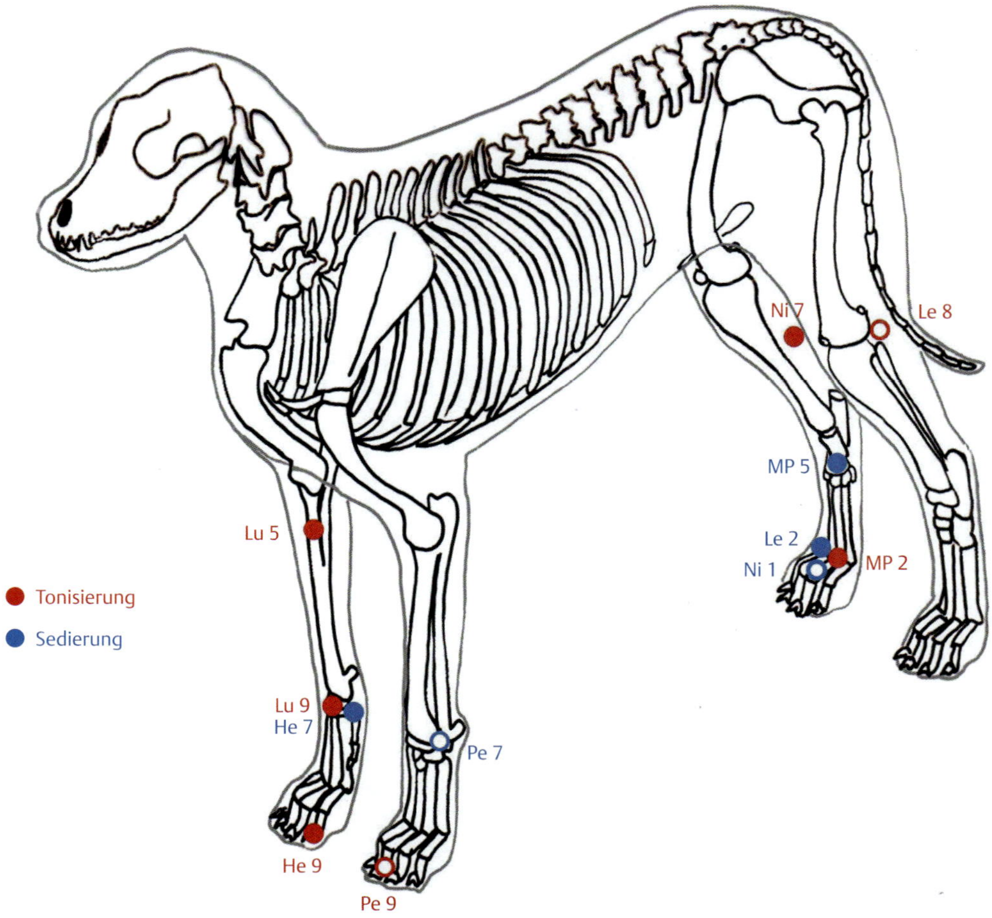

Abb. 7.1 Tonisierungs- und Sedierungspunkte.

7.3 Antike Elementepunkte (antike Punkte)

Die antiken Punkte symbolisieren einen Wasserlauf von der Quelle bis zum Meer (▶ Abb. 7.2, ▶ Abb. 7.3). In diesem Verlauf nimmt die Energie zu, ähnlich wie bei einem Wasserlauf. Der Fluss des Qi beginnt an den Zehen und endet am Rumpf.

Yin-Meridiane beginnen den Zyklus mit Holz (▶ Tab. 7.1), **Yang-Meridiane** beginnen den Zyklus mit Metall (▶ Tab. 7.2). In ihrem Verlauf von distal (Vorder- bzw. Hinterbeine) nach proximal (Ellbogen, Knie) folgen die 5 antiken Punkte dem Ernährungszyklus (Sheng-Zyklus):

- Brunnen
- Bach
- Fluss
- Strom
- Meer

Antike Punkte sind 5 Punkte auf jedem Meridian, die jeweils einem Element zugeordnet sind.

Der 1. Punkt ist der Brunnen, der Ursprung. Am 2. Punkt fließt das Wasser langsam und wird zum

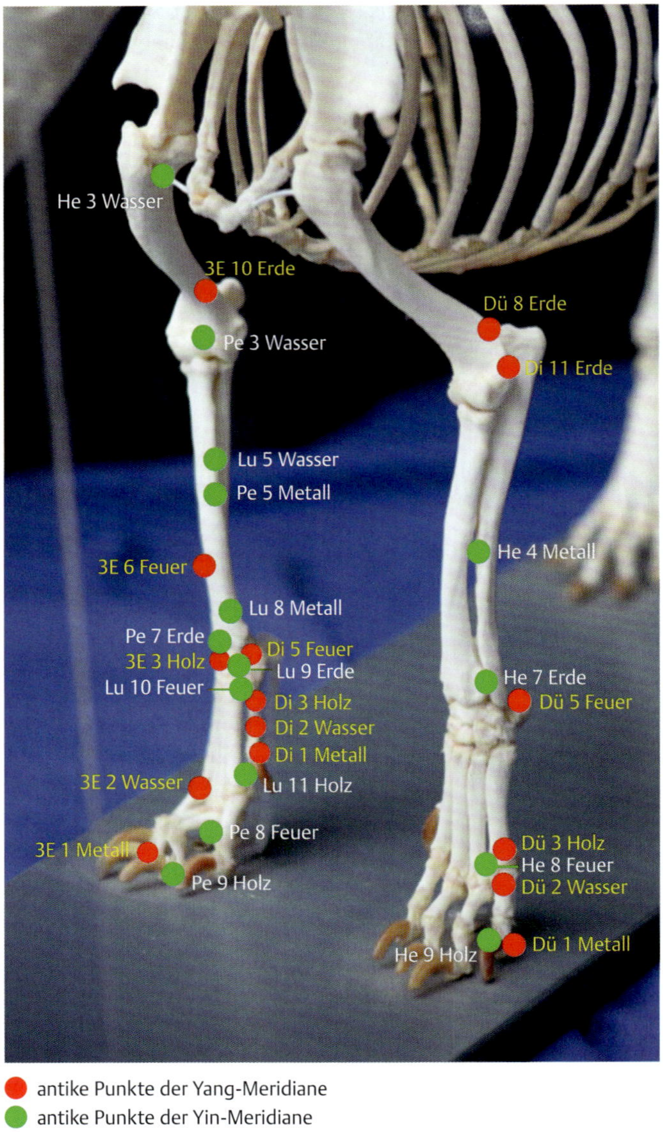

Abb. 7.2 Antike Punkte der Vorderbeine.

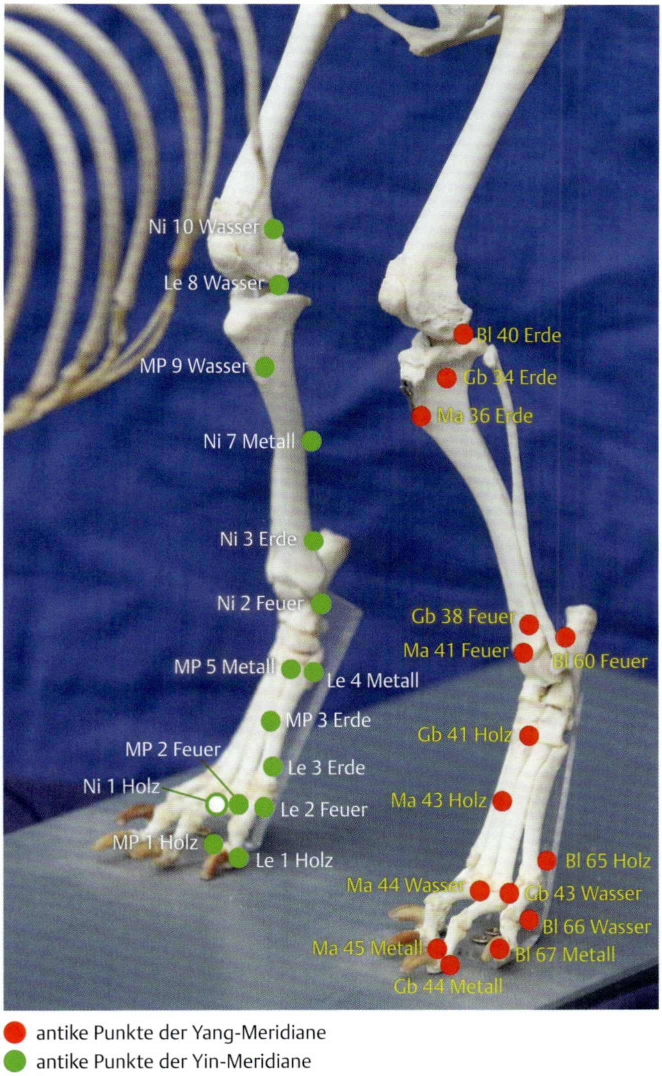

Abb. 7.3 Antike Punkte der Hinterbeine.

Tab. 7.1 Antike Punkte der Yin-Meridiane.

Meridian	Holz-Punkt	Feuer-Punkt	Erde-Punkt	Metall-Punkt	Wasser-Punkt
Herz	He 9	He 8	He 7	He 4	He 3
Niere	Ni 1	Ni 2	Ni 3	Ni 7	Ni 10
Pe (KS)	Pe 9	Pe 8	Pe 7	Pe 5	Pe 3
Leber	Le 1	Le 2	Le 3	Le 4	Le 8
Lunge	Lu 11	Lu 10	Lu 9	Lu 8	Lu 5
Milz-Pankreas	MP 1	MP 2	MP 3	MP 5	MP 9

Tab. 7.2 Antike Punkte der Yang-Meridiane.

Meridian	Metall-Punkt	Wasser-Punkt	Holz-Punkt	Feuer-Punkt	Erde-Punkt
Dreifacher Erwärmer	3E 1	3E 2	3E 3	3E 6	3E 10
Blase	Bl 67	Bl 66	Bl 65	Bl 60	Bl 40
Dünndarm	Dü 1	Dü 2	Dü 3	Dü 5	Dü 8
Gallenblase	Gb 44	Gb 43	Gb 41	Gb 38	Gb 34
Dickdarm	Di 1	Di 2	Di 3	Di 5	Di 11
Magen	Ma 45	Ma 44	Ma 43	Ma 41	Ma 36

Bach. Am 3. Punkt beginnt das Wasser schneller zu fließen und wird zum Fluss. Am 4. Punkt wird das Wasser zum Strom, strömt in einem breiten Bett. Am 5. Punkt wird der Strom zum Delta und mündet im Meer.

Die antiken Punkte werden zur Tonisierung bzw. Sedierung von Meridianen verwendet. Ein schwacher Meridian wird gestärkt, indem der Mutterpunkt des zu stärkenden Meridians behandelt wird. Beispiel: Der Leber-Meridian ist schwach. Die „Mutter des Holzes" ist Wasser. Der Wasser-Punkt der Leber ist Le 8 (▶ Abb. 7.4).

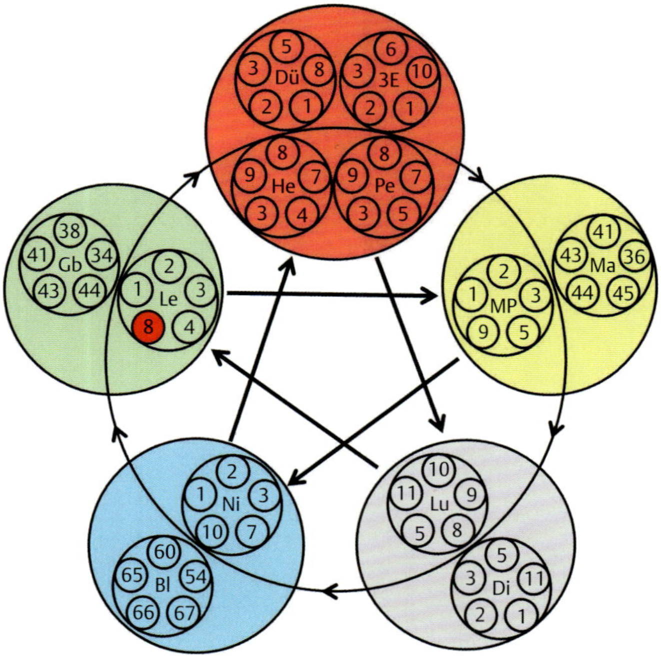

Abb. 7.4 Beispiel: Le 8 ist der Wasser-Punkt der Leber.

7.4 Zustimmungspunkte (Shu-Punkte)

Die Shu-Punkte, auch Rücken-Transportpunkte genannt, wirken im Gegensatz zu den Mu-Punkten direkt auf die inneren Organe ein und werden daher bei inneren Erkrankungen der Yin- und Yang-Organe verwendet (siehe ergänzend auch bei Kapitel Farb-Punktur (S. 132)).

Eigenschaften und Lage der Zustimmungspunkte (▶ Abb. 7.5, ▶ Tab. 7.3):

- Sie befinden sich paravertebral auf dem inneren Ast des Blasen-Meridians. Sie sind druckschmerzhaft bei Erkrankungen der Organe.
- Durch ihre Lage auf den Ganglien haben sie eine direkte Wirkung auf die Organe und sie werden primär bei chronischen Krankheiten verwendet.
- Sie haben Yang-Charakter und werden verwendet, um das Yang zu stärken.
- Sie wirken wärmend auf die Organe.
- Ihre Wirkung auf Organe ist stärker als die der Mu-Punkte.
- Sie wirken auch auf das dem Organ zugeordnete Sinnesorgan.

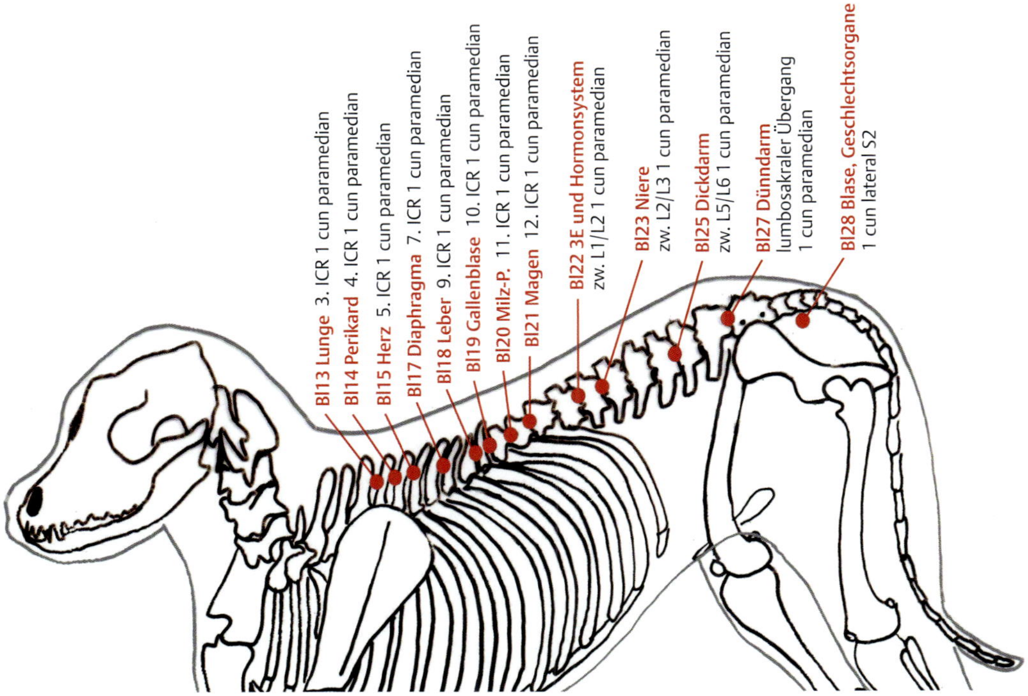

Abb. 7.5 Shu-Punkte.

Tab. 7.3 Shu-Punkte.

Shu-Punkt	Organ/ Funktionskreis	Anwendung	Lokalisation	Wirkung
Bl 13	Lunge	• Husten • Atemnot	höchster Punkt des Schulterblattrandes	• Stärkung der Lungen • Vertiefung der Atmung • physisch und psychisch entspannend
Bl 14	Perikard	• Herz-Kreislauf-Erkrankungen	oberer Schulterblattrand, zw. Th 4/Th 5	• Stärkung des Herzens • Regulierung des Blutdrucks
Bl 15	Herz	• Herzprobleme • Nervosität • Ängstlichkeit	kaudaler Schulterblattwinkel zw. Th 5/Th 6	• öffnet das Herz-Chakra • stärkt das Herz
Bl 17	Zwerchfell	• Atemprobleme • Schmerzen in Brust, Sternum, Rippen	6. Interkostalraum von hinten, 1 cun lateral der Mittellinie	• Probleme im Brustkorb • stärkt das Immunsystem
Bl 18	Leber	• Leberprobleme • Sehnen- und Muskelschwäche	3. Interkostalraum von hinten, 1 cun lateral der Mittellinie	• stärkt Leber und Galle • klärt die Augen • stärkt die Sehnen
Bl 19	Gallenblase	• Gallensteine • Gallenkolik • Aggression • ständige Müdigkeit	2. Interkostalraum von hinten, 1 cun lateral der Mittellinie	• Diabetes (Galle kontrolliert MP)
Bl 20	Milz-Pankreas	• Diabetes • Durchfall • Futterunverträglichkeit • Allergie	Interkostalraum von hinten, 1 cun lateral der Mittellinie	• stärkt die Milz • Entspannung des Bauches • Regulation von Milz, Pankreas
Bl 21	Magen	• Gastritis • Kolik	zwischen Th 13/L 1, 1 cun lateral der Mittellinie	• entspannt den Verdauungstrakt
Bl 22	3E und Hormonsystem	• hormonelle Störungen	zwischen L 1/L 2, 1 cun lateral der Mittellinie	• reguliert Schilddrüse, Nebenniere, Gonaden
Bl 23	Niere	• Nierenprobleme • Knochenprobleme	zwischen L 2/L 3, 1 cun lateral der Mittellinie	• stärkt Nieren, Knochen, Ohren
Bl 25	Dickdarm	• unterstützt den Darm bei seiner Transportfunktion	zwischen L 5/L 6, 1 cun lateral der Mittellinie	• Kolik • Obstipation • Diarrhoe • Ischias
Bl 27	Dünndarm	• Verdauungsprobleme • Ischialgie	lumbosakraler Übergang, 1 cun lateral der Mittellinie	• Kolik • Geburtsprobleme • Blasenprobleme
Bl 28	Blase, Geschlechtsorgane	• Blasenprobleme • Läufigkeitsprobleme • Unfruchtbarkeit	1 cun lateral S 2	• stärkt den unteren Erwärmer • bei Kolik • bei Problemen im Urogenitaltrakt

7.5 Alarmpunkte (Mu-Punkte)

Alarmpunkte sind Akupunkturpunkte, die sich am Rumpf, in Höhe des zugehörenden Organs, befinden. Sie sind Diagnosepunkte, indem sie den energetischen Zustand des Funktionskreises anzeigen. Sie sind Diagnosepunkte, aber auch Therapiepunkte.

Eigenschaften und Lage der Alarmpunkte (▶ Abb. 7.6):

- Sie befinden sich am Thorax und Abdomen, aber nicht auf dem entsprechenden Meridian.
- Sie werden primär zur Diagnose verwendet. Ein druckschmerzhafter Mu-Punkt zeigt die Energieflussstörung im zugehörenden Meridian.
- Es sind Punkte, in denen sich die Energie des entsprechenden Organs sammelt.
- Therapeutisch werden sie bei akuten Erkrankungen eingesetzt.
- Sie haben Yin-Charakter.
- Aber auch die auf Yang-Meridianen liegenden Alarmpunkte Gb 24, Gb 25 und Ma 25 haben Yin-Wirkung.

Die Kombination von Alarmpunkten mit Zustimmungspunkten, die Shu-Mu-Technik (siehe Kapitel Shu-Mu-Technik (S. 120)) verstärkt die Organbehandlung.

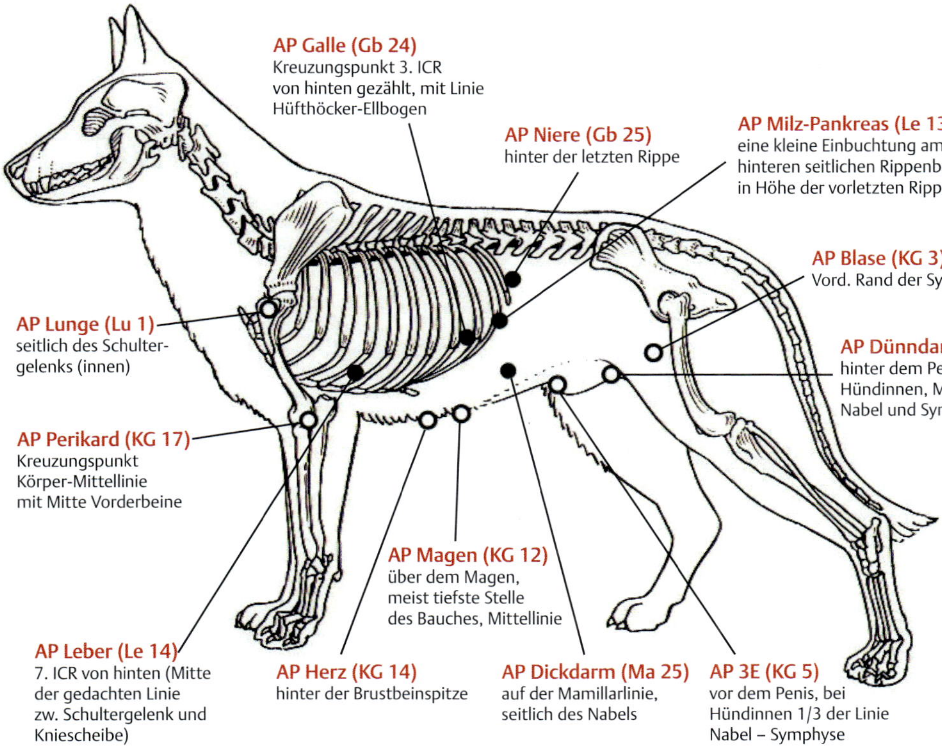

Abb. 7.6 Mu-Punkte; AP: Alarmpunkte, ICR: Interkostalraum.

7.6 Lo-Punkte

Wenn sich innerhalb eines Elementes eine Fülle und eine Leere befinden, liegt eine Störung im Element vor. Ein Partner hat zu viel, der andere zu wenig Energie.

Die Lo-Punkte stellen die Verbindung zwischen den beiden Meridianen her. Sie heißen deshalb auch Passagepunkte.

Eigenschaften und Lage Lo-Punkte (▶ Tab. 7.4):

- Sie verbinden zwei gekoppelte Meridiane.
- Sie stärken Organ und Meridian.
- Sie leiten Qi-Fülle in den schwachen gekoppelten Meridian um.
- Bei energetischem Ungleichgewicht innerhalb der gekoppelten Meridiane wird der schwächere Meridian durch Überleitung der Energie aus dem stärkeren Meridian ausgeglichen.
- Sie liegen immer auf dem zugehörigen Meridian.

Beispiele: Durchfall ist ein Leere-Symptom des Dickdarms (er erfüllt seine Aufgabe der Eindickung nicht), Asthma ist ein Fülle-Symptom der Lunge (Überreaktion). Der Lungen-Meridian muss das Zuviel an Energie an den schwachen Dickdarm-Meridian abgeben.

Tab. 7.4 Luo-Punkte.

Luo-Punkt	Organ
Lu 7	Lunge
Di 6	Dickdarm
MP 4	Milz
Ma 40	Magen
He 5	Herz
Dü 7	Dünndarm
Ni 4	Niere
Bl 58	Blase
Pe 6	Perikard
3E 5	Dreifacher Erwärmer
Le 5	Leber
Gb 37	Gallenblase

7.7 Reunionspunkte

Die Reunionspunkte verbinden mehrere Meridiane zu einer gemeinsamen Aktion und haben damit eine breitere Wirkung auf gestörte Funktionen (▶ Tab. 7.5).

7.8 Kardinalpunkte

Kardinalpunkte, auch Schlüsselpunkte oder Xi-Punkte genannt, sind Einschaltpunkte der außerordentlichen Gefäße (siehe Kapitel Sondermeridiane (außerordentliche Gefäße) (S. 58)) und aktivieren das Qi im zugehörenden Gefäß. Sie verbinden die Hauptmeridiane mit den außerordentlichen Gefäßen (▶ Tab. 7.6). Die Kardinalpunkte werden bei komplexen Krankheiten mit vielen Symptomen eingesetzt. Bezüglich der Verwendung von Kardinalpunkten bei der Behandlung von Chakren siehe Kapitel Behandlung der Chakren (S. 127).

Tab. 7.5 Reunionspunkte.

Reunionspunkt	Wirkung auf
Le 13	alle Speicherorgane
KG 12	alle Hohlorgane
KG 17	alle Organe im Thoraxraum
Bl 17	Blut und Zwerchfell
Gb 34	Muskeln und Sehnen
Bl 11	Knochen
GG 13 + 14	allgemein psychisch aktivierende Wirkung

Tab. 7.6 Kardinalpunkte.

Kardinalpunkt	Sondermeridian (Gefäße)
MP 4	Chong Mai
Pe 6	Yin Wei Mai
Dü 3	Du Mai
Bl 62	Yang Qiao Mai
Gb 41	Dai Mai
3E 5	Yang Wei Mai
Lu 7	Ren Mai
Ni 6	Yin Qiao Mai

7.9 Meisterpunkte

Sie sind gleichzeitig Diagnose- und Therapiepunkte. Sie haben einen besonderen Bezug zu definierten Geweben oder Körperregionen.

7.9.1 Chinesische Meisterpunkte

Die 8 Hui-Punkte haben außerordentlich großen Einfluss auf bestimmte Körpergewebe. Sie werden oft als „einflussreiche Punkte“ oder auch als „Meisterpunkte der Gewebearten“ bezeichnet. Die Nadelung stärkt das zugeordnete Gewebe.

Meisterpunkte (Ba Hui Xue) oder Einflusspunkte (Hui bedeutet Zusammenfügen, Sammeln) sind Konzentrationsstellen des Qi der zugeordneten Organe bzw. Gewebe oder Körperregionen. Demnach haben sie dorthin besonderen Einfluss (▶ Tab. 7.7).

7.9.2 Europäische Meisterpunkte

Europäische Meisterpunkte stammen aus dem Erfahrungsschatz europäischer Meister, deren Identität bislang nicht völlig geklärt ist. Die Punkte haben sich bei bestimmten Indikationen besonders bewährt.

Tab. 7.7 Die 8 Hui-Punkte.

Hui-Punkt	Wirkung
Le 13 (Zang Hui)	Meisterpunkt der Zang-Organe (Speicherorgane: Herz, Leber, Niere, Milz und Lunge) und des ganzen Körpers
KG 12 (Fu Hui)	wirkt auf alle Fu-Organe (Hohlorgane: Dünndarm, Dickdarm, Blase, Magen und Gallenblase)
KG 17 (Qi Hui)	Meer des Qi, beeinflusst v. a. das Zong Qi, Atmungsorgane
Bl 17 (Xue Hui)	Meisterpunkt des Blutes (behandelt jede Form von Bluthitze, -mangel und -stase)
Gb 34 (Jiu Hui)	Meisterpunkt der Sehnen im ganzen Körper (v. a. bei Kontraktionen und Steifheit)
Lu 9 (Mai Hui)	Meisterpunkt des Pulses und der Blutgefäße (besonders bei Bluthusten oder -erbrechen und Blutstase in Herz und Thorax durch Schwäche des Zong Qi (Sammel-Qi)
Bl 11 (Gu Hui)	einflussreicher Punkt der Knochen und Knorpel (bei schmerzhaften Deformationen der Knochen, Steifheit und Schmerzen von Wirbelsäule, Nacken, Lumbalregion)
Gb 39 (Sui Hui)	Meisterpunkt des Markes (zur Stärkung von Sehnen und Knochen, hat weites Einsatzfeld im Zusammenhang mit Schwäche, Leere, Schlaffheit, Kontraktion der Gliedmaßen)

7

► Meisterpunkte für den Bewegungsapparat (► Abb. 7.7, ► Tab. 7.8)

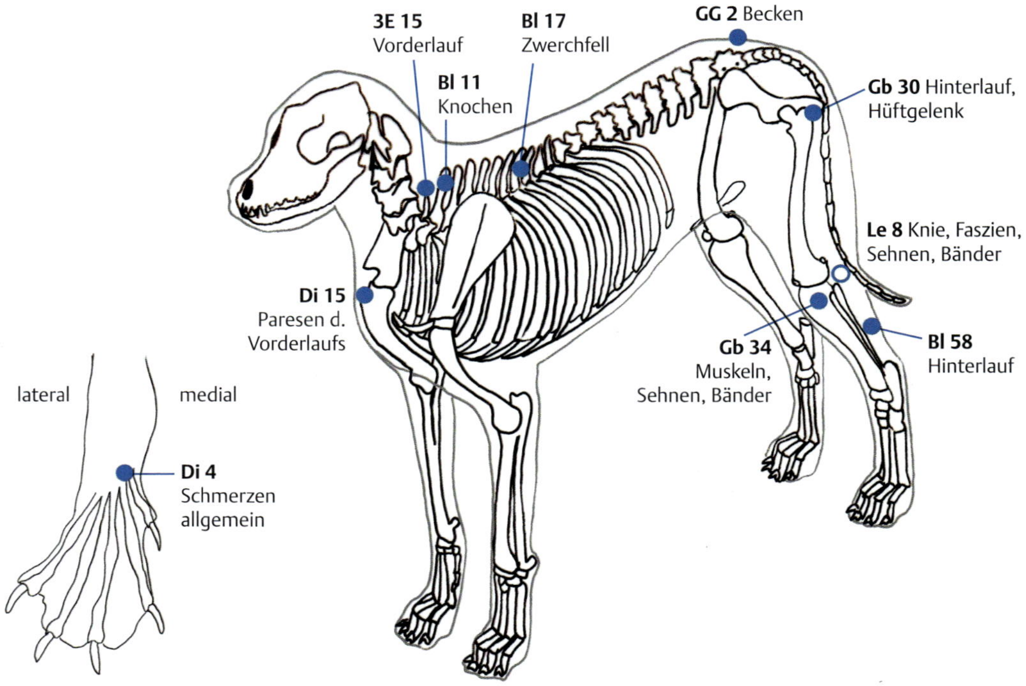

Abb. 7.7 Meisterpunkte für den Bewegungsapparat.

Tab. 7.8 Lage der Meisterpunkte für den Bewegungsapparat.

Meisterpunkt	Lage
Bl 11	proximaler Skapularand, Höhe BW1
Bl 17	2 cun lateral BW 9 (innerer Blasenast)
Bl 58	lateral, 1 cun lateral der kaudalen Mitte, Sehnenansatz des Wadenmuskels
3E 15	vor dem Schulterblatt in Höhe HW7
Gb 30	lateral, hinterer Rand des Trochanter major
Gb 34	Mitte Tibia, kaudal des Tibiakopfes
Le 8	medial, Vertiefung kaudal des Kniegelenks
Di 4	Hautfalte medial der Afterzehen
Di 15	kraniale Spitze des Schultergelenks
GG 2	dorsale Mitte, zwischen Sakrum/ 1. Schwanzwirbel

▶ **Meisterpunkte Energie und Psyche** (▶ Abb. 7.8, ▶ Tab. 7.9)

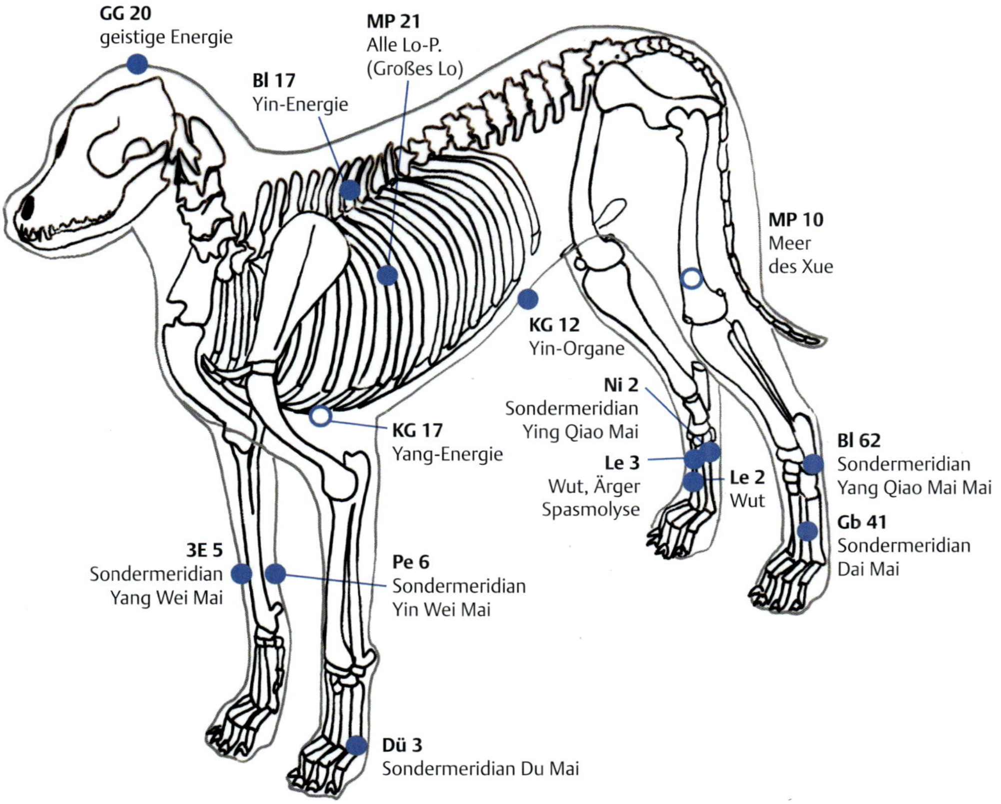

Abb. 7.8 Meisterpunkte Energie und Psyche.

Tab. 7.9 Lage der Meisterpunkte Energie und Psyche.

Meisterpunkt	Lage
Bl 17	2 cun lateral BW 9 (innerer Blasenast)
Bl 62	unterhalb des Außenknöchels
Dü 3	laterale Mitte, über dem Zehengrundgelenk der 5. Zehe
Ni 2	kaudomedial unter dem Tarsalgelenk
Pe 6	kaudale Mittellinie, über dem Karpalgelenk
3E 5	kraniale Mitte, 3 cun über dem Karpalgelenk
Gb 41	laterale Mitte Mittelfußknochen
Le 2	oberhalb der Wolfskralle
Le 3	medial, zwischen der 2. und 3. Zehe (Mitte der Zehe)
MP 10	Knie medial, 1 cun über dem dorsalen Patellarand
MP 21	5. Interkostalraum, Linie Schulter-Tuber coxae
KG 12	ventrale Mitte, 4 cun kranial des Nabels
KG 17	ventrale Mittellinie, zwischen den Vorderläufen
GG 20	dorsale Mittellinie, höchster Punkt des Schädels

► **Meisterpunkte für Organe und Körperbereiche (► Abb. 7.9, ► Tab. 7.10)**

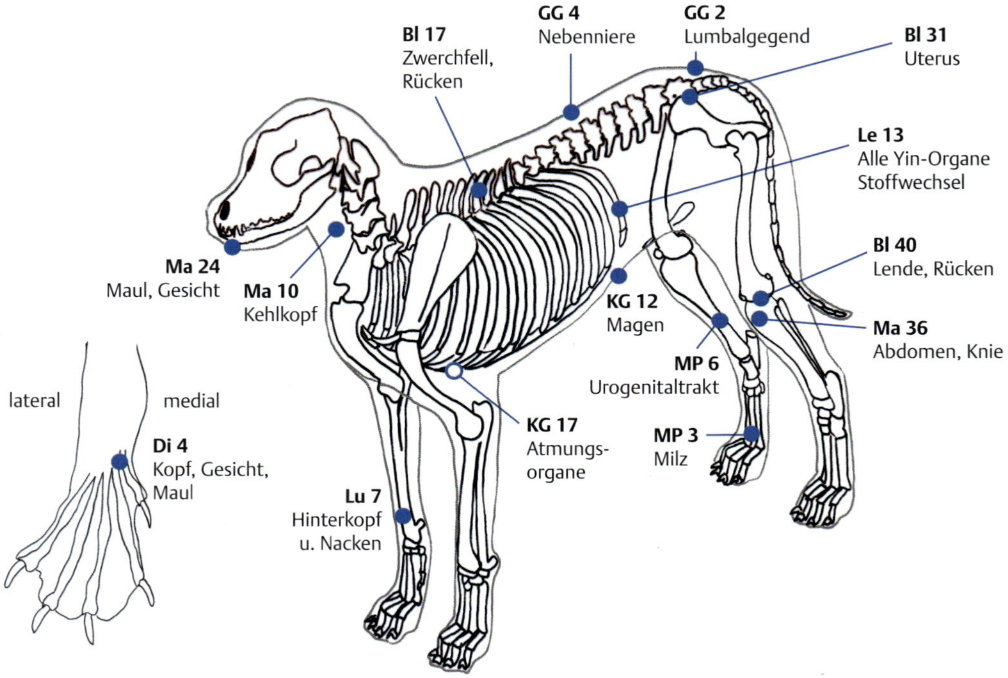

Abb. 7.9 Meisterpunkte für Organe und Körperbereiche.

Tab. 7.10 Lage der Meisterpunkte für Organe und Körperbereiche.

Meisterpunkt	Lage
Bl 17	2 cun lateral BW 9 (innerer Blasenast)
Bl 31	kaudaler Rand Tuber sakrale, 1 cun lateral der Mitte
Bl 40	Kniekehle, 1 cun lateral
Le 13	Knorpel zwischen letzter und vorletzter Rippe
Lu 7	medial, mittig, 2 cun über dem Karpalgelenk
Di 4	Hautfalte medial des Daumens
Ma 10	Mitte des M. sternocleidomastoideus
Ma 36	lateral des Tibiakopfes
MP 3	medial Mitte unter dem Tarsalgelenk
MP 6	medial, Mitte Tibia, 3 cun über dem Innenknöchel
KG 12	ventrale Mitte, 4 cun kranial des Nabels
KG 17	ventrale Mittellinie, zwischen den Vorderläufen
KG 24	ventrale Mitte, Mitte Unterlippe (Furche zwischen Kinn und Lippe)
GG 2	dorsale Mitte, zwischen Kreuzbein und 1. Schwanzwirbel
GG 4	dorsale Mitte, zwischen den Dornfortsätzen LW 2/3

► **Meisterpunkte Pathologie**
(► Abb. 7.10, ► Tab. 7.11)

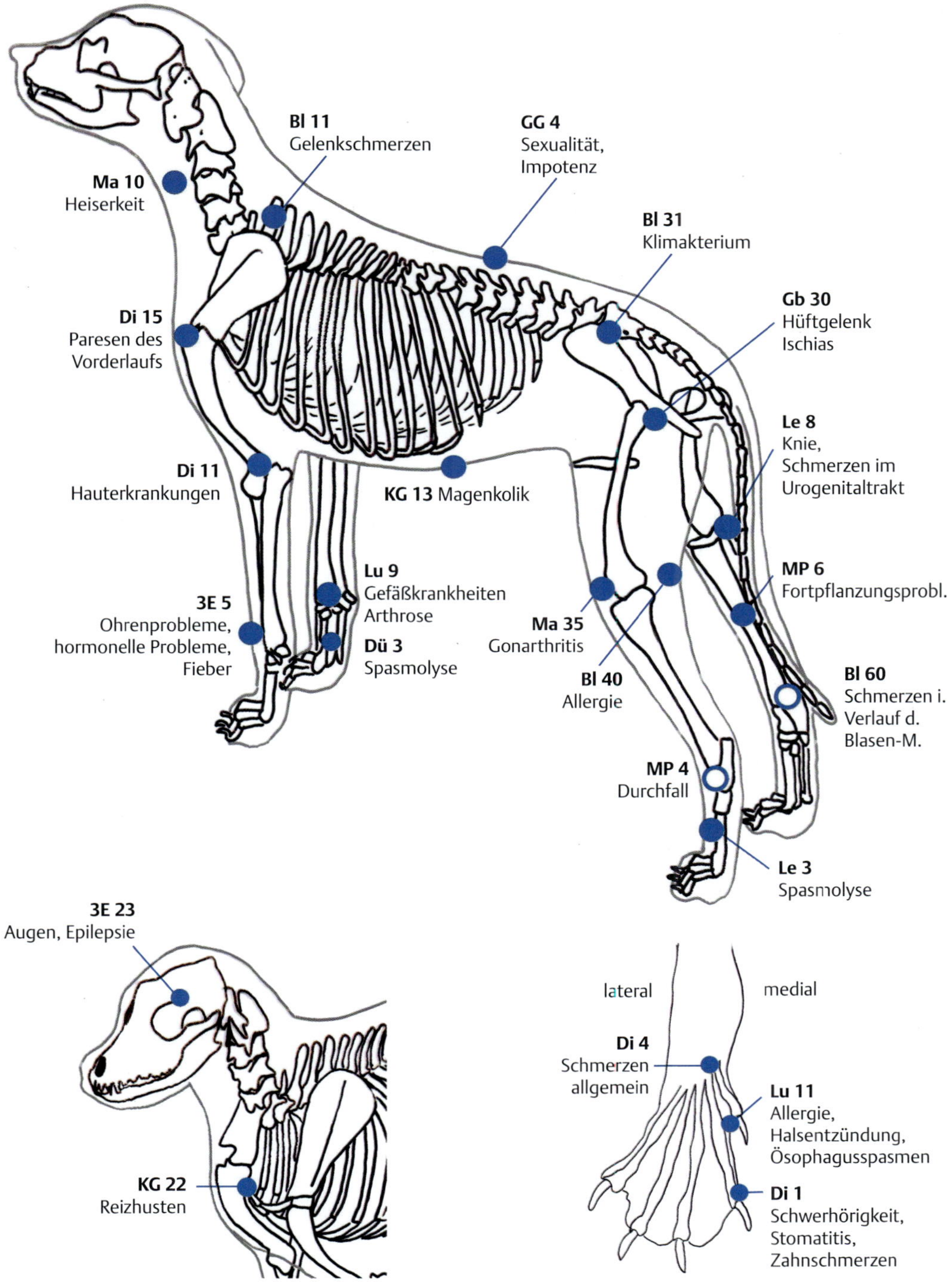

Abb. 7.10 Meisterpunkte Pathologie.

Tab. 7.11 Lage der Meisterpunkte Pathologie.

Meisterpunkt	Lage
Dü 3	laterale Mitte, über dem Zehengrundgelenk der 5. Zehe
Bl 11	kranialer Skapularand, Höhe BW1
Bl 31	kaudaler Rand Tuber sacrale, 1 cun lateral der Mitte
Bl 40	Kniekehle, 1 cun lateral
Bl 60	Sprunggelenk lateral, Vertiefung kranial der Fersenbeinoberkante
3E 5	kraniale Mitte, 3 cun über dem Karpalgelenk
3E 23	Orbitarand (kaudal-proximal)
Gb 30	lateral, hintere Rand des Trochanter major
Le 3	medial, zwischen der 2. und 3. Zehe (Mitte der Zehe)
Le 8	medial, Vertiefung kaudal des Kniegelenks
Lu 9	medial, Mitte des Karpalgelenks
Lu 11	medialer Krallenfalzwinkel der Daumenkralle
Di 1	medialer Krallenfalzwinkel der 2. Zehe
Di 4	Hautfalte medial des Daumens
Di 11	mediale Mitte vor Ellbogengelenk (Hautfalte bei angewinkeltem Bein)
Di 15	kraniale Spitze des Oberarmkopfes
Ma 10	Mitte des M. sternocleidomastoideus
Ma 35	laterale Unterkante der Patella
MP 4	mediale Mitte unter Tarsalgelenk
MP 6	medial, Mitte Tibia, 3 cun über dem Innenknöchel
KG 13	ventrale Mitte, 5 cun kranial des Nabels
KG 22	ventrale Mitte, kranialer Rand der Brustbeinspitze
GG 4	dorsale Mitte, zwischen den Dornfortsätzen LW 2/3

► **Meisterpunkte für die Sinnesorgane und Gewebe (► Abb. 7.11, ► Tab. 7.12)**

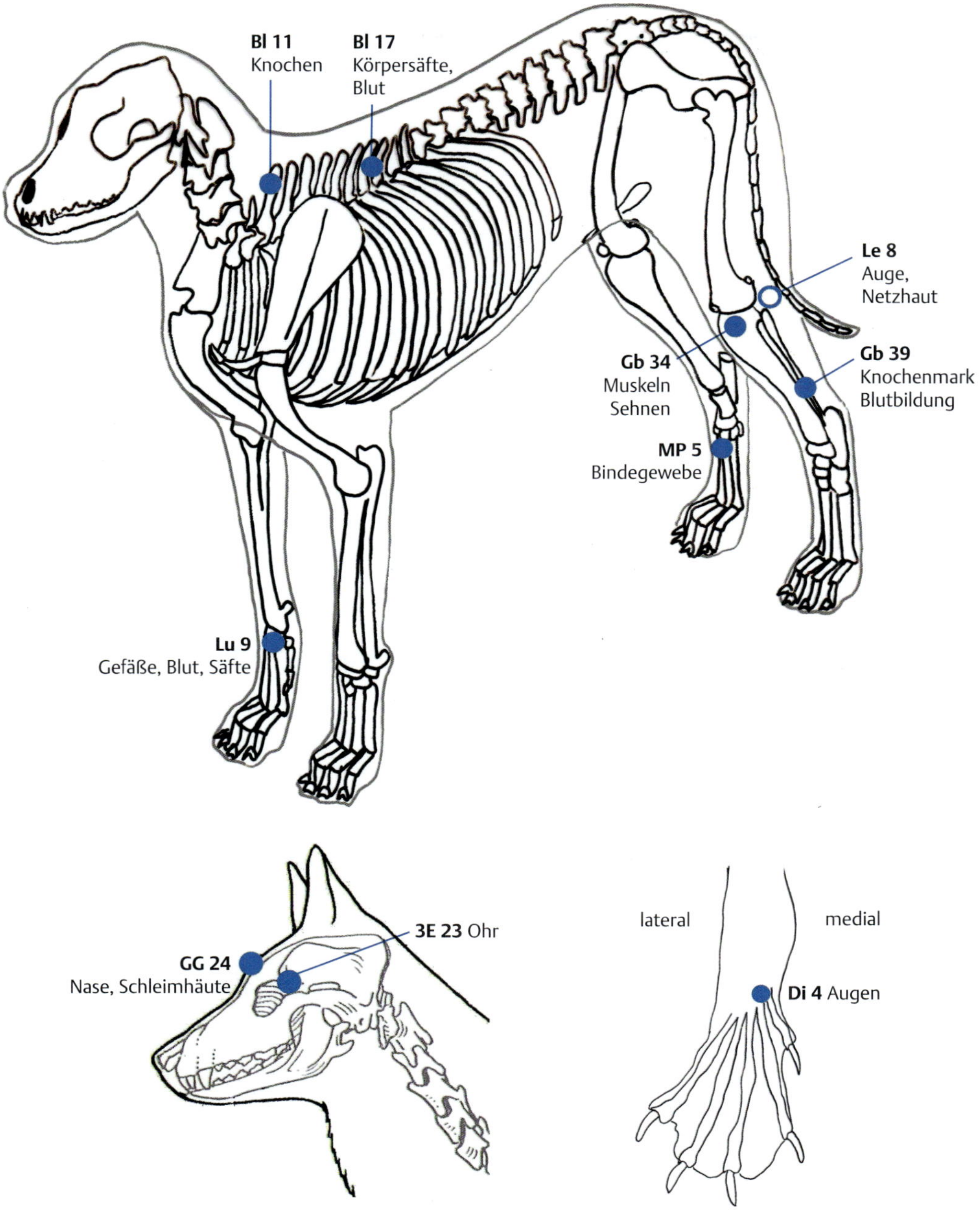

Abb. 7.11 Meisterpunkte für die Sinnesorgane und Gewebe.

Tab. 7.12 Lage der Meisterpunkte für die Sinnesorgane und Gewebe.

Meisterpunkt	Lage
Bl 11	kranialer Skapularand, Höhe BW1
Bl 17	2 cun lateral BW 9 (innerer Blasenast)
3E 23	Orbitarand (kaudal-proximal)
Gb 34	Mitte Tibia, kaudal des Tibiakopfes
Gb 39	Vertiefung laterale Mitte Sprunggelenk, kranial Fersenbein
Le 8	medial, Vertiefung kaudal des Kniegelenks
Lu 9	medial, Mitte des Karpalgelenks
Di 4	Hautfalte medial des Daumens
MP 5	mediale Mitte Sprunggelenk
GG 24	(Yintang), Mitte zwischen den Augen

7.10 Quellpunkte (Yuan-Punkte)

Quellpunkte beeinflussen das Ursprungs-Qi, halten die Lebensenergie, die Konstitution stark. Sie gehören zu den antiken Punkten und besitzen eine direkte Verbindung zu inneren Organen, speziell zur Niere und zum Ursprungs-Qi (▸ Tab. 7.13). Die Quellpunkte verstärken die Wirkung der Tonisierungs- bzw. Sedierungspunkte. Die Quellpunkte der Yin-Organe stärken bei Schwäche- und Mangelzuständen das zuständige innere Organ. Sie können bei Mangel stärkend und bei Fülle ableitend akupressiert werden. Die Yuan-Quellpunkte der Yang-Organe stärken das zugehörige Yang-Organ. Zur Stärkung der Konstitution eignen sich besonders die Yuan-Quellpunkte von 3E und Niere.

Tab. 7.13 Yuan-Quellpunkte.

Meridian	Quellpunkt
Lunge	Lu 9
Dickdarm	Di 4
Magen	Ma 42
Milz-Pankreas	MP 3
Herz	He 7
Dünndarm	Dü 4
Blase	Bl 64
Niere	Ni 3
Perikard	Pe 7
Dreifacher Erwärmer	3E 4
Gallenblase	Gb 40
Leber	Le 3

7.11 Lokale und symptomatische Punkte

Die sog. Locus-dolendi-Punkte oder Ahshi-Punkte sind **druckdolente Punkte**, die schon auf leichten Druck schmerzhaft sind und die evtl. keinem Meridian zugeordnet werden können. Sie sind meist identisch mit Triggerpunkten. Die Akupunktur oder Akupressur der Schmerzpunkte führt kurzfristig zur Schmerzlinderung.

7.12 Ting-Punkte

Ting-Punkte sind die Anfangs- und Endpunkte des Meridians an den Zehen (▸ Abb. 7.12). Sie werden in der TCM auch Jing (Quelle, Brunnen) genannt. Ting-Punkte sind die ersten antiken Punkte.

Besteht auf einer Energieleitbahn eine länger bestehende Störung, kommt es zu lokalen Veränderungen im Bereich der Ting-Punkte. Ting-Punkte können auch diagnostisch verwendet werden. Strukturveränderungen, wie Risse in den Krallen, Schmerz oder Entzündung im Bereich der Ting-Punkte, sind Hinweis auf eine Energieflussstörung im entsprechenden Meridian.

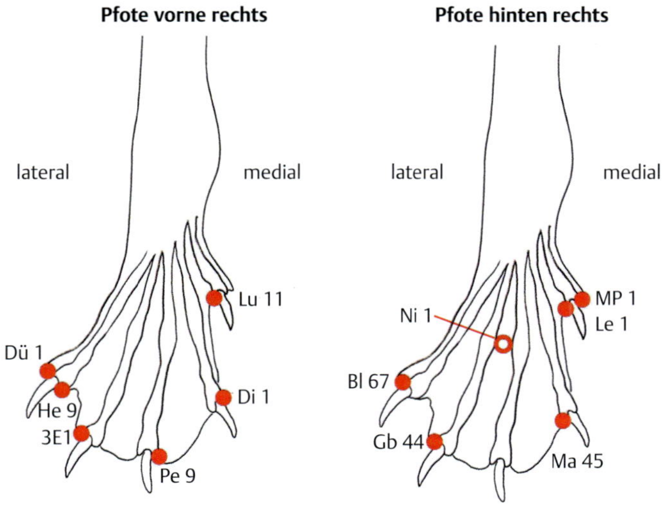

Abb. 7.12 Ting-Punkte.

Qi-Mangel zeigt sich im Bereich des Ting-Punktes als lokale Vertiefung und trockene, spröde Haare, die sich leicht auszupfen lassen. Der Bereich fühlt sich kühl an. Ein Fülle-Zustand ist erkennbar an Wärme, Verdickung des Gewebes um den Ting-Punkt oder zeigt eine Schmerzreaktion.

Die Massage der Punkte wirkt auf andere schmerzhafte Punkte im Meridian, auf die Zustimmungspunkte sowie auf Bereiche, über die der Meridian verläuft. Die Ting-Punkte werden häufig als sog. **Fernpunkte** eingesetzt, d. h. sie werden zusätzlich zum lokalen oder symptombezogenen Punkt behandelt.

Teil 2 Methoden der energetischen Behandlung des Hundes

8 Energetische Osteopathie

8.1 Grundlagen

Die Osteopathie ist eine ganzheitliche Methode, die zu Diagnose und Therapie die Hände einsetzt. Die wichtigsten Grundlagen sind das Funktionieren des Körpers als Einheit, seine Fähigkeit zu Selbstregulation und die Selbstheilung. Die osteopathische Behandlung hat das Ziel, Einschränkungen der Beweglichkeit von Strukturen und Geweben zu korrigieren und dadurch körperliches und seelisches Wohlbefinden wieder herzustellen.

Dysfunktionen oder **Läsionen** sind Zustände mit eingeschränkter Mobilität mit oder ohne offensichtliche Fehlstellungen, aber auch Bereiche mit Hypermobilität. Nicht jede Funktionsstörung ist an einer Fehlstellung erkennbar.

Die osteopathische Läsion drückt sich durch einen Bewegungsverlust aus, der in allen anatomischen Strukturen wie Knochen, Muskeln, Sehnen, Eingeweide, Faszien, Bindegewebe usw. zum Ausdruck kommen kann.

Die Läsion im Sinne der Osteopathie ist keine Dyslokation im orthopädischen Sinne, sondern eine Fixierung oder Blockierung der Bewegung. Der Osteopath behandelt die beteiligten weichen Strukturen, um die Bewegung der knöchernen Strukturen zu ermöglichen.

Die energetische Osteopathie ist sanft. Es geht um Hineinfühlen, Wahrnehmen („Einsinken" in das Gewebe und seine Bewegung), Wahrnehmen von Spannung und Entspannung. Der Osteopath beobachtet die Bewegung der Struktur. Er stellt die Fragen an den Patienten durch „Zuhören mit seinen Händen". Der wortlose Dialog zwischen dem Tier und demjenigen, der es behandelt, ist die Grundlage der Osteopathie. Seine Hände sind auch sein einziges Instrument.

Der Behandler unterstützt mit den Händen die Eigenschwingung des Tierkörpers und gibt ihm damit die Möglichkeit sich selbst zu regenerieren, sich neu auszurichten. Der Körper trägt alle Möglichkeiten der Gesunderhaltung und der Selbstheilung in sich!

Ziel des Therapeuten ist es, die Blockaden zu lösen und die **Selbstheilungskräfte** wieder zu aktivieren. Wichtig ist das Vertrauen des Behandlers in die eigene Wahrnehmung, das Loslassen von Erwartung und Bewertung. Upledger und Vredevoogt beschreiben dies in ihrem Lehrbuch (siehe Quellen) so: „Wir dürfen nicht zulassen, dass unser Intellekt die Entwicklung unserer palpatorischen Fähigkeiten behindert".

> ✔ **Wichtiger Hinweis**
> Wenn man beginnt, zu zweifeln oder analytisch zu interpretieren, wird man die feine Sprache des Gewebes nicht mehr wahrnehmen.

Dort, wo die Aufmerksamkeit, die Achtsamkeit ist, „geschieht etwas", fließt Energie. Deshalb ist es wichtig, dass die Gedanken in der zu behandelnden Struktur sind und möglichst nicht abschweifen.

Eine andere Form der Osteopathie ist die strukturelle Osteopathie. Bei den Tests und Korrekturen wird relativ viel Kraft aufgewendet. Bei der energetischen Behandlung wird auf strukturelle Techniken weitestgehend verzichtet.

Die Therapiemethode der energetischen Osteopathie ist eine Kombination aus osteopathischen Techniken und traditioneller chinesischer Medizin. Tests und Korrekturen sind sehr sanft. Ausnahme sind die reinen Muskel- und Faszientechniken.

8.2 Techniken der energetischen Osteopathie

8.2.1 Ecoute-Test

Der Ecoute-Test oder Listening (hineinhören, Lauschen) ist die sanfteste Möglichkeit der osteopathischen Diagnose. Der Behandler verbindet sich gedanklich mit der zu untersuchenden Struktur. Er „lauscht" mit seinen Händen, in welche Richtung die Hände gezogen werden.

Der Beobachter sieht keine Bewegung der Therapeutenhände. Die Hände liegen auf der zu untersuchenden Struktur, zum Beispiel ober- und unterhalb eines Gelenkes. Die Aufmerksamkeit ist in der Tiefe des Gewebes gerichtet. Der Behandler „hört" in das Gewebe hinein und lässt sich von ihm führen. Danach wird mit einer kaum sichtbaren

Mikrobewegung in verschiedene Richtungen manipuliert. Der Ecoute-Test wird vor allem an Gelenken angewendet.

8.2.2 Direkte Technik

Bei der direkten Technik wird direkt in die gewünschte Richtung, zur Normalposition hin manipuliert. Das heißt, es wird gegen die Bewegungseinschränkung manipuliert. Wenn sich beispielsweise beim passiven Test ein Bein nur ungenügend nach außen bewegt, wird das Bein nach außen bis zur Barriere geführt und dort bis zur Entspannung gehalten. Dies wird einige Male wiederholt, bis die gewünschte (physiologische) Bewegung frei möglich ist. Die direkte Technik wird bei akuten traumatischen Dysfunktionen angewendet. Beispiel: Der Hund hat sich bei einem Sprung die Pfote vertreten.

8.2.3 Indirekte Technik

Bei der indirekten Technik geht man in die Läsion hinein, d. h. der Therapeut begleitet die Bewegung bis zur Barriere, zum Ende des Bewegungsausschlags, und zwar in die Richtung, die „besser geht". Also die Richtung, bei der die Amplitude größer, die Frequenz kräftiger und der Bewegungsspielraum größer, aber pathologisch ist. Am Ende der Bewegung wird auf die Gewebeentspannung gewartet.

Diese Entspannung wird in der Osteopathie **Release** genannt. Erst dann sollte die Bewegung erneut getestet werden. Sie wird jetzt gleichmäßiger sein. Dies wird gegebenenfalls einige Male wiederholt, bis das Gefühl entsteht, die Bewegung nach beiden Seiten ist gleich groß und gleich stark ausgeprägt. Release ist die Entspannung des Gewebes, die unter der Therapeutenhand einsetzt, wenn sich die Blockade, die Verspannung löst, wenn das Gewebe weich wird.

> ✔ **Wichtiger Hinweis**
> Wichtiger als das Beherrschen der Techniken ist die Schulung der Wahrnehmung. Von Bedeutung ist nicht so sehr die Form eines Gelenkes oder des Gewebes, sondern vielmehr, wie es sich bewegt und wie es lebt.

8.2.4 Kompression-Dekompression (Traktion)

Kompression-Traktion wird an blockierten Gelenken angewendet. Die Methode ist eine indirekte Technik. Die Hände nehmen Kontakt ober- und unterhalb des zu behandelnden Gelenkes auf und nähern beide Gelenkpartner aneinander bis zum Release-Gefühl an. Im zweiten Schritt werden die Gelenkpartner durch einen sanften Zug voneinander getrennt, was zu einer Öffnung und damit Entspannung im Gelenkspalt führt. Die Methode führt zur Schmerzlinderung bei arthrotischen Gelenken.

Der Körper stimmt alle lebensnotwendigen Funktionen in **ständiger Bewegung** aufeinander ab. Jede Struktur bewegt sich: das Herz und das Blut, der Atem und alle Körperflüssigkeiten wie zum Beispiel der Liquor und alle Strukturen des Bewegungsapparates (Muskulatur, Sehnen, Gelenke) sowie das Bindegewebe.

Sind die Bewegungen einzelner Körperstrukturen eingeschränkt, beeinflusst das deren Funktion. Ist die **Funktion einer Struktur** gestört, zeigt sie sich in einer veränderten Beweglichkeit. Still, der Begründer der Osteopathie, erkannte, dass alle Erkrankungen des Menschen mit Beeinträchtigungen der körpereigenen Strukturen (Muskeln, Bänder. Knochen und Gelenke) im Zusammenhang stehen. Diese Beeinträchtigungen führen zur verminderten Funktion der inneren Organe. Umgekehrt kann sich die blockierte Organfunktion auf den Bewegungsapparat auswirken. Diese Erkenntnisse von Still gelten für alle Säuger.

Nicht immer signalisiert der Körper eine Funktionsstörung durch Schmerzen oder andere Beschwerden. Der Organismus ist sehr anpassungsfähig und kann manche "Störung", wie Fehlhaltungen, stressbedingte Verspannungen oder sogar Verletzungen lange Zeit ausgleichen. Dabei wird die eingeschränkte Funktion von anderen Körperstrukturen übernommen. So "verlagern" sich Funktionsstörungen und wirken sich auf andere Bereiche des Körpers aus.

Ist aber die **Ausgleichsfähigkeit des Körpers** erschöpft, dann genügt schon ein kleiner physischer oder psychischer Einfluss, um unverhältnismäßig starke Reaktionen hervorzurufen. Diese können dann an einer ganz anderen Stelle des Körpers auftreten. So kann eine Überdehnung der Achillessehne beim Sport zu einer schmerzbedingten Schonhaltung führen, die wiederum die Ursache für verkürzte Beckenmuskeln ist. Schließlich werden sich die Spannungen auf die Wirbelsäule und durch blockierte Nerven auf innere Organe übertragen. Die energetische Behandlung beschränkt sich deshalb nicht nur auf die Behandlung des aktuellen Problems, sondern prüft und korrigiert alle Strukturen.

Osteopathie überprüft, ob sich alles optimal bewegt. Von Bedeutung ist nicht so sehr die Form eines Gelenkes oder des Gewebes, sondern vielmehr, wie es sich bewegt und wie es lebt. Die energetische Osteopathie kombiniert sanfte osteopathische Techniken mit Akupunktur, Akupressur und/oder Meridianmassage.

Sowohl die rein energetischen Methoden wie Akupressur oder Meridianmassage als auch die strukturellen Techniken erfordern die Aufmerksamkeit und Achtsamkeit des Behandlers. Dahin, wo die Aufmerksamkeit gerichtet ist, fließt Energie, da geschieht etwas. Die Gedanken bleiben in der Struktur, die gerade behandelt wird oder im Akupunkturpunkt. Wenn die Gedanken abschweifen, sich mit Alltagsdingen oder Problemen beschäftigen, wird man die feinen Schwingungen des Gewebes und den Fluss des Qi nicht wahrnehmen.

✔ Wichtiger Hinweis

Dahin wo die Aufmerksamkeit gerichtet ist, fließt Energie, da geschieht etwas!

Die Intension der Berührung ist die wichtigste Voraussetzung in der energetischen Osteopathie. Eine liebevolle Berührung ist wichtiger als das Beherrschen der Techniken. Ohne den energetischen Kontakt zum Hund wird die Behandlung eine rein mechanische Aktion.

9 Strukturelle Methoden

Neben der energetischen Behandlung sind auch strukturelle Methoden erforderlich, die aber auch sanft durchzuführen sind. Chiropraktische Techniken und zu kräftige Massagen führen zu weiteren energetischen Blockaden und zur Verstärkung bereits vorhandener Muskelverspannungen. Anatomische Kenntnisse des Bewegungsapparates sind wichtig, um Blockaden zu erkennen.

9.1 Muskeltechniken

Verspannte Muskeln blockieren die Beweglichkeit von Gelenken und Wirbeln. Wenn nur die reine Gelenkbeweglichkeit durch Manipulation wieder hergestellt wird, die Muskulatur aber unberücksichtigt bliebt, wird die Korrektur nicht lange anhalten.

Das Zusammenspiel von Agonisten und Antagonisten, von Nerven und Propriozeptoren ist die Grundlage für die Erhaltung der körperlichen Balance und der Bewegung. Bewegung wird erst durch das **Zusammenspiel der Muskeln** möglich.

Ist der Tonus mancher Muskeln zu hoch oder zu niedrig, gerät die Struktur aus dem Gleichgewicht (▶ Abb. 9.1). Die Folge sind Haltungs- und Stellungsfehler und die daraus resultierenden Schäden. Die Bewegung ist unharmonisch. Bestimmte Bewegungen sind nur eingeschränkt möglich. Der Agonist ist der aktive Muskel, der bei einer Bewegung kontrahiert. Sein Gegenspieler, der Antagonist muss die Bewegung zulassen, indem er sich entspannt und verlängert.

9.1.1 Muskeln und Bewegung

Für die Bewegung der Beine ist eine Vielzahl an Muskeln notwendig:

- Aktive Muskeln bei der Bewegung der Vorderbeine: ▶ Abb. 9.2, ▶ Abb. 9.3, ▶ Abb. 9.4, ▶ Abb. 9.5.
- Aktive Muskeln bei der Bewegung der Hinterbeine: ▶ Abb. 9.6, ▶ Abb. 9.7, ▶ Abb. 9.8, ▶ Abb. 9.9.

9

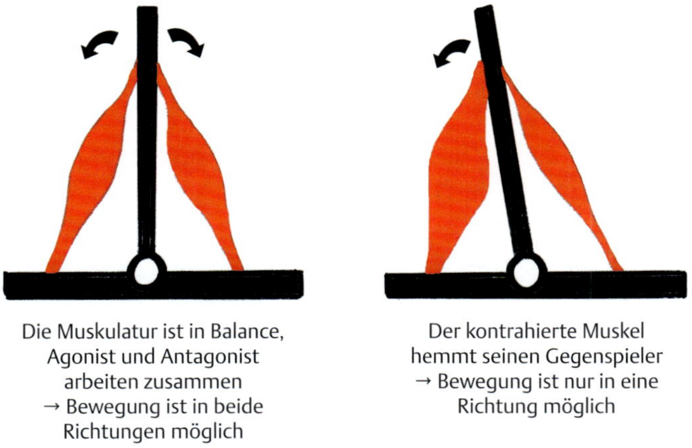

Abb. 9.1 Muskulatur in Balance und Dysbalance.

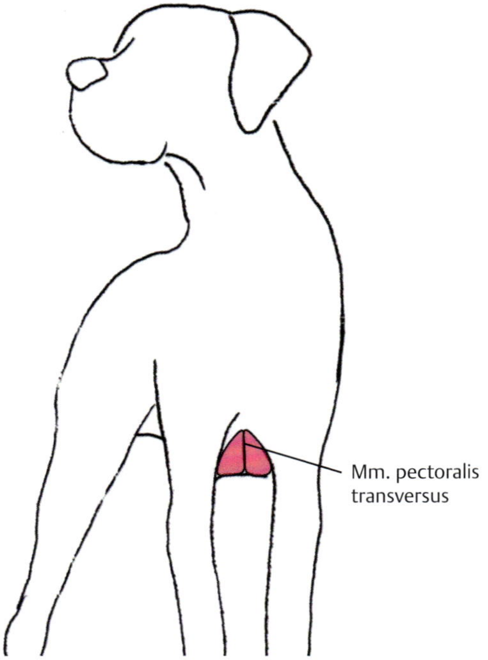

Abb. 9.2 Aktive Muskeln bei der Adduktion der Vorderbeine.

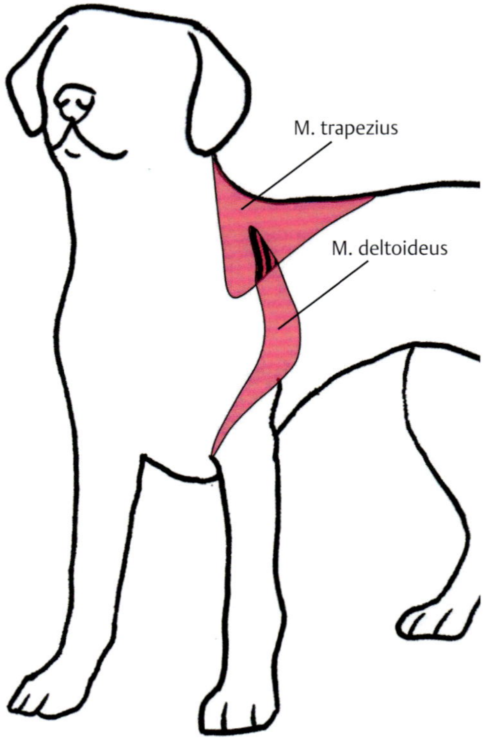

Abb. 9.3 Aktive Muskeln bei der Abduktion der Vorderbeine.

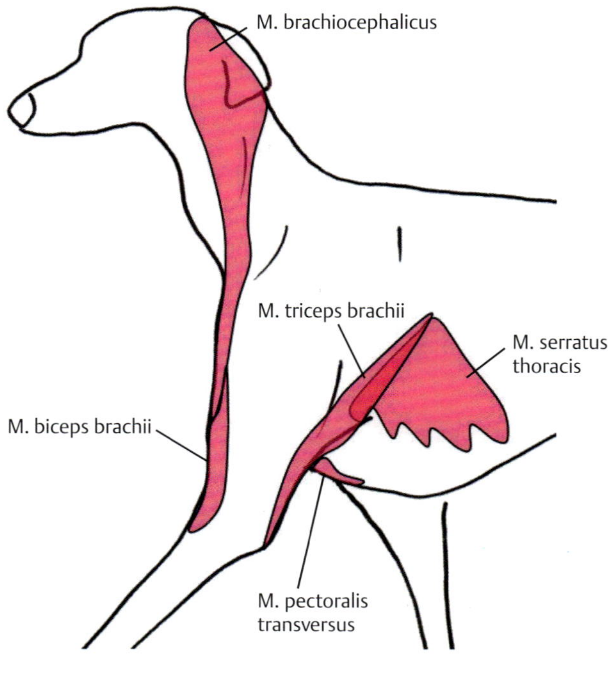

Abb. 9.4 Aktive Muskeln bei der Protraktion der Vorderbeine.

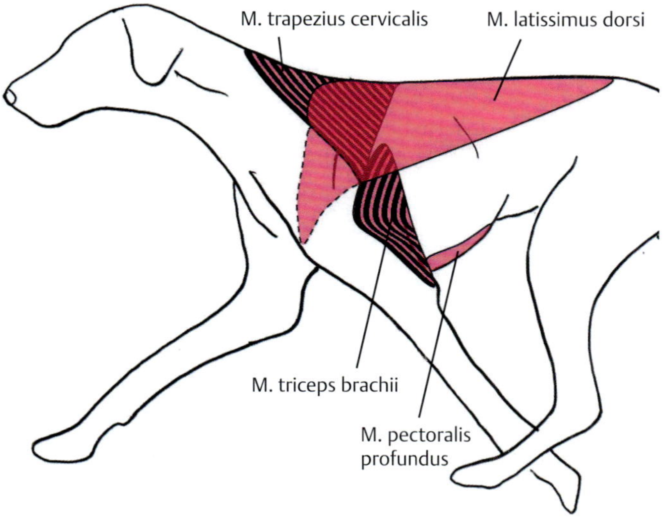

Abb. 9.5 Aktive Muskeln bei der Retraktion der Vorderbeine.

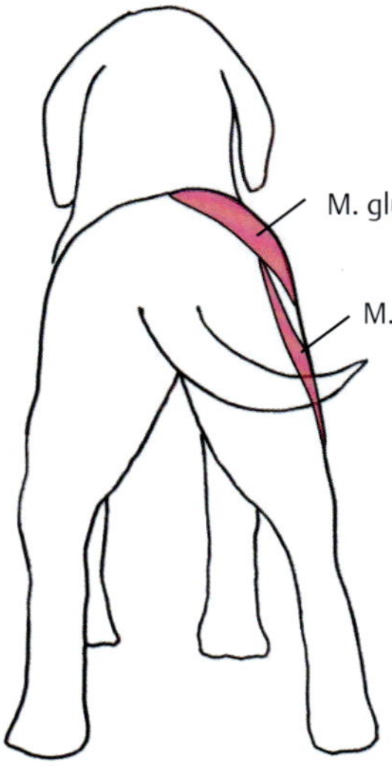

Abb. 9.6 Aktive Muskeln bei der Abduktion der Hinterbeine.

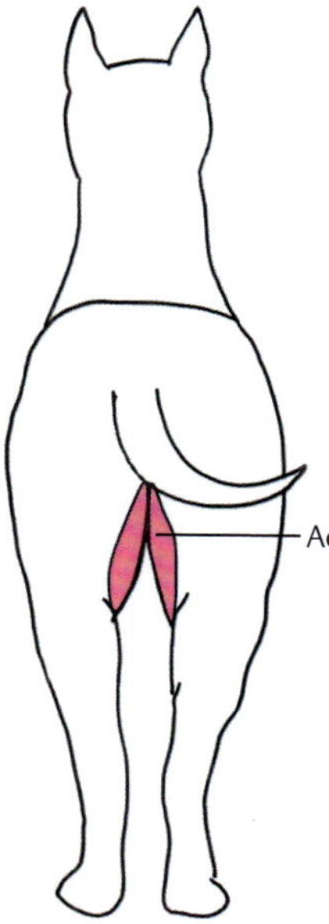

Abb. 9.7 Aktive Muskeln bei der Adduktion der Hinterbeine.

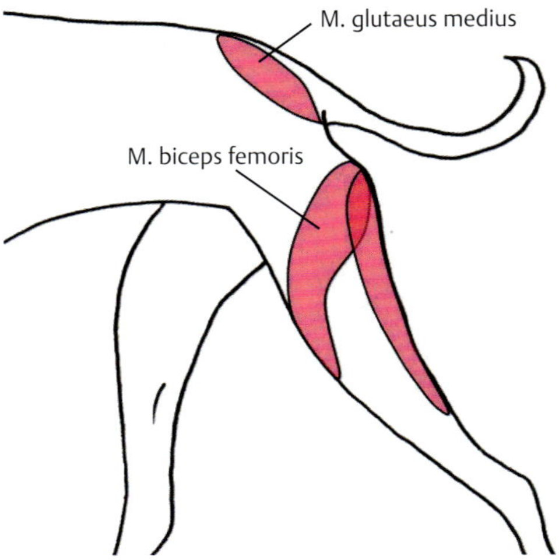

Abb. 9.8 Aktive Muskeln bei der Retraktion der Hinterbeine.

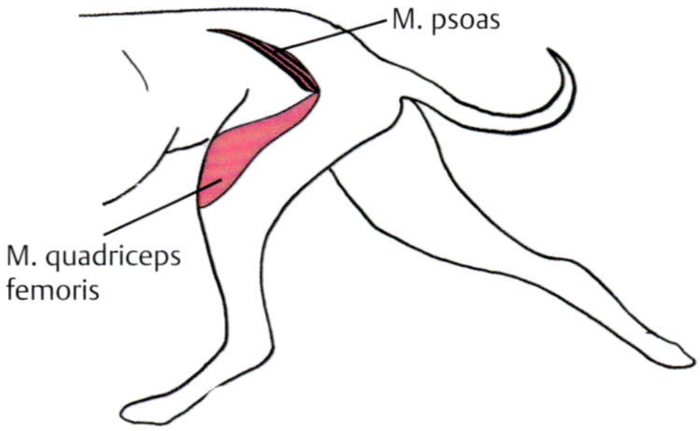

Abb. 9.9 Aktive Muskeln bei der Protraktion der Hinterbeine.

9.1.2 Entspannen eines Muskels

Verhärtete, verspannte Muskeln können gut mit einer sanften, unspezifischen **Massage** (sanfte Massage der Aishi-Punkte oder Triggerpunkte) oder durch eine **Wärmebehandlung** gelockert werden. Sehr wirkungsvoll in der Praxis hat sich die Spindelzelltechnik, eine Methode der der Applied Kinesiology, bewährt.

Triggerpunktbehandlung

Die einfachste Methode, Muskeln zu entspannen, ist die direkte Triggerpunktbehandlung.

Wir suchen einen schmerzenden Punkt im Muskel. Wenn der Hund Schmerzreaktionen zeigt, bleiben wir mit Daumen oder zwei übereinander gelegten Finger im schmerzenden Punkt und warten, bis sich der Hund entspannt oder gähnt. Das kann eine halbe bis zu zwei Minuten oder länger dauern.

Auch eine sanfte kreisende Massage in der Tiefe ist möglich. Der Triggerpunkt kann auch mit Laser behandelt werden.

Triggerpunktbehandlung mit Laserpunktur

Wir sind immer wieder erstaunt, wie schnell sich ein Triggerpunkt durch die Laserpunktur entspannt. Es ist hierzu kein teurer Therapielaser erforderlich. Es genügt ein Laserpointer, dessen Eindringtiefe ausreicht. Der Schmerzpunkt wird für ca. 10–20 Sekunden bestrahlt.

Spindelzelltechnik

Spindelzellen sind kleine, spindelförmige, 2–20 mm lange Nervenfasern im Muskelbauch, die kontinuierlich Signale an das ZNS über die Länge des Muskels senden. Durch Manipulation der Spindelzellen kann ein hypertoner (verspannter) Muskel entspannt werden.

Ein hypertoner, verkürzter Muskel kann sediert werden, indem der Muskelbauch zusammengedrückt wird (▶ Abb. 9.10, ▶ Abb. 9.11, ▶ Abb. 9.12). Das Zusammendrücken verkürzt den Muskel noch mehr. Als Antwort des ZNS verlängert und entspannt sich der Muskel.

> **Therapie: Spindelzelltechnik zur Bewegungsverbesserung**
> Die Protraktion des Vorderbeins ist eingeschränkt. Die Mm. latissimus dorsi werden mit der Spindelzelltechnik, der M. triceps brachii durch Myofaszial-Release entspannt.

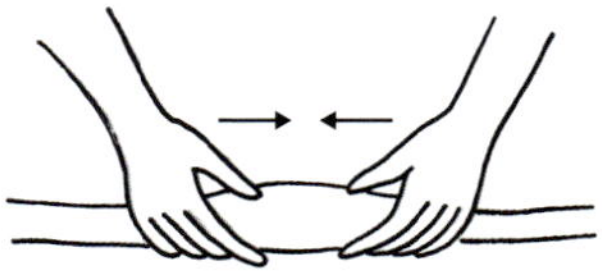

Abb. 9.10 Entspannen des Muskels durch Zusammendrücken des Muskelbauches.

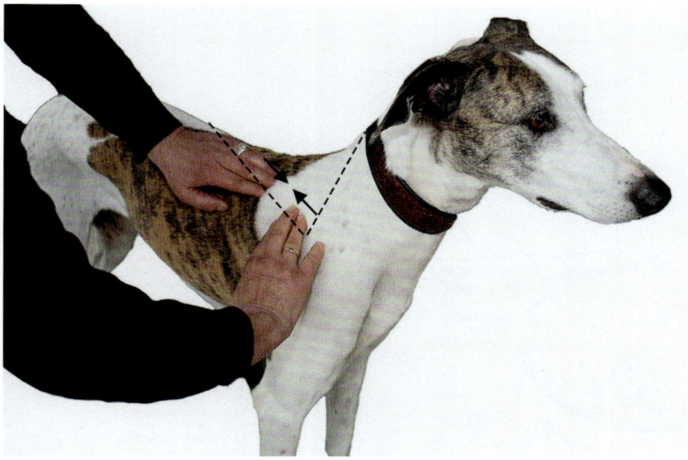

Abb. 9.11 Spindelzelltechnik am M. trapezius.

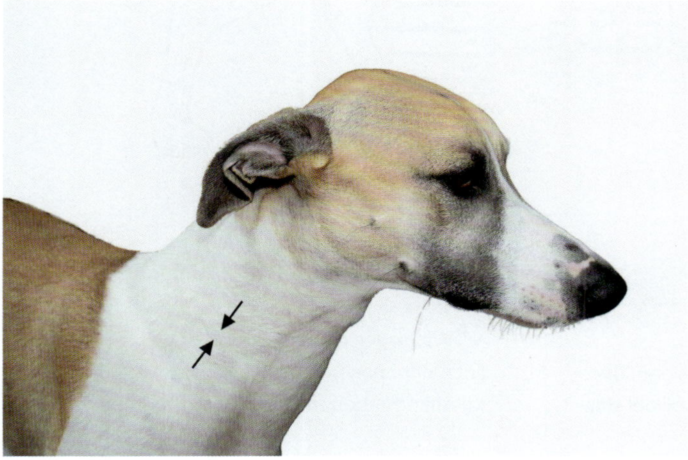

Abb. 9.12 Spindelzelltechnik an den seitlichen Halsmuskeln.

Verbesserung der Muskelfunktion mit den neurolymphatischen Reflexpunkten

Die neurolymphatischen Punkte sind Reflexzonen für eine Verbesserung des Lymphabflusses (▸ Abb. 9.13). Die Reflexzonen sind auch als Chapman-Reflexzonen bekannt.

Der amerikanische Osteopath Chapman fand heraus, dass es einen Zusammenhang zwischen bestimmten Hautzonen, Organen und Muskeln gibt und dass die Massage dieser Zonen den Lymphabfluss im dazugehörenden Organ oder Muskel verbessert. Diese Punkte und Zonen sind meist schmerzhaft. Sie werden mit leichtem Druck massiert. Bei sehr schmerzhaften Punkten ist es sinnvoll, sie zuerst nur mit leichtem Druck zu halten, bis sich der Schmerz aufgelöst hat, und dann erst zu massieren.

Anwendung:

- Bei Schmerzzeichen bei der Palpation von Muskeln werden die neurolymphatischen Punkte des schmerzenden Muskels massiert.
- Zur Bewegungsverbesserung: Ist beispielsweise die Vorwärtsbewegung des Vorderlaufs eingeschränkt, werden die neurolymphatischen Reflexpunkte aller an der Protraktion beteiligten Muskeln (Bizeps brachii, Pectoralis, Trapezius) massiert.

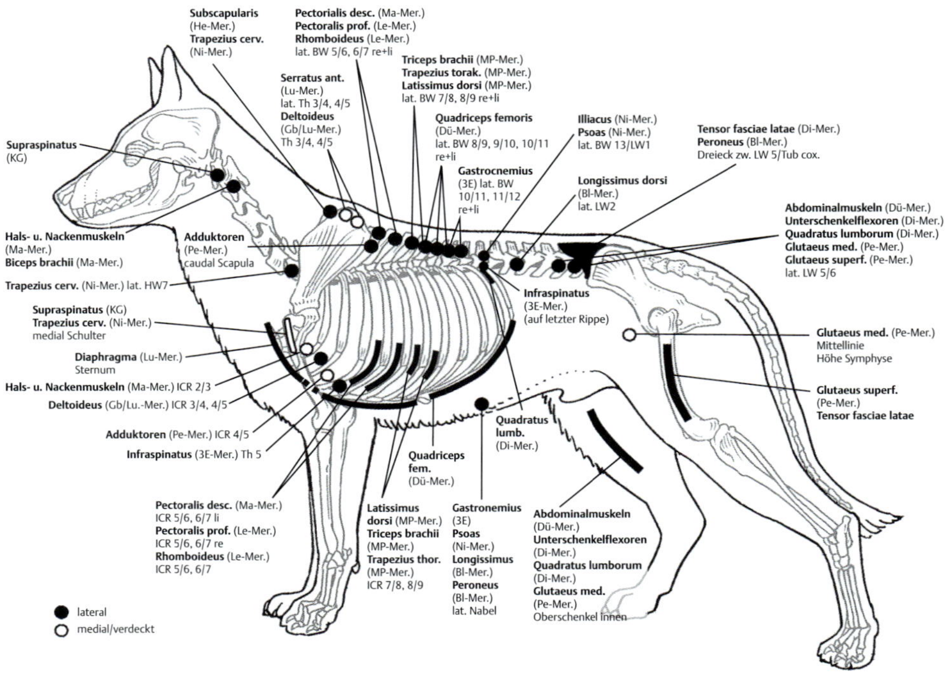

Abb. 9.13 Neurolymphatische Punkte.

> **Therapie: Chapman-Punkte**
>
> Die Chapman-Reflexpunkte harmonisieren die Muskelfunktion. Ihre Wirkung kann sowohl stärkend als auch entspannend sein.

> **✔ Wichtiger Hinweis**
>
> Entzündungen und maligne Prozesse sind eine Kontraindikation für Wärme.

Wärme zur Muskelentspannung

Wärme wirkt auf den Parasympathikus und wirkt gefäßerweiternd. Dadurch werden Durchblutung und Stoffwechsel gefördert, was den Abtransport von schmerzauslösenden Substanzen begünstigt. Generell wird Wärme als Infrarotbehandlung oder Packung zur Muskelentspannung angewendet. Lokal bei Triggerpunkten müssen wir wissen, ob die Wärme wirklich indiziert ist. Bei akut entzündeten Zonen, beispielsweise einem schmerzhaft entzündeten, warmen Gelenk im akuten Stadium oder einer akuten Arthritis, verschlechtert Wärme die Situation.

9.2 Faszientechniken

Energetisch sind die Faszien dem Element Erde zugeordnet. Die Struktur des Elements Erde sind die Muskeln. Das Bindegewebe gehört ebenso dazu wie die Feuchtigkeit. Wenn die Milz als „Verteilerin der Säfte" zu schwach ist, kommt es zur Erstarrung. Bewegung geht verloren. Die Energie staut sich im Gewebe, erkennbar durch Verhärtungen und/oder Myogelosen und es kommt zu Schmerzen. Ein Teufelskreis entsteht. Die Schmerzen führen zu Verspannungen, Schonhaltung und Überlastung an anderen Stellen und damit zu neuen Schmerzen. Schmerzen sind ein Zeichen dafür, dass die Muskeln nur ungenügend mit Sauerstoff versorgt und übersäuert sind.

Auch Hunde leiden – meist durch Schonhaltung aufgrund peripherer Prozesse – an Verspannungen der Rückenmuskulatur.

Faszien können durch drei Techniken behandelt werden:

- Faszienmassage
- Fasziendehnung
- Myofaszial-Release

9.2.1 Faszienmassage

Der Muskel wird mit einer Hand gedehnt. Die andere Hand massiert den Muskel mit der Faust langsam mit leichtem Druck im Faserverlauf auf die dehnende Hand zu (▶ Abb. 9.14). Die Faszienmassage der Kruppenmuskeln und der Hinterbeinmuskeln wirkt sich positiv auf die Hinterbeinbewegung aus. Die Bewegung der Hinterbeine wird verbessert, die Tritte werden länger. Die Massage an den seitlichen Halsmuskeln bewirkt eine bessere Beweglichkeit des Halses.

✔ Wichtiger Hinweis

Die Massage darf nicht schmerzhaft sein!

9.2.2 Myofaszial-Release

Um Muskelfaszien zu lösen, dringt man sanft mit den Fingerkuppen in das Muskelgewebe ein.

Nun können folgende Befunde erhoben werden:

- Spannung: Gibt das Gewebe nach oder baut sich ein Widerstand auf?
- Temperatur des Gewebes: Ist das Gewebe an dieser Stelle besonders warm oder besonders kalt?
- Gewebestruktur: Entsteht der Eindruck, das Gewebe ist elastisch und gibt auf sanften Druck nach oder fühlt es sich hart an? Befinden sich hier Eindellungen, Verhärtungen, ödematöse Schwellungen?

Es wird gerade so viel Druck ausgeübt, um die Festigkeit des Gewebes sowie verhärtete und verklebte Stellen wahrzunehmen. Dann wird gewartet, bis die Finger förmlich ohne Widerstand in den Muskel „einsinken“, bis sich das Gewebe entspannt und freiwindet (▶ Abb. 9.15).

Myofaszial-Release eignet sich besonders für die Brustmuskulatur, den M. triceps brachii und den CTÜ (siehe Kapitel Der zervikothorakale Übergang (S. 178)). Bei der Kruppenmuskulatur und der Rückenmuskulatur werden die Finger flächig auf-

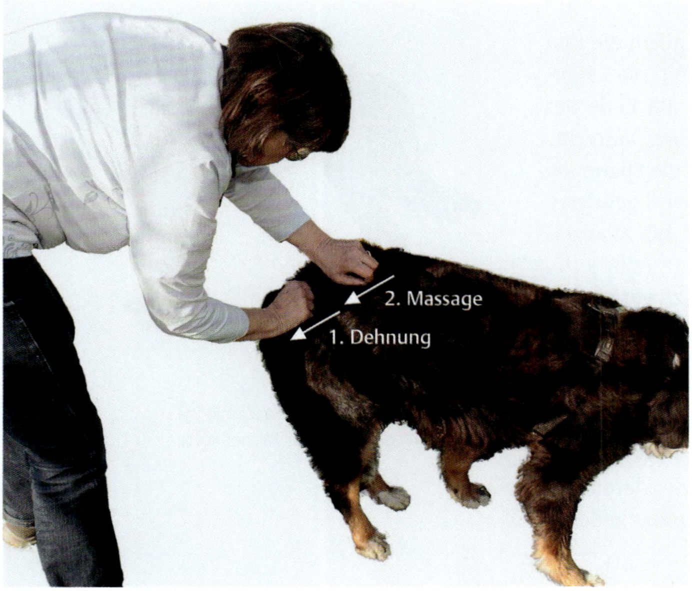

Abb. 9.14 Faszienmassage der Glutealmuskeln.

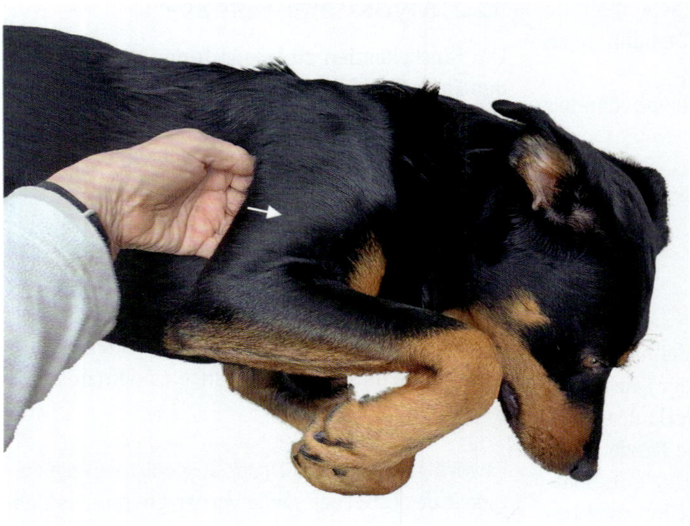

Abb. 9.15 Myofaszial-Release des M. triceps brachii.

gelegt. Die Aufmerksamkeit geht in die Tiefe und verfolgt die Bewegung des Gewebes in die verschiedenen Richtungen. Wenn ein Zug in eine Richtung dominant ist, folgt die Aufmerksamkeit dieser Richtung bis zum Ende der Bewegung und hält sie dort für einige Sekunden bis zum Release-Gefühl an.

9.2.3 Fasziendehnung

Bei der Fasziendehnung werden vor allem die Faszienketten angesprochen. Es wird mit zwei Händen gearbeitet, die am Anfang und am Ende der Kette liegen und eine sanfte Dehnung aufrechterhalten. Die Aufmerksamkeit ist auf die Spannung zwischen den Händen gerichtet. Es wird gewartet, bis sich die ganze Faszienkette löst, bis man das Gefühl hat, der Hund wird „länger" (▶ Abb. 9.16). Das Ziel ist es, die Wahrnehmung so zu verfeinern, dass von der aufgelegten Hand aus jede, auch von der Hand entfernte Restriktion im Inneren des Weichteilgewebes lokalisiert werden kann.

Wenn beispielsweise die laterale Biegung im Rücken nach links nicht oder nur ungenügend möglich ist, können die Muskeln rechts oder deren Faszien verkürzt sein. Die rechte Seite muss gedehnt werden.

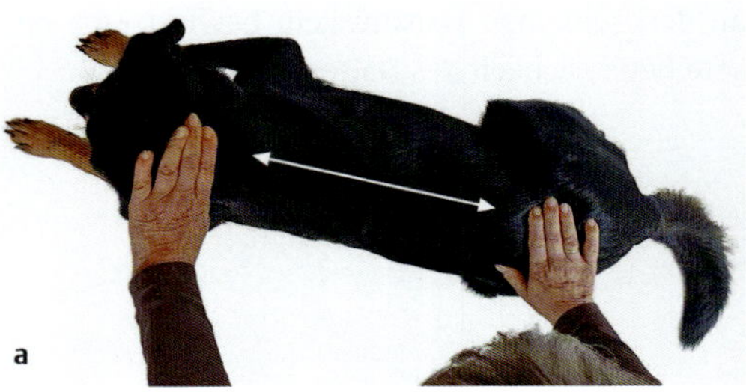

a

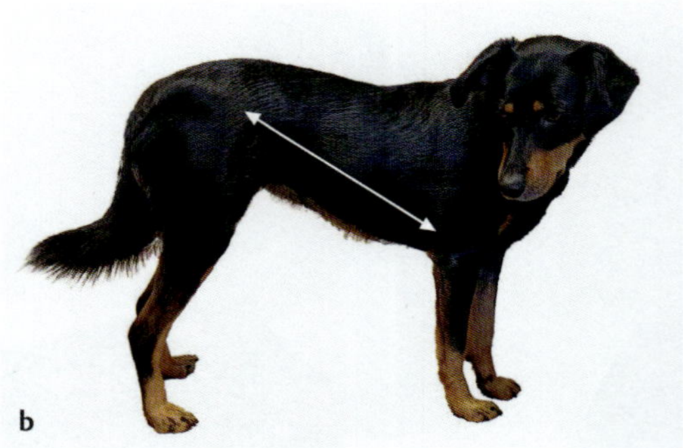

b

Abb. 9.16 Fasziendehnung
a Dehnung der dorsalen Faszienkette
b Dehnung der lateralen Faszienkette

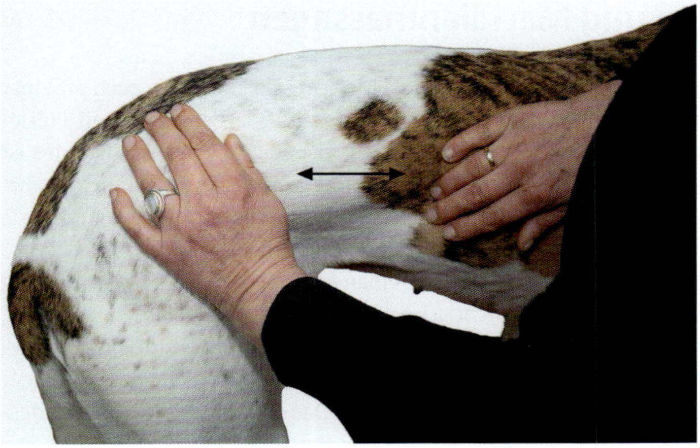

Abb. 9.17 Fasziendehnung der Lendenmuskeln.

Bei Problemen mit der seitlichen Biegung oder bei extremer Schiefe gibt es drei Möglichkeiten der Fasziendehnung:

- Zum Dehnen der **Brust-Lenden-Faszie (Fascia thoracolumbalis)** liegt eine Hand am Hüfthöcker, die andere hinter dem Schultergelenk. Die Aufmerksamkeit ist auf den langen Rückenmuskel (M. longissimus dorsi) gerichtet.
- Zum Dehnen der **oberflächlichen Brustfaszie** liegt eine Hand am Hüfthöcker, die andere kaudal des Buggelenks, wobei die Aufmerksamkeit auf den breiten Rückenmuskel (M. latissimus dorsi) gerichtet ist.
- Die **Lendenfaszie** wird gedehnt, wenn die Bewegung der Lendenwirbelsäule unbefriedigend ist. Eine Hand liegt hinter der letzten Rippe, die andere am kranialen Rand des Hüfthöckers (▸ Abb. 9.17).

9.2.4 Die energetische Behandlung der Faszien

Faszien sind eine bindegewebige Struktur aus kollagenen, elastischen und retikulären Fasern. Das Bindegewebe ist dem Milz-Pankreas-Meridian zugeordnet. Die Tonisierung des Milz-Pankreas-Meridians über den Stärkungspunkt MP 2 stärkt auch die Faszien.

Die Akupunkturpunkte Le 8 und MP 5 sind die Meisterpunkte für Sehnen, Faszien und Bindegewebe und können die manuelle Faszientherapie unterstützen.

9.2.5 Behandlung der tiefen Faszien an den distalen Gelenken

Die Bewegung der distalen Gelenke ist die Beugung und Streckung. Doch sollte ein minimales Gelenkspiel in die Torsion als auch in die Lateralflexion möglich sein. Bei steifen Gelenken lassen verklebte Faszien die Bewegung nicht zu. Diese Flexibilität ist wichtig auf unebenem Boden und bei Sprüngen.

10 Punktbehandlungen und Meridianmassagen

Durch Behandlung bestimmter Akupunkturpunkte oder Meridianverläufe wird die Energie zum Fließen gebracht und der Körper angeregt, sich selbst wieder zu regulieren. Gleichzeitig kommt es durch die Stimulierung der Punkte zur Ausschüttung von Endorphinen.

Forschungen kamen zu dem Ergebnis, dass Akupunktur dünne myelinisierte Nervenfasern im Muskel aktiviert, die Impulse zum Rückenmark leiten, wodurch drei in der Analgesie zusammenwirkende Zentren aktiviert, werden: das Rückenmark, das Mittelhirn und die Funktionseinheit Hypothalamus-Hypophyse. Im Mittelhirn wird das absteigende Raphe-System durch Enkephalin aktiviert, welches die Schmerzweiterleitung im Rückenmark mithilfe der Monoamine Serotonin und Noradrenalin unterdrückt. Das dritte Zentrum, die Funktionseinheit Hypothalamus-Hypophyse, setzt Betaendorphin ins Blut und in den Liquor frei und übt so eine analgetische „Fernwirkung" aus.

Die Akupunktur kann

- weder Energie erzeugen,
- noch vernichten,
- sondern lediglich umverteilen.

> ✔ **Wichtiger Hinweis**
>
> Die Harmonisierung der Meridianenergien stärkt die Reaktionsfähigkeit des Organismus.

10.1 Punktbehandlung (Akupressur, Akupunktur von Einzelpunkten)

Einzelne Punkte sind sinnvoll, um die Meridianbehandlung bei bestimmten Krankheitsbildern zu ergänzen. Einzelne Akupunkturpunkte können sowohl mittels Akupressur als auch mit einem Laser behandelt werden.

Die Akupressur hat den Vorteil, dass vom Behandler das Qi, der Energiefluss wahrgenommen wird. Der zu behandelnde Punkt wird mit zwei übereinander gelegten Fingern sanft anhaltend gedrückt, solange, bis sich der Hund entspannt oder bis das Gefühl entsteht, die Energie, das Qi, ist „angekommen". Meist merkt man dies auch an einer Wärmeentwicklung oder an einem feinen Pulsieren. Auch eine kreisende Massage des Punktes ist möglich. Allerdings wird dabei das Qi nicht wahrgenommen. Die kreisende Massage eignet sich besser zur Triggerpunktbehandlung.

Die übereinander gelegten Finger sind deshalb wichtig, weil jeder Finger eine andere Polarität hat. Der Zeigefinger ist minus-, der Mittelfinger plus-, der Ringfinger wieder minus-, der kleine Finger pluspolig und der Daumen ist neutral. Dies ist deshalb von Bedeutung, damit nicht ungewollt mit einem pluspoligen Finger Energie zugeführt oder mit einem minuspoligen Finger negative Energie aufgenommen wird.

Generell kann man sagen, dass die Punktbehandlung bei akuten Problemen, die Meridianmassage mehr bei chronischen Krankheiten angewendet wird.

Was wird durch Akupressur erreicht? Durch Anregung der Akupressurpunkte werden Endorphine (schmerzlindernde, körpereigene Substanzen) ausgeschüttet:

- Muskelkrämpfe, die oft wesentliche Ursache für Arthritisschmerzen sind, werden gelindert.
- Es kommt zur Verbesserung der Blutversorgung des erkrankten Bereiches und damit zu einer besseren Nähr- und Sauerstoffzufuhr der geschädigten Zellen.
- Körpereigenes Cortison wird freigesetzt (mindert Schwellungen und Entzündungen).

10.1.1 Shu-Mu-Technik

Die Shu-Mu-Technik bewirkt eine Harmonisierung sowohl bei Erkrankung des Organes als auch bei Energiemangel des zugeordneten Meridians. Zur Harmonisierung wird der Alarmpunkt zusammen mit dem Zustimmungspunkt behandelt. Die Shu-Mu-Technik verstärkt die Organbehandlung.

> **Therapie: Harmonisierung des Milz-Pankreas-Meridians**
>
> Der Shu-Punkt Bl 20 wird zusammen mit dem Mu-Punkt Le 13 gedrückt.

Diagnose

Zur Beurteilung, ob die Shu-Mu-Technik angezeigt ist, dient zunächst die Anamnese. Eine chronische Erkrankung sollte möglichst immer mit der Shu-Mu-Technik behandelt werden, insbesondere, wenn Müdigkeit und Erschöpfung im Vordergrund stehen, was bei Stoffwechselstörungen und fütterungsbedingten Krankheiten oft der Fall ist.

Zur Diagnose dienen die Shu-Punkte selbst. Die Druckschmerzhaftigkeit ist das erste Kriterium, jedoch muss differenziert werden, ob es sich nicht „nur" um einen Triggerpunkt handelt. Dieser sollte zuerst behandelt werden. Dann wird der zugehörende Alarmpunkt (Mu-Punkt) untersucht oder mittels AK-Test oder RAC getestet. Auch die Shu-Punkte können getestet werden. Wenn eine chronische Krankheit vorliegt, reagieren beide, sowohl der Shu- als auch der Mu-Punkt.

Technik

Beide Punkte werden gleichzeitig behandelt. Nadelakupunktur ist nicht bei allen Punkten möglich, vor allem nicht bei sehr unruhigen Hunden. Bei den Alarmpunkten von Dünndarm, 3E und Blase ist es ratsam, mit Laser zu arbeiten. Auch Farbpunktur ist möglich. Dabei verwendet man am besten die Elementefarbe.

Bestrahlt werden der Zustimmungs- und der Alarmpunkt gleichzeitig.

10.1.2 Massage der Ting-Punkte

Die Anfangs- und Endpunkte an den Zehen (siehe Kapitel Ting-Punkte (S. 104)) werden sanft kreisend massiert. Die Massage der Punkte wirkt auf andere schmerzhafte Punkte im Meridian, auf die Zustimmungspunkte sowie auf Bereiche, über die der Meridian verläuft.

10.2 Meridianmassage

Der zu stärkende Meridian wird vom Anfangspunkt in Flussrichtung bis zum Endpunkt massiert. Die Meridianmassage kann sowohl mit den Fingern als auch mit einem Massagestäbchen aus Metall, Holz oder einem Edelsteinstäbchen durchgeführt werden. Das Massagestäbchen muss eine abgerundete Spitze haben, damit die Massage keinen Schmerz bereitet.

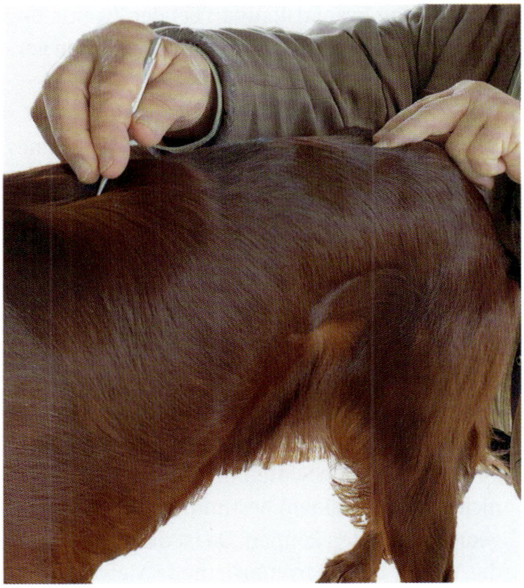

Abb. 10.1 Meridianmassage des Blasen-Meridians mit dem APM-Stäbchen.

Der Finger mit dem Stäbchen zieht den Meridian mit leichtem Druck in seiner Verlaufsrichtung, wobei darauf zu achten ist, dass sich beide Hände auf dem Meridian befinden. Dadurch entstehen 2 Pole, ähnlich wie in einer Batterie, zwischen denen die Energie fließt. Die Hand mit dem Stäbchen zieht auf die andere Hand zu (► Abb. 10.1). Bei langen Meridianen kann der Verlauf geteilt werden, vor allem wenn der Meridian die Richtung ändert.

10.2.1 Spannungsausgleichsmassage (SAM)

Bei der sog. Spannungsausgleichsmassage geht es um größere Energieverlagerungen. Die Therapie besteht darin, energieleere Bezirke aufzufüllen, damit sich gleichzeitig energievolle Bezirke entleeren, um damit den Zustand einer harmonischen Energieverteilung herbeizuführen.

Die Energieverlagerung ist in verschiedenen Ebenen möglich:

- **Zweiteilung dorsal-ventral:** Die Zweiteilung dorsal-ventral bewirkt einen Ausgleich zwischen Yin und Yang, zwischen oben und unten. Je nach Symptomen werden entweder alle Yin-Meridiane einschließlich des Gouverneursgefäßes oder alle Yang-Meridiane einschließlich des Konzeptionsgefäßes behandelt.

- **Zweiteilung kranial-kaudal:** Bei der Zweiteilung kranial-kaudal wird die Harmonie zwischen vorne und hinten hergestellt.
- **Dreiteilung:** Behandlung eines Umlaufs.
- **Sechsteilung:** Behandlung der 2 Meridiane eines Elementes.
- **Zweiteilung SAM ventral (Stärkung des Yin):** Die meisten energetischen Probleme sind ein Yin-Mangel. Generell kann man sagen, dass Systemerkrankungen (Krankheiten, die ein oder mehrere Organsysteme betreffen, z. B. Allergien, Stoffwechselstörungen, Diabetes, Hauterkrankungen, Autoimmunerkrankungen), eine Stärkung des Yin erfordern. Viele Hunde werden mit einer Vielzahl von Symptomen vorgestellt, die nicht eindeutig einem bestimmten Meridian zugeordnet werden können. Da ist die Stärkung des Yin die erste harmonisierende Maßnahme.

Wenn sich beispielsweise die Probleme des Hundes vermehrt im Bauchbereich abspielen, z. B. schwache Bauchmuskulatur (Hängebauch) oder Mastitis, werden alle Yin-Meridiane gestärkt.

▶ **Zweiteilung SAM dorsal (Stärkung des Yang)** Das Yang wird gestärkt, wenn sich der Hund in einem schlechten Allgemeinzustand befindet, z. B. nach einer Operation oder nach einer ernsten Krankheit.

Wenn sich die Probleme des Hundes vermehrt im Rücken und an den Außenseiten der Beine befinden, z. B. bei Rückenschmerzen, Ekzem nur im Rückenbereich, werden alle Yang-Meridiane gestärkt.

Es ist auch möglich, nur Teile des Meridians zu behandeln, um Energie in einen bestimmten Körperbereich zu bringen.

▶ **Zweiteilung SAM kranial** Die SAM kranial wird angewandt, wenn die Probleme des Hundes vermehrt in der vorderen Körperhälfte lokalisiert sind, z. B. ständig verspannte Halsmuskeln und Probleme der Vorderbeine. Alle Meridiane kranial des Gürtelgefäßes werden tonisiert. Dazu wird im ersten Schritt das Gürtelgefäß in seinem Verlauf mit der Hand ausgestrichen. Danach werden alle kurzen Meridiane in ihrem ganzen Verlauf sowie alle langen Meridiane ab dem Gürtel in Richtung Kopf sowie ab dem Kopf bis zum Gürtel behandelt.

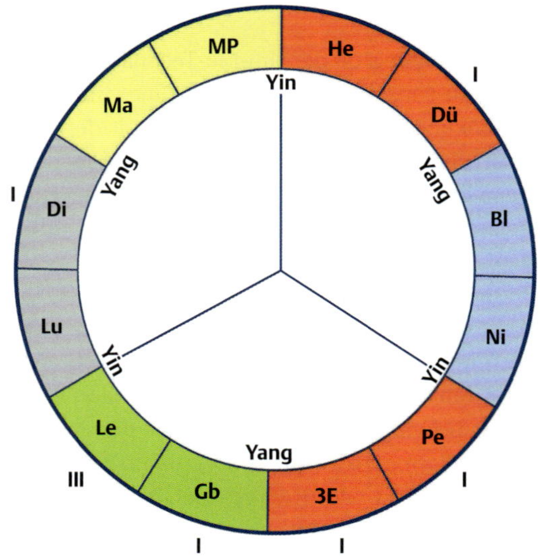

Abb. 10.2 Beispielindikation für den 2. Umlauf.

▶ **Zweiteilung SAM kaudal** Bei Problemen die sich vermehrt im hinteren, kaudalen Bereich abspielen, z. B. bei einem schwachen Hinterbein, wiederkehrenden Problemen der Hinterbeine oder der Lendenwirbelsäule sowie bei gynäkologischen Problemen, werden alle langen Meridiane ab dem Gürtel bis zu den Zehen bzw. von den Zehen bis zum Gürtel tonisiert.

▶ **Dreiteilung (Spannungsausgleichsmassage eines Umlaufs)** Bei der Dreiteilung wird ein ganzer Umlauf tonisiert, indem jeweils zwischen den End- und Anfangspunkten eine Verbindung hergestellt wird. So wird aus den 4 Meridianen des Umlaufs ein langer Meridian.

Der Umlauf wird gewählt, wenn sich nach Auswertung der Symptome die meisten Störungen in einem Umlauf befinden (▶ Abb. 10.2).

▶ **Sechsteilung – Behandlung eines Elementes** Das Element, die Sechsteilung, wird bei diesen Gelegenheiten gewählt:

- Wenn die Probleme des Hundes offensichtlich ein Element betreffen, z. B. LWS-Probleme, zusätzlich Karies, Ängstlichkeit, Pilzbefall im Ohr. Bei diesem Beispiel würden sich die Markierungen deutlich im Element Wasser befinden.

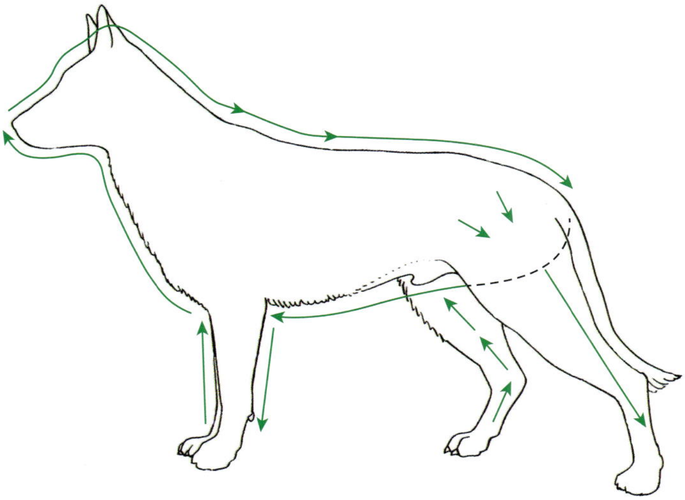

Abb. 10.3 Der große Kreislauf der Energiemassage.

- Wenn sich nach ein- oder zweimaliger energetischer Behandlung die Symptome verringern und nur noch ein Element betreffen.
- Wenn sich nach Auswertung der Symptome die meisten Störungen noch in einem Element befinden.

Beispiel: Nach der Dreiteilung konzentrieren sich die Energieflussstörungen nur noch in einem Element.

10.2.2 Energiemassage – der große Kreislauf

Bei der Energiemassage handelt es sich um eine unspezifische Yin-Yang-Verteilung.

Beim **großen Kreislauf** wird mit den Fingerkuppen (mäßiger Druck) entlang der Körpermitte von der Oberlippe Richtung Schwanz gestrichen (▶ Abb. 10.3). Auf der Mittellinie der Bauchseite wird vom Schambein aus bis zur Unterlippe gestrichen. Es ist wichtig, dass immer beide Hände auf der Mittellinie aufliegen. Eine Hand streicht jeweils auf die andere zu.

An den Vorderbeinen wird mit der flachen Hand an der Rückseite nach unten, auf der Vorderseite nach oben gestrichen (eine Hand streicht auf die andere zu).

An den Hinterbeinen wird mit der flachen Hand an der Außenseite nach unten, an der Innenseite nach oben gestrichen. Die Energiemassage ist besonders dazu geeignet, am Ende der Behandlung das ganze System zu harmonisieren oder als „Hausaufgabe" für den Hundebesitzer, um die Behandlung zu unterstützen.

Der große Kreislauf ist auch hervorragen dazu geeignet einen psychischen Ausgleich durchzuführen.

Der **kleine Kreislauf** besteht aus den beiden Sondermeridianen Konzeptions- und Gouverneursgefäß. Er wird hauptsächlich bei überwiegend psychischen Problemen durchgeführt. Er wirkt allgemein entspannend.

> **✔ Wichtiger Hinweis**
> Die Energiemassage wirkt wie Akupunktur, sie harmonisiert den Energiefluss in den Akupunkturmeridianen und stärkt Psyche und Körper.

Der große Kreislauf ist die energetische „Hausaufgabe" für den Tierbesitzer, um die Behandlung zu unterstützen, vor allem, wenn die Behandlung in großen Abständen erfolgen muss.

11 Ergänzende Behandlungsmöglichkeiten

11.1 Homöopathie

Auch die Homöopathie ist eine energetische Behandlungsform. Die aus dem Gleichgewicht geratene Energie, die pathologische Schwingung der Krankheit, wird durch die heilende Schwingung des richtigen Mittels harmonisiert. Wir empfehlen im Rahmen dieses Buches niedrige Potenzen. Die Verabreichung von Hochpotenzen ist Therapeuten vorbehalten, die eine umfassende Homöopathie-Ausbildung haben.

✔ Wichtiger Hinweis

Ziel der Homöopathie ist vordergründig nicht die Beseitigung der Krankheitssymptome, sondern die Beseitigung der Ursachen durch Stärkung der Selbstheilungskräfte des Organismus.

11.1.1 Wirkung der Homöopathie

Für die Homöopathie werden folgende Wirkungen postuliert:

- Durch die homöopathische Therapie stellt sich der Körper um und bekommt dadurch seine Krankheitsanfälligkeit wieder in den Griff.
- Die Homöostase, das Gleichgewicht der Körperfunktionen, wird wiederhergestellt.
- Der Energiefluss wird in Bewegung gebracht. Energiedefizit in Körper und Psyche, die Voraussetzung für ein intaktes Regel- und Abwehrsystem, werden ausgeglichen.
- Krankheiten werden von innen nach außen geleitet (keine Belastung des Bindegewebes).

Globuli werden dem Hund in die Lefze gegeben, dann einige Sekunden warten, bis die Globuli über die Maulschleimhaut resorbiert sind. Dadurch gelangt die Energie des Mittels direkt in die Blutbahn und die höchste therapeutische Wirkung wird erreicht.

Die Gabe von Globuli ins Futter ist nicht empfehlenswert, da sie abgeschluckt und von der Magensäure sofort zersetzt werden. Tropfen sind alkoholisch und werden vom Hund oft verweigert. Bei der Mittelgabe ist darauf zu achten, dass jeweils nach einigen Tagen eine 2-tägige Pause eingelegt wird, da bei Dauereinnahme sogenannte Mittelsymptome und eine schwer zu behandelnde Erstverschlimmerung eintreten kann. Zwar erfordert jede Störung, jede organische Schwäche ein bestimmtes Mittel, doch kann durch die Stärkung von Leber, Niere und Bauchspeicheldrüse eine allgemeine Harmonisierung der inneren Organe erreicht und ernsthaften Krankheiten vorgebeugt werden (Mittelgabe als Kur 2- bis 3-mal im Jahr über 3–4 Wochen). Die Nierenkur wird idealerweise im Winter, dem Element Wasser mit Niere und Blase, die Leberkur im Frühling, dem Element Holz mit Leber und Galle, die Pankreaskur im Spätsommer, dem Element Erde mit Magen und Milz verabreicht.

► **Homöopathische Leberkur** Die Leber wird idealerweise im Frühling, der Jahreszeit des Holz-Elementes, gestärkt.

Bewährte Lebermittel:

- Carduus marianus D 12
- Flor de piedra D 12
- Taraxacum D 12

Schema:

- 1 × täglich 5–7 Globuli
- Gabe über 5 Tage
- dann 2 Tage Pause
- dann wieder Gabe über 5 Tage usw.
- Dauer der Kur ca. 3 Wochen

Wie essenziell wichtig die Stärkung der Leber ist, zeigt sich in der Kausalkette Leber (siehe Kapitel Chronische Krankheiten und Kausalketten (S. 227)) mit den zahlreichen Auswirkungen auf alle Organsysteme.

► **Homöopathische Nierenkur** Die Niere wird idealerweise im Winter, der Jahreszeit des Wasser-Elementes, gestärkt.

Bewährte Nierenmittel:

- Solidago D 12
- Berberis D 12
- Silicea D 12

Schema:
- 1 × täglich 3–5 Globuli
- Gabe über 5 Tage
- dann 2 Tage Pause
- dann wieder Gabe über 5 Tage usw.
- Dauer der Kur ca. 3 Wochen

▸ **Homöopathische Pankreaskur** Die Bauchspeicheldrüse wird idealerweise im Spätsommer, der Jahreszeit des Erde-Elementes, gestärkt.

Bewährte Pankreasmittel:
- Ceanotus americanus D 12
- Colocynthis D 12
- Eichhornia D 12

Schema:
- 1 × täglich 3–5 Globuli
- Gabe über 5 Tage
- dann 2 Tage Pause
- dann wieder Gabe über 5 Tage usw.
- Dauer der Kur ca. 3 Wochen

11.1.2 Die 6 großen homöopathischen Grundtypen beim Hund nach Walter Salomon

Auf der Suche nach dem richtigen homöopathischen Konstitutionsmittel richten wir uns zunächst nach dem Kaliber des Hundes. Eine Hunderasse kann kalibermäßig leichter oder schwerer sein, deshalb kann die gleiche Hunderasse einmal einen Schritt weiter oben oder weiter unten in dieser Tabelle sein (▸Tab. 11.1, ▸Tab. 11.2, ▸Tab. 11.3, ▸Tab. 11.4, ▸Tab. 11.5, ▸Tab. 11.6). Mischlingshunde sind dort einzuordnen, wo die äußere Ähnlichkeit einem Rassenhund entspricht.

Weiße, getigerte, gefleckte, gescheckte oder pigmentlose (erscheinen rosa) Hunde brauchen sehr häufig unabhängig von den vorgenannten Grundtypen-Homöopathika das Mittel Lycopodium, da hier eine massive Leberfunktionsstörung vorliegt, auch wenn sich diese meist erst im höheren Lebensalter zeigt. Auch der zuchtbedingte Pigmentverlust z. B. der heute fast pastellfarbene Retriever, früher intensiv rot-gelb, gehört zum Funktionskreis von Lycopodium.

Tab. 11.1 Arsenicum album (Ars alb).

Konstitution	Disposition	Beispielrassen	Besonderheiten
• Atmungstyp • sehr lange Typen • Langstreckenläufer • kein Fleischansatz • feingliedrig, nervig	Probleme mit dem Atmungstrakt	• Dobermann • viele Windhundarten vom Typ des Wippets • Pinscher aller Größen	• Diesen Typ verkörpern viele ausgemergelte, kranke oder sehr alte Hunde (kachektisch) aber auch Hunde, die in Richtung chronische Lungenproblematik laufen. Ars-alb-Hunde schauen immer wesentlich älter aus als sie wirklich sind. • Typisch für alte Ars-alb-Hunde ist die verschuppte Haut. Sie vermitteln den Eindruck der Hoffnungslosigkeit, Lethargie, zeigen körperliche Schwäche, Erschöpfung und Kräfteverfall. • Zu dieser Gruppe gehören auch die meisten sog. Einmann-Hunde.

Tab. 11.2 Phosphor (Phos).

Konstitution	Disposition	Beispielrassen	Besonderheiten
• Stoffumsatztyp • hochgezüchtet, feingliedrig, dünn, hager, dünnhäutig • Fressgier wechselt mit Abmagerung wegen geringer Fresslust • hohe Leistungsbereitschaft aber mit wenig Durchhaltevermögen (daher in aller Regel Kurzstreckenläufer!) mit nachfolgender Abmagerung wegen geringer Fresslust • nach Leistung sehr erschöpft • ängstlich, sehr geräuschempfindlich (ausgeprägtes Fluchtverhalten) • widersetzlich, wenn sie den Anforderungen aus Unvermögen heraus nicht genügen können	Nervosität, Ängstlichkeit	• Spaniels • Terrier (inkl. Jack Russel) • viele Windhundarten • Pudel (meist Zwergpudel)	• rötliche/rote Haare oder bei andersfarbigem Fell rötlicher oder metallisch glänzendes Fell bei Sonnenlicht • Phos sind Deutsche Schäferhunde (wenn rötliche Färbung), unabhängig vom Kaliber

Tab. 11.3 Calcium phosphoricum.

Konstitution	Disposition	Beispielrassen	Besonderheiten
• mehr Stoffansatztypen • stabil • leistungsbereit und leistungsfähig	Probleme mit Calcium-Stoffwechsel und Knochensystem	• Zwergdackel • Collie • Australian Shepard • Husky • Schnauzer aller Größen	• fördert die gesamten nutritiven Prozesse des Körpers • gutes Aufzuchtmittel (besonders bei quadratischen Tieren) • typisch für dieses Mittel ist ein sehr schmaler, spitzer Kopf

Tab. 11.4 Belladonna (Bell).

Konstitution	Disposition	Beispielrassen	Besonderheiten
• gutmütig, nervenstark • haben ihren eigenen Kopf • im Handling oft nicht ganz einfach • große Leistungsfähigkeit • leichtfuttrig	• Probleme mit dem Stoffwechsel • Leber oft überfordert • sehr sensible Sinnesorgane	• Retriever, Labrador • Deutscher Dogge • Dalmatiner • Spitze • Chow-Chow • die meisten Jagdhunderassen inkl. der Vorstehhunde • Boxer • Rottweiler	In Ruhe und bei geringer Arbeit ist – wenn nicht überfüttert – vor allem am gesamten Rumpf/an der Bauchseite das oberflächliche Adersystem deutlich sichtbar/spürbar.

Tab. 11.5 Calcium carbonicum (Calc carb).

Konstitution	Disposition	Beispielrassen	Besonderheiten
• Stoffansatztypen (mastig, pastös, lymphatisch, grobknochig) • Neigung zu konstitutioneller Fettsucht • Spätentwickler • langsam, phlegmatisch, schwerfällig	• Probleme mit Drüsen (besonders Nebenschilddrüsen), Steinbildungen (Nieren- und Magensteine) • anfällig für Ekzeme und brüchige Krallen • Probleme mit dem Calcium-Stoffwechsel und dem Knochensystem, vor allem Hüftgelenksprobleme, daher oft schmerzhafte Gelenke mit Bewegungsunlust, sekundäre Muskelatrophie • gutes Aufzuchtmittel, um Knochenproblemen vorzubeugen	• sehr viele Hüte- und Hirtenhunde im Typ des Bernhardiners (quadratischer Schädel) • Berner Sennenhund • Bobtail • Highland-Terrier	gutmütig, ausgeglichen

Tab. 11.6 Graphites (Graph).

Konstitution	Disposition	Beispielrassen	Besonderheiten
• Stoffansatztyp (mastig, lymphatisch, grobknochig, leicht verfettend) • dick, faul und gefräßig	• Neigung zum Lymphatismus, viele Hautprobleme, besonders Ekzeme • viele Probleme mit den Knochen, z. B. Hüftgelenksdysplasie	• Bernhardiner • Leonberger • Neufundländer • Mops • Bulldoggen	gefräßig, langsam

11.2 Schüßler-Salze

Eine Alternative zur Homöopathie sind die homöopathisch aufbereiteten Mineralstoffe, die vom Mediziner und Homöopathen Dr. Wilhelm Heinrich Schüßler entwickelten Schüßler-Salze. Schüßler vereinfachte die homöopathische Lehre in der Annahme, dass es 12, je einem bestimmten Gewebe oder Organ zugeordnete Mineralsalze gibt (▶ Tab. 11.7). Durch die Potenzierung gelangen die Mineralsalze ins Innere der Zelle.

Detaillierte Informationen in der Literatur, z. B. „Schüßlersalze für Hunde".

11.3 Behandlung der Chakren

Körperliche und seelische Traumata können die Chakren blockieren und schließen. Die Öffnung zur universellen Energie, aus der jedes Lebewesen die Energie erhält, ist verschlossen.

Ist die Energie eines Chakras blockiert, öffnet es sich nicht mehr nach außen. Es sind nicht nur physisch-stoffliche, sondern auch seelisch-geistige Ursachen dafür verantwortlich.

Die Chakren-Energie kann mit den Handflächen gespürt werden. Nachdem sich der Behandler in einen entspannten Zustand, den Alphazustand gebracht hat, lässt er seine Hand in die Aura sinken. Seine Aufmerksamkeit ist nur hier.

Tab. 11.7 Hauptwirkung der Schüßler-Salze.

Nummer	Mittelbezeichnung	Hauptwirkung
1	Calcium fluoratum	Bindegewebe, der Gelenke und Haut
2	Calcium phosphoricum	Knochen und Zähne
3	Ferrum phosphoricum	Immunsystem
4	Kalium chloratum	Schleimhäute
5	Kalium phosphoricum	Nerven und Psyche
6	Kalium sulfuricum	Entschlackung
7	Magnesium phosphoricum	Muskeln und Nerven
8	Natrium chloratum	Flüssigkeitshaushalt
9	Natrium phosphoricum	Stoffwechsel
10	Natrium sulfuricum	innere Reinigung
11	Silicea	Haare, Haut und Bindegewebe
12	Calcium sulfuricum	Gelenke

Die Aufmerksamkeit gleitet, beginnend beim Wurzel-Chakra, von einem Chakra zum nächsten. Ist eine Abstrahlung (Öffnung nach außen) zu spüren? Ist eine kreisende Bewegung zu spüren? Eine Wärme- oder etwa eine Kälteabstrahlung? Zeigt sich ein Widerstand in den Energiekörpern? Zeigen sich gewisse Unebenheiten, „Löcher“ oder „Ausbeulungen“?

Das blockierte Chakra ist als unbeweglich wahrnehmbar. Die Öffnung das blockierten Chakras kann auf verschiedene Weise erfolgen.

► **Kardinalpunkte** Für jedes Chakra gibt es zwei Kardinalpunkte (einmal am Vorderbein, einmal am Hinterbein). Die Befehls- und Kardinalpunkte der Chakren sind teilweise die gleichen wie bei den Sondermeridianen. Damit haben wir eine direkte Verbindung Chakra-Sondermeridian.

Durch Akupressur der Kardinalpunkte können die Chakren geöffnet werden (► Tab. 11.8).

► **Farblicht** Mit einer Farblampe, z. B. „Chakrenleuchte Spectra-Light“, wird das blockierte Chakra, wenn möglich in der Drehrichtung des Chakras, bestrahlt. Die Drehrichtung kann bioenergetisch (z. B. Tensor, kinesiologischer Muskeltest) ausgetestet werden.

Tab. 11.8 Kardinalpunkte der Chakren.

Kardinalpunkte	Chakra
Lu 1 + Ni 7	Wurzel-Chakra
Ni 6 + He 7	Sakral-Chakra
MP 4 + Di 4	Nabel-Chakra
Bl 62 + Dü 3	Herz-Chakra
Gb 41 + 3E 5	Hals-Chakra
Gb 37 + Pe 9	Stirn-Chakra
Gb 37 + Pe 9	Kronen-Chakra

► **Edelsteine** Mit dem zugeordneten Edelstein kann ein Chakra durch Auflegen aktiviert werden:

- Wurzel-Chakra → Achat
- Sakral-Chakra → Karneol
- Nabel-Chakra → Tigerauge
- Herz-Chakra → Rosenquarz
- Hals-Chakra → Aquamarin
- Stirn-Chakra → Lapislazuli
- Kronen-Chakra → Amethyst metallicum

► **Aromatherapie** Aromaöle, auf das Chakra aufgetragen, aktivieren ebenfalls. Möglich ist auch, den Duft einatmen zu lassen, indem ein Tropfen des Öls auf die Hundedecke verteilt wird.

► **Stimmgabel** Die Schwingung der Stimmgabel hat heilende Wirkung auf das Chakra. Möglich ist die Anwendung einer allgemein energetisierenden Stimmgabel, z. B. „Energie“ oder spezieller Chakren-Stimmgabeln.

► **Metall-Essenzen** Metall-Essenzen wurden schon von Paracelsus angewendet. Heute sind vor allem die anthroposophischen Mittel von Wala und Weleda von Bedeutung. Sie werden als Globuli verabreicht und wirken dadurch auf das Chakra (► Tab. 11.9).

11.4 Farbtherapie (Chromotherapie)

Eine besondere Form der energetischen Behandlung ist die Farbtherapie. Farben haben bestimmte Schwingungen, die sowohl körperliche als auch psychische Wirkungen haben.

Das Farblicht gibt gemäß seiner Wellenlänge Energien an die dem Körper innewohnenden Elektronen ab. Über Akupunkturpunkte wirkt diese Energieübertragung besonders gut auf das Schwingungsverhalten von Zellen und Geweben.

Bei der Farbpunktur nach Mandel werden die klassischen Akupunkturpunkte wie Zustimmungs- oder Alarmpunkte, aber auch Hautzonen und Fußreflexzonen meist mit zwei Komplementärfarben bestrahlt.

Grundlage für die Farbtherapie ist einerseits die Farbschwingung der Keimblätter, andererseits die Erkenntnisse Goethes. Goethe bezeichnete den von Gelb zum Rot übergehenden Teil seines Farb-

Tab. 11.9 Metall-Essenzen und ihre Wirkung.

Hom. metall	Körperliche Wirkung	Emotionale Wirkung
Aurum (Gold)	• Blutzirkulation • Herz-Kreislauf-System • Augen	• Vitalität und Aktivität • Lebensenergie
Argentum (Silber)	• Wirkung auf die weiblichen Geschlechtsorgane • Regulierung rhythmischer Körperflüssigkeiten (z. B. Läufigkeit) • Schleimhäute • Lymphe	• Unterbewusstsein • Weiblichkeit
Mercurius (Quecksilber)	• Atmungsorgane • Lunge • Lymphe • Schleimhäute • Nerven • Beweglichkeit der Gliedmaßen	• Kommunikation • geistige Beweglichkeit
Ferrum (Eisen)	• Blutbildung • Immunsystem • Muskeln und Sehnen	• Willensstärke • Tatendrang • Entschlossenheit
Cuprum (Kupfer)	• weibliche Genitalien • Niere, Nebenniere • Prostata • Venen	• Sanftheit • Harmonie • Anmut und Gleichgewicht • Liebe, Weiblichkeit
Stannum (Zinn)	• Gehirn • Leber und Galle • Gelenke, Sehnen • Geschmacksinn	• Aufbau und Entwicklung von Größe und Würde • Entfaltungskraft

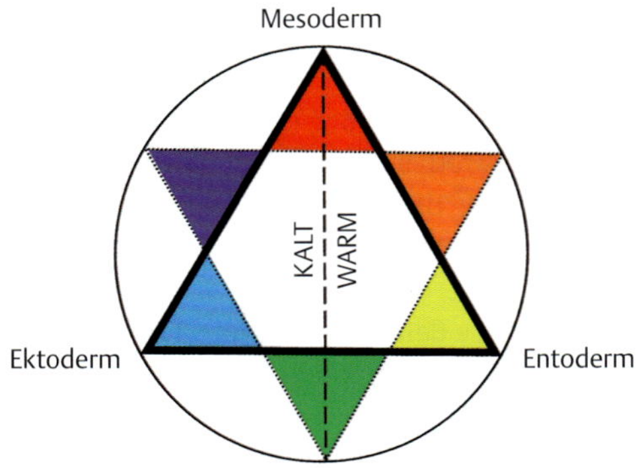

Abb. 11.1 Farben der Keimblätter.

kreises als Plusseite („warme" Seite) und die andere Hälfte zum Blau hin als Minusseite („kalte" Seite). Gerade im Zusammenhang mit der Farbtherapie spielen seine Erkenntnisse eine wesentliche Rolle (▶ Abb. 11.1).

Man geht davon aus, dass sich die Farben nicht nur auf den Gemütszustand auswirken, sondern auch direkt auf körperliche Prozesse Einfluss nehmen können.

Keimblätter sind die erste Stufe in der Entwicklung eines Organismus. Bei höher entwickelten Lebewesen wie Tier und Mensch bilden sich während der embryonalen Frühphase drei Keimblätter, drei Zellschichten, aus denen alle Gewebe und Organe des Organismus entstehen. Jedes Keimblatt hat eine eigene Farbschwingung (▶ Tab. 11.10).

Farben können auf verschiedene Arten als Therapie eingesetzt werden.

11.4.1 Farblichtbestrahlung

Bei der Farblichtbestrahlung werden der gesamte Körper oder einzelne Körperregionen, z. B. ein Gelenk oder ein Lymphknoten, mit einer Farblampe bestrahlt. Chronische Prozesse wie Arthrosen oder schlecht heilende Wunden müssen mit einer warmen Farbe, akute, warme Bereiche mit einer kalten Farbe bestrahlt werden.

Therapie: Behandlungsbeispiel

Bei einer akuten Arthritis des Karpalgelenks wird die Ruhephase des Hundes genutzt und die Blau- oder Grünlichtlampe so platziert, dass das Licht auf das Gelenk des liegenden Hundes trifft. Die Hunde genießen in aller Regel die Farblichtbehandlung. Es kann auch eine normale Lampe mit weißem Licht, die mit einem Farbfilter versehen ist oder eine Farbtherapie-Lampe verwendet werden.

Tab. 11.10 Keimblätter, ihre Wirkung und organischen Zuordnungen.

Keimblatt	Wirkung	Organe/Organsysteme	Farbschwingung
Ektoderm (äußeres Keimblatt)	• Parasympathikuswirkung • stark sedierend • zusammenziehend • absorbierend	• Haut, Haare, Nägel • Sinnesorgane • Nervensystem	Blau
Mesoderm (mittleres Keimblatt)	• Sympathikuswirkung • stark anregend • beschleunigend • tonisierend • Herz- und Pulsfrequenz steigernd • durchblutungsfördernd, Gefäße erweiternd	• Urogenitalsystem • Herz-Kreislauf-System • Skelettmuskulatur • Knochen	Rot
Entoderm (inneres Keimblatt)	• anregend auf das Nervensystem • stimulierend auf alle Drüsenfunktionen	• innere Auskleidung der Urogenitalorgane • Verdauungsorgane • Schilddrüse und Nebenschilddrüse • Leber • Pankreas • Epithel von Luftröhre, Bronchien	Gelb

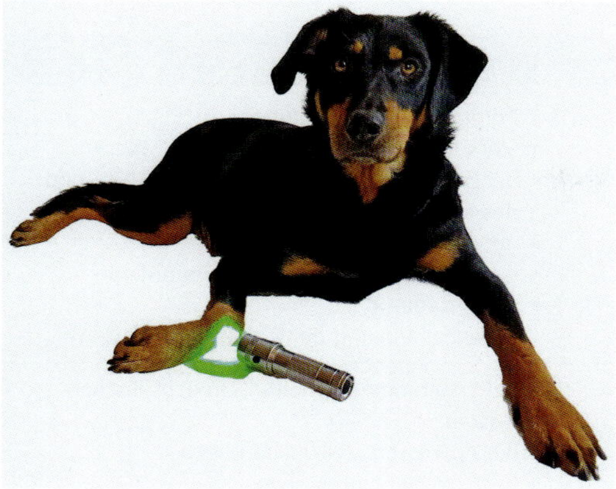

Abb. 11.2 Farblichtbestrahlung des Karpalgelenks.

Behandlungsbeispiele für verschiedene Farben:

- Gelblicht auf die Schilddrüse wirkt harmonisierend sowohl bei Unter- als auch bei Überfunktion.
- Blau- oder Grünlicht wirkt auf ein entzündetes Gelenk (▶ Abb. 11.2).
- Blaulicht wirkt auf die Hypophyse („drittes Auge“).
- Blaulicht bei Panaritium wirkt auf die betroffene Zehe.
- Blau- oder Grünlicht bei Mastitis wirkt auf den betroffenen Gesäugebereich.
- Rotlicht wirkt auf verspannte Muskeln.
- Grünlicht wirkt auf Hautgeschwüre und Lipome.

11.4.2 Meridianharmonisierung mit Farblicht

Der Meridian wird, wie bei der Akupunktmassage in seinem ganzen Verlauf statt mit Fingern oder Stäbchen mit einer kleinen Farblampe mit der Elementefarbe des entsprechenden Meridians bestrahlt, z. B. mit einer Zehnfarb-Taschenlampe.

Die Schwingung des Farblichtes gelangt über einen Akupunkturpunkt in den zugehörigen Meridian bzw. zum jeweils zugeordneten Organ (▶ Tab. 11.11). Das Farblicht gibt gemäß seiner Wellenlänge Energien an die dem Körper innewohnenden Elektronen ab. Über Akupunkturpunkte wirkt diese Energieübertragung besonders gut auf das Schwingungsverhalten von Zellen und Geweben.

Für Akupunkturpunkte oder Triggerpunkte kann eine Therapielampe, z. B. nach Mandel oder Penzel, oder eine Mini-Taschenlampe (z. B. LED LENSER Photonenpumpe V8) verwendet werden.

Tab. 11.11 Therapeutische Wirkung der Farben.

Farbe	Allgemeine Wirkung	Therapeutische Wirkung
Rot	• Farbe der Stärke und Kraft, Liebe und Feuer • Farbe des Herzens, der Lunge und der Muskeln • Rot ist die Farbe mit dem größten Durchdringungsvermögen • Rot gehört zum Element Feuer	• tonisierend • bei chronischen Prozessen • wirkt gefäßerweiternd und blutdrucksteigernd • bei Durchblutungsstörungen • bei chronischem Husten, Asthma, Kehlkopfkrankheiten • steigert Herz- und Pulsfrequenz • durchblutungsfördernd • diuretisch • atmungsanregend
Orange	• Mischfarbe aus rot und gelb • Farbe der Heiterkeit und des Frohsinns • wirkt aufheiternd bei Ängsten, Depressionen und Konzentrationsstörungen	• mild aufbauend • kräftigend • stoffwechselfördernd • leicht sympatikotrop • bei Herzinsuffizienz • bei allen Verdauungsstörungen • bei Müdigkeit • bei Schnupfen mit serösem Ausfluss • regt die Nierenfunktion an

Tab. 11.11 Fortsetzung

Farbe	Allgemeine Wirkung	Therapeutische Wirkung
Gelb	• Farbe der Heiterkeit • Gelb gehört zum Element Erde • wirkt ebenso wie orange aufheiternd und fördert die Lernfähigkeit • wirkt anregend auf das Nervensystem • stimulierend auf alle Drüsenfunktionen	• Anregung der Verdauung • Stärkung des Drüsensystems • bei Erkrankungen der Leber, Blase, Niere und des Magens • nervenstärkend • wirkt auf Lunge, Luftröhre, Stimmbänder • sekretfördernd • heilende Wirkung bei Diabetes mellitus
Grün	• neutrale Farbe, wirkt ausgleichend und allgemein entspannend • kann beruhigen und anregen • Farbe der Zufriedenheit • Grün gehört dem Element Holz an • regenerierend • ausgleichend	• bei Erkältungskrankheiten, Bronchialkatharr, Husten • bei Abszessen, Zellwucherungen • bei Gelenkentzündungen • bei Augenkrankheiten • bei Geschwüren und Zysten • wirkt auf das vegetative Nervensystem
Blau	• Farbe der Ruhe und Stille, wirkt entspannend und beruhigend • Farbe der Hypophyse und des Endokrinums • Blau gehört zum Element Wasser • parasympatikotrop • stark sedierend • zusammenziehend • absorbierend	• bei eitrigen Prozessen, Entzündungen • verlangsamt die Pulsfrequenz • bei Schmerzen • wirkt auf Knochen und Haut • fiebersenkend • bei Schlaflosigkeit, Nervosität • bei Hormonstörungen • wirkt auf Testes und Ovarien
Violett	• Mischfarbe aus Rot und Blau • Farbe des Geistes und der Inspiration, wirkt auf das Unterbewusstsein • Milz • Lymphsystem • Übernervosität	• beruhigt das Nervensystem • regt das Immunsystem an • fördert die Produktion der weißen Blutkörperchen • reinigt das Blut (geeignet zur Entgiftung), regt die Milz an • schmerzlindernd, reinigend und entschlackend

11.4.3 Farbpunktur

Es ist keine naturheilkundliche oder gar esoterische Theorie, sondern wissenschaftlich bewiesen: Jede Farbe hat eine eigene Frequenz und Wellenlänge. Prof. Nils Finsen, Erfinder der Lichttherapie, konnte nachweisen, dass Farben selbstständige Kräfte sind und ihre Wirkung nichts mit Suggestion zu tun hat, dass Farbschwingungen den menschlichen Körper zu deutlichen Reaktionen veranlassen. Die Wellenlange des Lichts wird üblicherweise in Nanometer (Abkürzung: nm) angegeben.

Die verschiedenen Wellenlängen nehmen wir als verschiedene Farben war (▶ Tab. 11.12). Die längsten sichtbaren Wellenlängen erscheinen rot und die kürzesten blau. Die Frequenzen sichtbaren Lichts sind viel zu groß, um sie elektronisch zählen zu können.

Neueste Forschungen haben ergeben, dass Zytochrome (Zellfarbstoff, farbige Proteine in den Zellen) die Schwingungen der Spektralfarben des Sonnenlichts aufweisen. Diese Erkenntnisse macht sich die Farbtherapie, insbesondere die Farbpunktur zunutze. Die Haut leitet die Schwingung der Farbe ins Innere des Körpers.

Tab. 11.12 Die Wellenlängen des Lichts.

Farbe	Wellenlänge
Blau	420–490 nm
Grün	490–575 nm
Gelb	575–585 nm
Rot	650–750 nm

11.4.4 Behandlung der Zustimmungspunkte mit Komplementärfarben

Peter Mandel (siehe Quellen; Begründer der esogetischen Medizin), befasste sich intensiv mit Farbpunktur und schuf seine Methode der Farbtherapie, die die traditionelle chinesische Medizin integriert. Er verwendet zur Tonisierung und Sedierung von Meridianen Komplementärfarben, warme und kalte Farben, die Yin und Yang beeinflussen.

Meridiane mit Unterenergie werden mit der Yang-, Meridiane mit Überenergie werden mit der Yin-Farbe behandelt (▶ Abb. 11.3). Behandelt werden die Zustimmungspunkte.

▶ Wie stellt man behandlungsbedürftige Shu-Punkte fest? Für die Feststellung, welche Shu-Punkte behandlungsbedürftig sind, gibt es zwei Möglichkeiten:

- Man tastet die Wirbelsäule auf dem inneren Blasenast punktförmig ab. Ein druckschmerzhafter Punkt zeigt eine Fülle, einen Yang-Zustand, an, der mit der Yin-Farbe bestrahlt wird. Der gegenüberliegende, nicht schmerzhafte Punkt wird mit der Yang-Farbe bestrahlt (▶ Abb. 11.4).
- Der RAC-Test (siehe Kapitel Bioenergetische Diagnose (S. 145)). Die Seite mit dem positiven RAC wird mit der Yin-Farbe bestrahlt, die gegenüberliegende mit der Yang-Farbe.

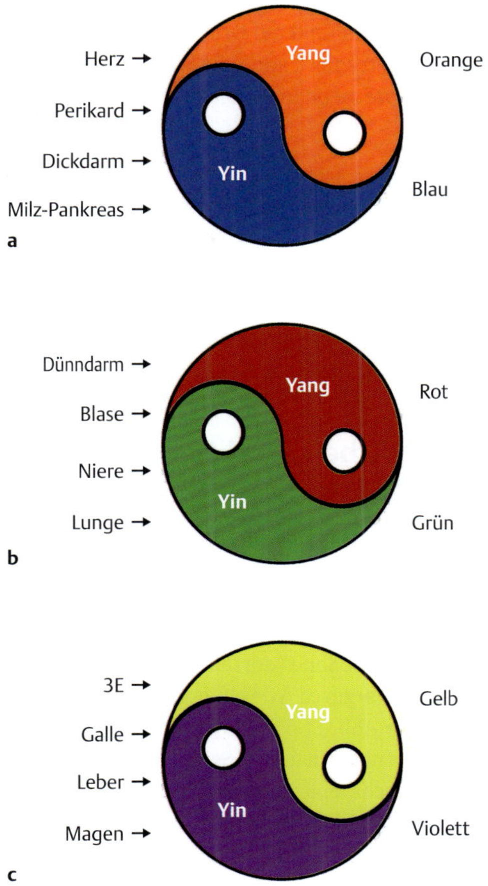

Abb. 11.3 Yin- und Yang-Farben der Meridiane.

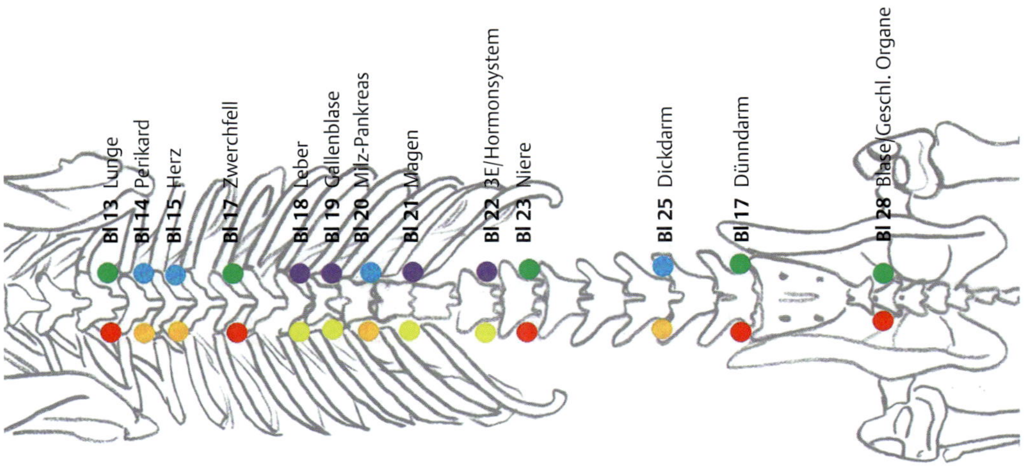

Abb. 11.4 Shu-Punkte mit Yin- und Yang-Farben.

▶ **Shu-Mu-Technik mit Farbe und Akupressur** Wenn ein Shu-Punkt auf Druck oder mit einem positiven RAC reagiert, kann die Shu-Mu-Technik mit dem entsprechenden Farblicht angewendet werden.

Therapie: Beispiel Shu-Mu-Technik
Der Shu-Punkt Leber reagiert rechts auf Druck. In diesem Fall wird der Shu-Punkt der Leber akupressiert, während der Mu-Punkt gleichzeitig mit der Yin-Farbe bestrahlt wird.

11.4.5 Wirbelkorrektur mit Farblicht

Die osteopathische Wirbelkorrektur (siehe Kapitel Wirbelkorrektur einzelner Wirbel (S. 151)) kann mit Farblicht verstärkt werden. Wenn beim Ecoute-Test die Bewegung zu einer Seite blockiert ist, wird auf dieser Seite (dorthin, „wo der Wirbel hinsoll") die Energie ca. 10 Sekunden lang mit Rotlicht aktiviert (▶ Abb. 11.5).

Die gegenüberliegende Seite wird anschließend mit Grünlicht entspannt. Eine Kombination von manueller Mobilisierung mit Farbe ist möglich, indem auf einer Seite manipuliert wird, und gleichzeitig auf der gegenüberliegenden Seite das Rotlicht eingesetzt wird. Anschließend das Grünlicht auf der beweglichen Seite.

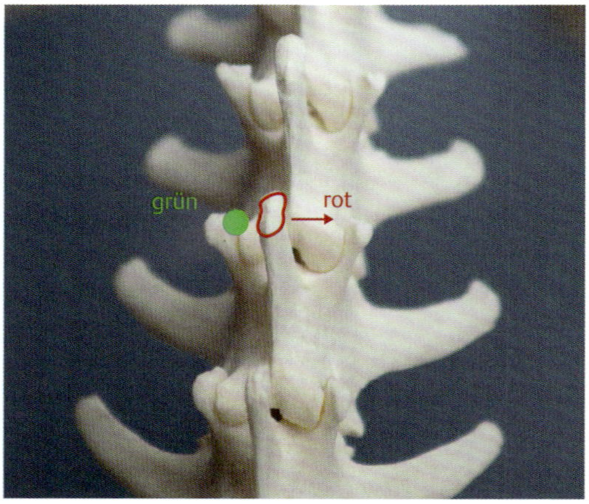

Abb. 11.5 Wirbelkorrektur mit Farblicht.

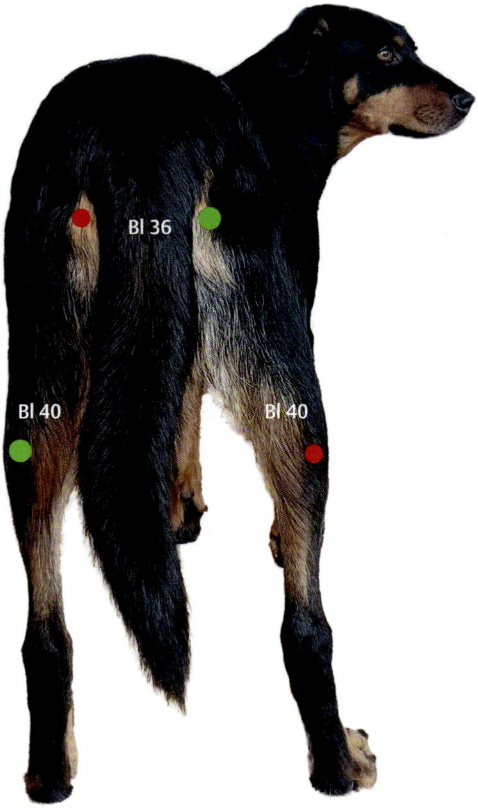

Abb. 11.6 ISG-Korrektur mit Farblicht.

11.4.6 ISG-Korrektur mit Farblicht

Ergänzend zur ISG-Korrektur kann Farblicht eingesetzt werden. Bestrahl werden Punkte des Blasen-Meridians, die eine positive Wirkung auf Hüfte und Becken haben (▶ Abb. 11.6):

- Rotlicht auf das Sitzbein (Bl 36) der blockierten Seite und seitlich der Achillessehne (Bl 40) der freien Seite, um die Energie zum Fließen zu bringen.
- Anschließend Grünlicht auf Bl 36 der freien Seite und Bl 40 der blockierten Seite, um das Gewebe zu entspannen.

11.5 Narben und Herde

In der Dermatologie werden Narben nach der Optik klassifiziert. Man unterscheidet vollständig verheilt, dünne Narben sowie sklerotische, verhärtete, eingesunkene und hypertrophe (den Wundrand überschreitende) Narben. Naturheilkundlich ist wichtig, ob das Narbengewebe einen Fülle- oder einen Leere-Zustand darstellt.

Eine physiologische Organfunktion ist nur durch ein ungestörtes Funktionieren aller Faszien (Haut-, Muskel- und Organfaszie) möglich. Vernarbtes Gewebe übt Stress auf die Faszie aus. Der Stress, die Spannung wird durch Faszienketten auf entfernte Regionen übertragen. Nicht nur Haut und Muskeln können in ihrer Bewegung eingeschränkt sein, auch Organe, die im Verlauf der gestörten Faszie liegen, sind unbeweglich und in ihrer Funktion eingeschränkt (Therapie der Faszien siehe Kapitel Faszientechniken (S. 116))

11.5.1 Auswirkungen von Narben

Verklebungen (Adhäsionen)

Ein Problem, das bei Narben entstehen kann, sind Verklebungen Bei Verklebungen verbindet sich das neue Bindegewebe mit dem Bindegewebe tieferer Schichten. Es gibt keine Operationsnarbe ohne Adhäsionen. Verklebungen entstehen aber auch durch Entzündungen oder Infektionen. Das Bindegewebe stellt ein komplexes Regulationssystem dar, das die Schaltstelle für die Nährstoffversorgung und Schadstoffentsorgung unserer Zellen gewährleistet.

> **✔ Wichtiger Hinweis**
> Viele Narben sind zwar an der Oberfläche gut verheilt, reichen aber in die Tiefe des Gewebes.

Fernwirkung von Narben

Narben können im Körper durch Reizung von Nervenbahnen Fernwirkungen auslösen. Die Fernwirkung geschieht nerval, faszial und/oder energetisch. Grundlage für das Verständnis von der Wirkungsweise von Herden und Störfeldern ist das System der Grundregulation nach Pischinger.

Dieses System ist Träger von Informationen und Steuerung von Regelkreisen und umfasst die folgenden vier Bestandteile:

- die Grundsubstanz einschließlich der extrazellulären Flüssigkeiten,
- die verschiedenen Bindegewebszellen,
- die Gefäße,
- die vegetativ-nervösen Endgeflechte (terminales Retikulum).

Nervale Fernwirkung

Die Narbe als Störfeld wirkt sich durch eine Irritation des vegetativen Nervensystems auf verschiedene Organfunktionen aus. So können unerklärliche Koliken oder Lahmheiten durch Narben verursacht sein.

11.5.2 Störfeld Narbe

Wenn sich Narben auf **Meridianen** befinden, können sie den Energiefluss und den mit dem Meridian verbundenen Funktionskreis stören, vor allem bei Patienten mit einem schwachen Immunsystem, wenn die Selbstheilungskräfte nicht mehr funktionieren.

Narben sind oft recht klein, man sieht sie nicht immer, z. B. Narben durch Bisse oder kaum sichtbare Laparoskopnarben durch endogene Kastration. Adhäsionen (Verwachsungen), die bei Operationen entstehen werden in der Osteopathie zu den Narben gezählt. Sie können durch Fasziendehnungen gelöst werden. Das größte Narbenstörfeld beim Hund ist die Kastrationsnarbe. Sie befindet sich genau im Verlauf des Konzeptionsgefäßes. Dementsprechend können die Fernwirkungen sein, z. B. Inkontinenz oder Darmkoliken. Neben der Narbenentstörung ist in diesem Fall das Konzeptionsgefäß zu harmonisieren. An zweiter Stelle stehen die Operationsnarben, z. B. nach Knie- oder Schulteroperationen. Bei der Schulteroperation ist der Dünndarm-Meridian gestört. Durch seinen Verlauf erklärt sich die energetische Fernwirkung auf die Nackenmuskeln und das Kiefergelenk. Die Narbe der Knieoperation kann energetisch durch den Verlauf des Magen-Meridianes Auswirkungen im Beckenbereich, durch den Verlauf über das Abdomen zu funktionellen Organstörungen führen. Kalte Beine sind ein erstes Zeichen für einen mangelnden Energiefluss. Die Suche nach einer Narbe im Meridianverlauf oder im Verlauf der Faszienkette ist schwierig, kann aber sehr aufschlussreich sein.

Narbenentstörung

Narben sind sog. Energiezysten, die sich durch die Entstörung auflösen. Energie kann wieder fließen.

Möglichkeiten der Narbenentstörung:

- osteopathisch
- Laser
- Farblicht
- Magnet
- Elektrolytsalbe
- Neuraltherapie

Energetische Entstörung

Kalte Narben (erkennbar durch kalte Abstrahlung), werden mit Laser, Akupunkturnadeln oder Rotlicht gereizt, um Energie hineinzubringen. Bei heißen Narben (also energetisch vollen) ist ein Ableiten in Energieflussrichtung des betroffenen Meridians oder des am nächsten liegenden Merdians oder die Farbe Grün notwendig. So werden sie schnell durchlässig. Bei isolierten Narben ist häufig schon ein Ausstreichen in alle Richtungen hilfreich. Volle Narben sprechen besonders gut auf die Farbe Grün an.

Zur Narbenentstörung mit Magneten eignen sich Therapiemagnete, z. B. Neodym-Scheibenmagnete.

Entstörung der Kastrationsnarbe

Wird die Kastrationsnarbe mit APM-Creme oder einer anderen Elektrolytsalbe behandelt, tritt oft ein gelbliches Sekret aus, das von Verklebungen zwischen den verschiedenen Gewebeschichten herrührt. Das gesamte Narbengebiet wird wärmer und weicher. Gleichzeitig wird das Tier temperamentvoller. Eine Behandlung im Bereich der Kastrationsnarbe ist aber recht schwierig. Häufig kommt es zu erheblichen Schwellungen im Penisbereich, wenn durch das Lösen des energetischen Staus gestaute Lymphe freigesetzt wird. Bei Kastrationsnarben ist es sinnvoll, das Gürtelgefäß mitzubehandeln. Eine sanftere Methode, die Kastrationsnarbe zu entstören ist der Einsatz von Magneten. Bei alten Narben besteht immer eine Leere, die mit dem Pluspol des Magnets aufgefüllt wird. Frische Narben, die noch energievoll sind, sollten ohnehin nicht entstört werden.

Bei Magneten ist darauf zu achten, dass der Magnet mindestens 1000 Gauß, besser 2000 Gauß hat. Geeignet sind Ringmagnete, bei denen Plus- und Minuspol gekennzeichnet sind.

Kastrationsnarben stehen in Verbindung zum Dünndarm- und 3E-Alarmpunkt. In diesem Zusammenhang ist der Energiezustand des Dünndarm-Meridians, des Dreifachen Erwärmers und die Aktivität der Vorhand und die Bewegung der Scapula zu prüfen.

Wie lange und wie oft wird entstört?

Die energetische Entstörung mit Laser, Farblicht oder Magnet wird zu Beginn öfter wiederholt, 3- bis 4-mal, dann einmal wöchentlich.

Narben, die über mehrere Meridiane verlaufen, stören immer wieder und sollten regelmäßig, entstört werden.

11.5.3 Herde

Herde sind Störfelder, die permanente Reize im Körper aussenden und durch Fernwirkung auf andere Organe und Organsysteme das Grundregulationssystem, das Immunsystem und die Energie beeinträchtigen.

Die häufigsten Herde sind:

- Zähne (wurzelbehandelt!)
- Tonsillen (chronische Tonsillitis und Tonsillektomie)
- Narben (Kastrationsnarben)
- Appendix
- Geschlechtsorgane (Prostatitis, Adnexitis, Operationen)
- Lunge (Asthma, Pneumonie, TBC)
- Nieren (Infektionen)
- Leber
- Lymphknoten
- Ohrspeicheldrüse

Die Fernwirkung oder Streuung erfolgt hämatogen, lymphogen, nerval, endokrin und energetisch.

Von Herden können Streuwirkungen durch Bakterien oder Toxine ausgehen, also Fernwirkungen. Solche Fernwirkungen im Organismus entstehen und schwächen die Regulationsfähigkeit des Organismus durch unterschwellige Entzündungsvorgänge (Pischinger 1983).

Etwa 80 % aller Herde liegen im Zahn-Kiefer-Nasennebenhöhlen-Bereich, dazu gehören

- devitale Zähne, wurzelgefüllte Zähne,
- chronische Pulpitis, entsteht durch tief kariöse Zähne, was zum Untergang des Pulpagewebes (Gangrän) führt,
- Amalgamfüllung ohne Unterfüllung,
- entzündete Zahnfleischtaschen,
- Zahnwurzelabszess,
- Kieferostitis,
- Entzündung nach Extraktion eines beherdeten Zahnes (wenn Zahnreste nicht vollständig aus der Alveole entfernt wurden),
- entzündete Zahnfleischtaschen, Zahnfisteln und Abszesse.

11.5.4 Weitere Störfelder

Weitere Störfelder sind nicht ausgeheilte lokale Entzündungen, z. B. Hot Spots, und Mikrochips (Transponder). Der Chip stellt einen Fremdkörper dar, der stören kann. Auch die Implantierungsstelle ist eine Mikronarbe, die entstört werden sollte.

Teil 3 Die energetische Behandlung

12 Ablauf der energetischen Behandlung

12.1 Vorbereitung des Behandlers

Sorgen sie dafür, dass Sie entspannt sind. Jede Spannung wirkt sich auf Ihre Wahrnehmung aus und blockiert die Empfindungen. Sie werden sogar die Spannungen und Schmerzen des eigenen Körpers von den Botschaften des untersuchten Körpers nicht mehr unterscheiden können. Nur durch Entspannung gelingt es, in den Alphazustand zu kommen.

In der **Entspannung** verändert sich die elektrische Hirnspannung. Die Betawellen verwandeln sich in die langsamen Alphawellen. In dieser Phase öffnet sich das Tor zum Unterbewussten und wir sind offen für die Informationen, die wir vom Patienten erhalten. In der Alphaphase erfolgt zwischen Tier und Behandler ein Informationsaustausch.

Zur Entspannung eignen sich z. B. Yoga, autogenes Training, Qigong und Entspannung nach Jakobsen. Als besonders gut geeignet empfinden wir die Qigong-Übungen. Viele dieser Übungen wirken sich positiv auf das Fasziensystem aus und lösen damit Spannungen des Therapeuten. Beim Qigong wird viel Wert auf die Haltung und die Atmung gelegt. Beides ist in der Tierosteopathie wichtig.

Einfache Atemübung als Vorbereitung:

1. Sitzen Sie bequem. Hören Sie, wenn möglich, Entspannungsmusik.
2. Schließen Sie die Augen, lassen Sie Ihren Atem fließen, nicht forcieren. Es geschieht von selbst.
3. Atmen Sie weich und tief in den Bauch ein. Spüren Sie, wie Sie beim Einatmen positive Energie aufnehmen.
4. Atmen Sie aus und lassen Sie das Ausatmen sanft in das nächste Einatmen übergehen.
5. Spüren Sie, wie sich Ruhe in Ihnen ausbreitet.
6. Spüren Sie, wie sich beim Ausatmen alle Spannung löst. Sie lassen los. Sie fühlen sich sicher, geborgen und geliebt. Licht, Ruhe und Energie breiten sich in Ihnen aus.
7. Atmen sie weiter weich und tief.
8. Verlängern und vertiefen Sie den Atem.

Lernen Sie, auf Ihre Wahrnehmung zu achten und ihr zu vertrauen. Versuchen Sie sich nur auf das zu konzentrieren, was Sie in Ihren Händen spüren.

Im Grunde ist jede Behandlung, auch die allopathische schulmedizinische eine energetische Therapie. In der Beziehung Patient-Therapeut fließt Energie. Schon die Absicht des Therapeuten, dem Patienten etwas Gutes zu tun, aktiviert Energie. Dabei ist auch das Vertrauen des Behandlers an die Richtigkeit seiner Methode und sein Glaube an den Erfolg der Behandlung eine Energie, die sich auf den Patienten überträgt. Besonders Tiere spüren das und lassen die Behandlung vertrauensvoll zu.

> ✔ **Wichtiger Hinweis**
> Energie fließt immer dorthin, wohin die Aufmerksamkeit gerichtet ist.

12.2 Kontaktaufnahme zum Tier

Zu Beginn der Behandlung ist es wichtig, Kontakt zum Tier aufzunehmen. Der Therapeut sollte sich nicht sofort auf die zu behandelnden Strukturen „stürzen“, sondern erst ein Vertrauensverhältnis schaffen. Das Tier beim Namen nennen. Berührung, sanfte Massage am Hals und ruhiges Sprechen mit dem Tier gehören unbedingt zur Therapie. Der Behandler muss immer im Gleichgewicht sein, sonst fühlt der Hund das eventuelle Ungleichgewicht.

Bei großen Hunden begibt sich der Therapeut auf die Ebene des Hundes (er arbeitet auf dem Boden). Kleine Hunde sind es gewohnt, auf einer Liege behandelt zu werden und sind dort weniger unter Stress als große Hunde.

Wir empfehlen, einem Schema für den Untersuchungs- und Behandlungsablauf zu folgen, um keinen Test oder keine Korrektur zu vergessen. Wenn der Patient wegen einer organischen Krankheit vorgestellt wird, sollte an die energetischen Zusammenhänge gedacht werden:

- Anamnese und erster Befund
- Inspektion
- Palpation
- energetische Diagnose
- diagnostische Akupressur

- Zuordnen der Befunde zu Meridianen und Elementen
- ggf. Tests und Korrekturen für den Bewegungsapparat (siehe Kapitel Behandlung des Bewegungsapparates (S. 149))

12.3 Anamnese und erster Befund

Fragen an den Besitzer bezüglich:

- Verdauung
- Harnabsatz (Probleme sind Hinweis auf Energieflussstörung im Element Wasser)
- Hautprobleme (differenzieren z. B. trocken, nässend)
- Sekrete (Nasenausfluss, Husten): Beschaffenheit, Farbe, wann (z. B. bei Wind oder Nässe)
- Verhalten des Hundes (ängstlich, aggressiv, Verhalten gegenüber Menschen und Artgenossen)

Inspektion:

- Fellzustand: stumpf oder glänzend, Haarausfall, weiße Haare bei einem relativ jungen Hund weisen auf einen schwachen Leber-Meridian bzw. eine mögliche Leberschwäche hin. Ein stumpfes, struppiges Fell ist Hinweis auf eine Schwäche im Nieren-Meridian.
- Zustand der Krallen: brüchig, weich, Rillen oder Risse, unterschiedlich abgenutzt. Probleme der Krallen weisen auf eine Schwäche des Nieren-Meridians hin.
- Zähne/Zahnfleisch: Zustand der Zähne, kariös, Zahnstein, gezogene Zähne, Zahnfleisch entzündet. Die Zähne sind dem Nieren-Meridian, das Zahnfleisch dem Dickdarm-Meridian zugeordnet.
- Augen: Tränen, Ausfluss, Sklera verfärbt. Die Augen sind dem Leber-Meridian zugeordnet. Augenprobleme sind ein Hinweis auf einen schwachen Leber-Meridian.

Palpation:

- Zustand der Muskulatur
- Schmerzpunkte

▸ **Ärztliche Diagnose** Die ärztliche Diagnose ist für die energetische Behandlung wenig hilfreich. Trotzdem ist die Frage nach der tierärztlichen Diagnose wichtig. Vor allem sollte nach Medikamenten gefragt werden.

▸ **Aktuelle Symptome** Diese werden vor allem durch Befragung, Inspektion und Palpation eruiert.

▸ **Vorgeschichte** Was hat der Hund erlebt? Ist er ein Tierschutzhund? Im Ausland „gerettet"? Häufige Besitzerwechsel?

Die Vorgeschichte gibt Hinweise auf die eventuell einzusetzende Bachblüte oder das homöopathische Mittel. Energetisch ist bei Hunden, die häufige Besitzerwechsel hinter sich haben oder Verluste erlitten haben, das Element Metall (Emotion Trauer) schwach.

Bei Tierschutzhunden haben wir zudem das Zusammentreffen von tief in die Hundepersönlichkeit eingreifende Maßnahmen vorliegen, z. B.:

- völlig neues Umfeld
- Sterilisation/Kastration
- plötzlich geregeltes Leben bei Streunern
- Vielfachimpfung
- Transport nach Deutschland

Solche Hunde sind vielfach psychisch als auch physisch völlig überfordert. In solchen extremen Stresssituationen sollte die passende Bachblüte gesucht werden (im Zweifel Star of Bethlehem als Erstmittel oder die homöopathischen Mittel Natrium chloratum oder Magnesium chloratum in Hochpotenz als Einmalgabe).

12.4 Energetische Diagnose

Die Ergebnisse der Befragung des Besitzers, der Inspektion und der Palpation werden Meridianen oder Elementen zugeordnet und in das Meridianrad eingetragen. So lässt sich herausfinden, wo die Energieflussstörung vorliegt:

- In einem Meridian?
- In einem Element?
- In einem Umlauf?

12.4.1 Elemente als Diagnosehilfe

Zu jeder Wandlungsphase gehören ein Yin - und ein Yang-Organ bzw. -Funktionskreis und ein dazugehöriger gleichnamiger Meridian. Außerdem ein Sinnesorgan, eine Struktur, ein Klima, eine Farbe, eine Emotion und eine Jahreszeit. Die Symptome werden einem Element zugeordnet und dienen zum Finden der geeigneten Therapie.

Diagnostisches Beispiel

Der Hund hat Karies, Blasen- und Nierenbeschwerden, Wirbelsäulenprobleme, Arthrose, Arthritis, Ohrenprobleme, steife, starre Bewegung und ist ängstlich. All dies wird schlimmer im Winter. Das sind Hinweise auf das Element Wasser mit Niere und Blase.

Bezüglich der Zusammenhänge zwischen Elementen und Psyche siehe Kapitel Bewertung der Psyche nach den 5 Elementen (S. 29).

- **Das Element Holz (▶ Abb. 12.1)**
- **Das Element Feuer (▶ Abb. 12.2)**
- **Das Element Erde (▶ Abb. 12.3)**
- **Das Element Metall (▶ Abb. 12.4)**

> **✔ Wichtiger Hinweis**
>
> Lunge und Dickdarm gehören zum Abwehr-Qi.

- **Das Element Wasser (▶ Abb. 12.5)**

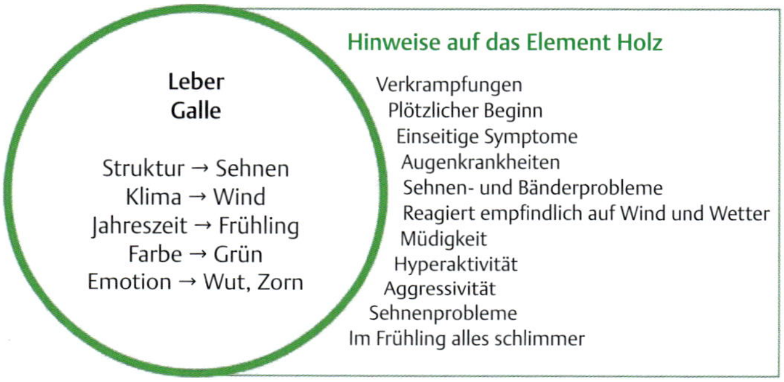

Abb. 12.1 Hinweise auf das Element Holz.

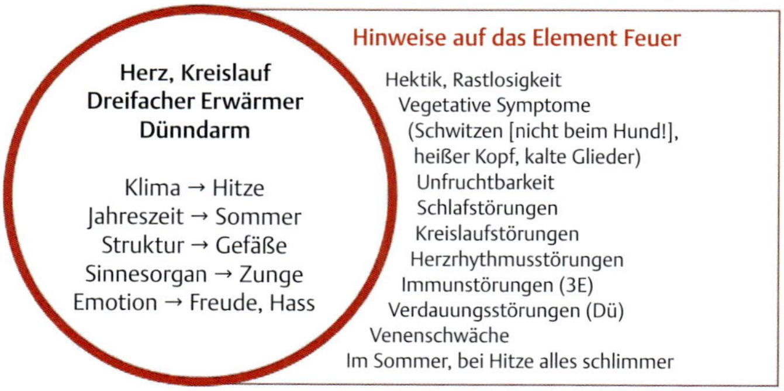

Abb. 12.2 Hinweise auf das Element Feuer.

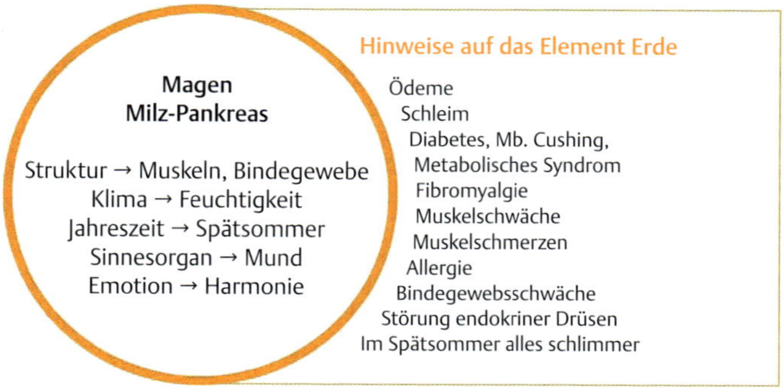

Abb. 12.3 Hinweise auf das Element Erde.

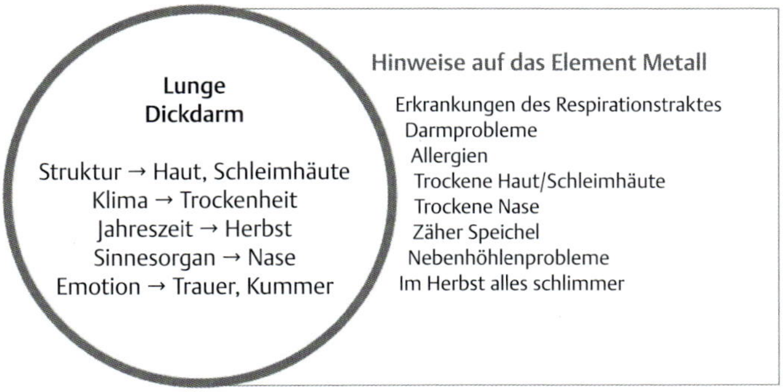

Abb. 12.4 Hinweise auf das Element Metall.

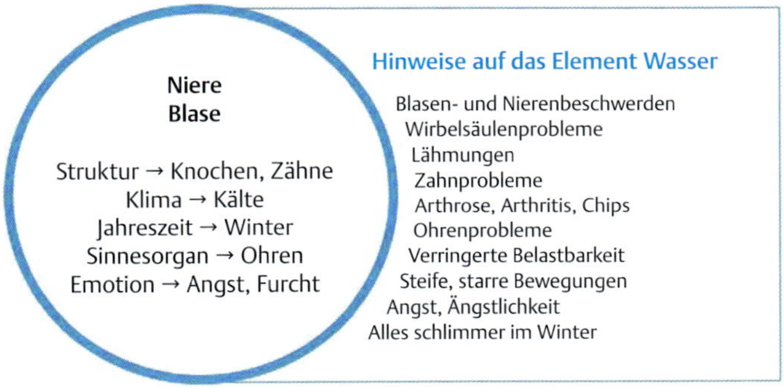

Abb. 12.5 Hinweise auf das Element Wasser.

12.4.2 Elementezuordnungen als Diagnose

Klima als Diagnose:

- Treten die Symptome bei einem bestimmten Klima auf?
- Ist z. B. die Lahmheit schlimmer bei Kälte weist das auf das Element Wasser hin, ist die Lahmheit schlimmer bei Wind (Föhn), weist das auf das Element Holz hin.
- Tritt z. B. eine Kolik bei Hitze auf, weist das auf das Element Feuer hin.

Jahreszeit als Diagnose:

- Wann hat das Problem begonnen?
- Verschlimmern sich die Symptome während einer bestimmten Jahreszeit?

Farbe als Diagnose, Beispiele:

- gelbe Skleren, gelber Schleim = Element Erde
- rote Zunge = Element Feuer
- grünlicher Schleim = Element Holz
- blaue Zunge = Element Wasser
- weiße Zunge, weiße Schleimhäute = Element Metall

Emotion als Diagnose:

- Sind die Symptome in Stresssituationen schlimmer?
- War der Beginn mit einer Emotion gekoppelt, z. B. Asthma nach Trennung (Lunge-Dickdarm)?
- Wurden Symptome schlimmer durch Trauer? Das weist auf das Element Metall hin.
- Symptome der Angst weisen auf das Element Wasser hin, z. B. Durchfall vor einem Turnier oder einer Schau.

Struktur als Diagnose, welche Struktur ist betroffen?

- Muskeln, Bindegewebe → Magen + Milz-Pankreas
- Haut, Schleimhäute → Lunge + Dickdarm
- Bänder, Sehnen → Leber + Gallenblase
- Knochen, Zähne → Niere + Blase

Die **Lokalisation** des Schmerzes oder der Krankheit weist auf den Meridian hin, der über diese Region verläuft.

12

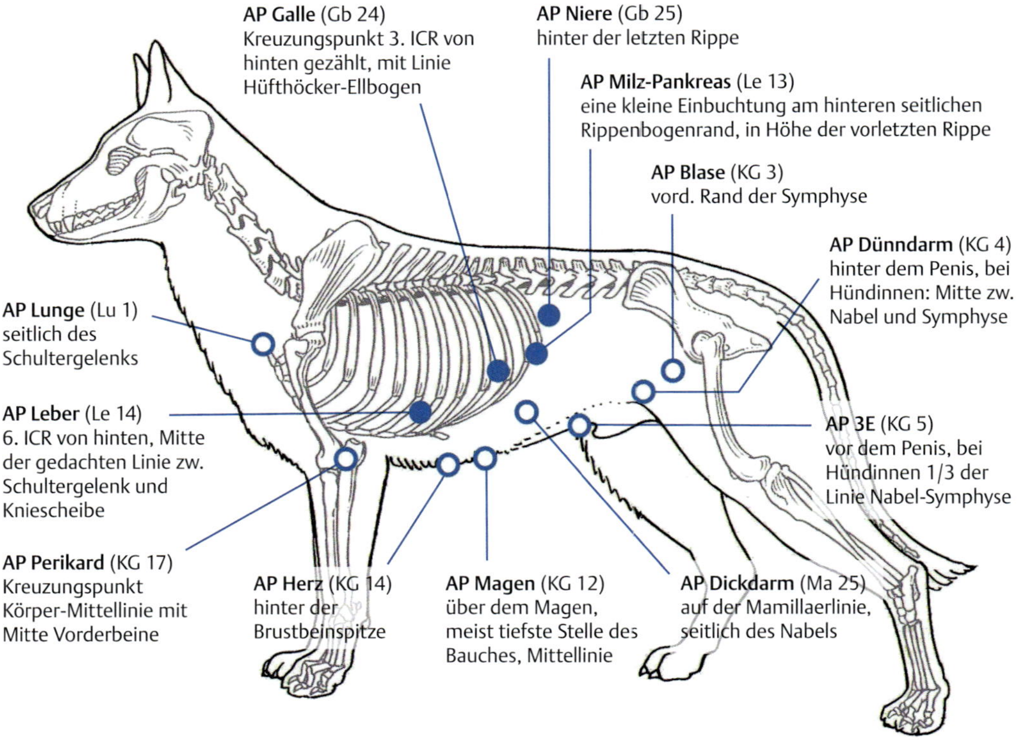

Abb. 12.6 Mu-Punkte; Kreis: nicht sichtbare, ventrale Punkte, Punkt: seitlich am Thorax gelegene Punkte, AP: Alarmpunkte, ICR: Interkostalraum.

12.5 Diagnostische Akupressur

Druckschmerzhafte Alarmpunkte (Mu-Punkte) zeigen den gestörten Qi-Fluss im Meridian (▶ Abb. 12.6). Druckschmerzhafte Zustimmungspunkte (Shu-Punkte) zeigen eine Störung im Organ (▶ Abb. 12.7).

12.6 Zuordnung der Befunde und Symptome zu Meridianen und Elementen

Die Symptome gemäß Anamnese, Sicht- und Tastbefund werden den Meridianen zugeordnet und ins Meridianrad eingetragen.

Ein Beispiel für die energetische Diagnose: Der Hund lahmt besonders bei kaltem Wetter, ein Hinweis auf das Element Wasser. Sein Rücken ist empfindlich, ein Hinweis auf den Blasen-Meridian. Er hat eine Hüftgelenksdysplasie, die Lokalisation ist ein Hinweis auf den Gallenblasen-Meridian. Er hat eine Augenkrankheit, ein Hinweis auf das Element Holz. Der Hund ist ein dominanter Typ, der gerne die Kontrolle hat, ebenfalls ein Hinweis auf Holz. Außerdem leidet er unter einem Ekzem, Hinweis auf das Element Metall. Sein Kot ist dünn, weich und gelb. Hinweis auf den Milz-Pankreas-Meridian.

Wenn ein Element und zusätzlich ein Meridian betroffen sind, können bei einem Meridian auch mehrere Striche anfallen. In diesem Beispiel könnte das Meridianrad so aussehen:

- beim Leber-Meridian 2 Striche (2-mal das Element betroffen)
- beim Gallen-Meridian 3 Striche (2-mal das Element und 1-mal der Meridian wegen der HD)
- beim Lunge-Meridian, Dickdarm-Meridian und Milz-Pankreas-Meridian je 1 Strich.
- beim Niere-Meridian 1 Strich
- beim Blase-Meridian 3 Striche (1-mal das Element, 1-mal wegen des Rückenproblems und 1-mal wegen der HD)

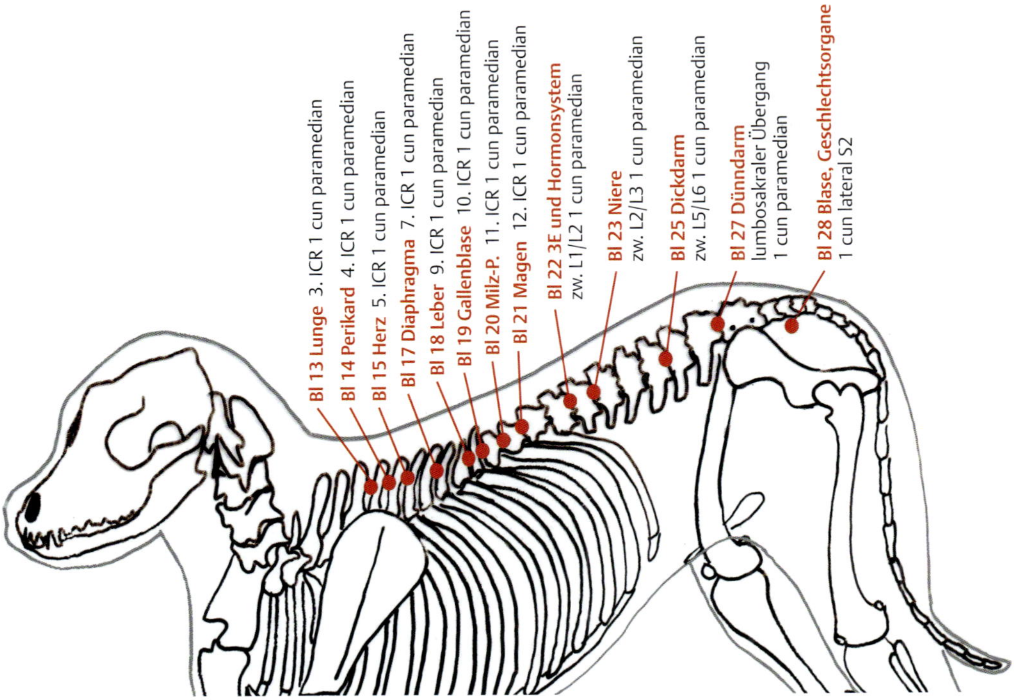

Abb. 12.7 Shu-Punkte; ICR: Interkostalraum.

Der Befund im Meridianrad ist die Grundlage für die Anwendung der energetischen Methoden (▶ Abb. 12.8).

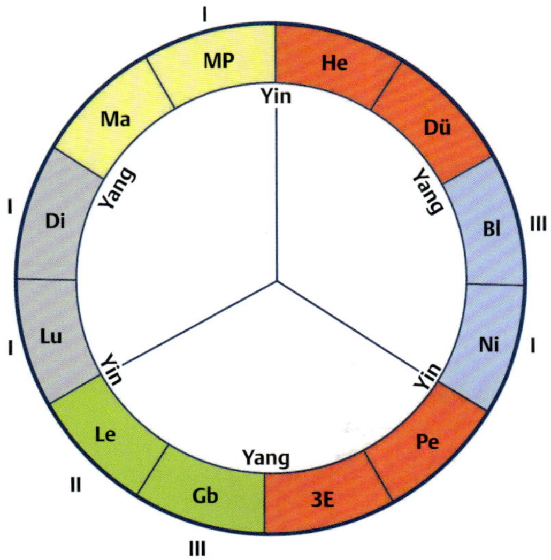

Abb. 12.8 Beispiel für die energetische Diagnose.

Genaues Befragen ist deshalb der erste wichtige Schritt bei der Behandlung. Die wichtigsten Fragen an den Besitzer:

- Wann hat das Problem begonnen? Was war da los? Zum Beispiel Beginn der Symptome seit die Besitzer länger abwesend waren oder nach einem Aufenthalt in der Hundepension.
- Tritt das Problem bevorzugt bei einem bestimmten Klima auf, z. B. Lahmheit bei Kälte?
- Tritt das Problem bei einer bestimmten Emotion auf, z. B. Durchfall bei Angst?
- Wie ist das Verhalten gegenüber Menschen oder anderen Hunden?

12.7 Bioenergetische Diagnose

Um den feinenergetischen Zustand von Meridianen und Akupunkturpunkten herauszufinden, gibt es außer den Tastbefunden bioenergetische Diagnosemöglichkeiten.

Die Antwort des Körpers erhalten wir über Diagnoseverfahren wie z. B. den EAV- oder Bioresonanztest, bei denen Geräte eingesetzt werden. Die direkte Antwort des Körpers ohne Gerät erhält man über alternative Testfahren. Diese werden hier kurz vorgestellt.

12.7.1 Muskeltest der Applied Kinesiology

Im Gegensatz zur Kinesiologie liefert der Test der Applied Kinesiology (medizinische Kinesiologie) genauere, reproduzierbare Ergebnisse. Der Test, richtig ausgeführt, ist zwar sehr exakt, aber es sind 2 Personen und eine gründliche Ausbildung nötig.

12.7.2 Biotensor und Pendel

Der Vorteil ist, dass bei beiden Methoden keine zweite Person erforderlich ist. Der Nachteil ist unserer Meinung nach, dass der Test durch unbewusste Erwartungen beeinflusst wird. Wenn beispielsweise der Tester beim Test eines Akupunkturpunktes anhand der Anamnese eine bestimmte Antwort erwartet, wird er diese Antwort auch erhalten.

12.7.3 Der RAC-Test

Der RAC (Reflex auricolo-cardiaque), der auch VAS genannt wird (vaskuläres autonomes Signal) ist ein natürlicher Pulsreflex, der allein ausgeführt werden kann. Die Beeinflussung durch unbewusste Meinungen oder Erwartungen ist äußerst gering. Die Reaktion wird als Reaktion des ZNS interpretiert.

> **✔ Wichtiger Hinweis**
>
> Der RAC-Test ist nicht mit dem Pulstest der TCM vergleichbar.

Anwendung des RAC in der energetischen Behandlung des Hundes

Der aurikulokardiale Reflex wurde vom französischen Arzt und Begründer der Ohrakupunktur Paul Nogier entdeckt. Nogier beobachtete eine kurze Veränderung des Pulses durch Reizung bestimmter Akupunkturpunkte am Ohr. Diese Veränderung ist auch beim Test anderer Akupunkturpunkte festzustellen.

Die Systole (Blutausströmungsphase des Herzens) bewirkt

- den Blutfluss und
- die Druckwelle, die bis in die Peripherie von der Arterienwand reflektiert wird.

Der periphere Blutfluss wird durch das sympathische Nervensystem, das parasympathische Nervensystem und das vasomotorische Zentrum in der Formatio reticularis reguliert, das den Gefäßtonus beeinflusst.

Unter dem Einfluss der Pumpwirkung des Herzens entsteht an den Wänden der großen Arterien eine laufende Druckwelle. Diese Welle pflanzt sich bis zu der Stelle fort, wo sich die größeren Arterien in Kleine verzweigen. Die Welle wird durch den Widerstand, der dort entsteht, reflektiert. Sie wird als stehende Welle bezeichnet, da sich ihre Maxima (Wellenberg) immer an der gleichen Stelle befindet. Die stehende Welle ist als An- und Abschwellen tastbar (► Abb. 12.9).

Beim positiven RAC verschieben sich die Maxima durch eine vasomotorische Tonusänderung nach peripher. **Sensoren der Haut** nehmen den RAC wahr (► Abb. 12.10):

- Meißner-Druckkörperchen erkennen die Veränderungen in der Stärke des Druckes
- Vater-Pacini-Körperchen erkennen die Beschleunigung der Druckveränderung

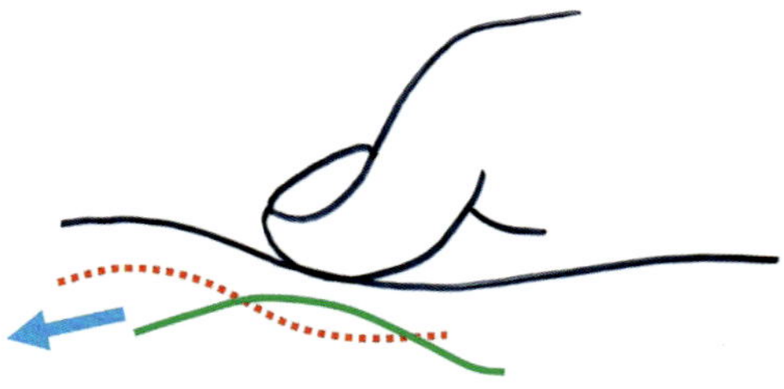

Abb. 12.9 RAC-Druckveränderung (RAC: Reflex auricolo-cardiaque).

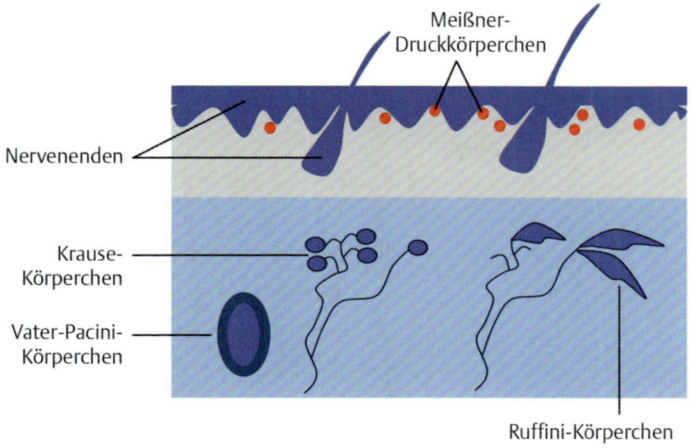

Abb. 12.10 Hautsensoren. Ruffini-Körperchen nehmen Druck und Dehnung im Gewebe wahr. Krause-Körperchen reagieren auf die Geschwindigkeitsänderungen und Temperatur.

Fühlen lernen

Der RAC-Test erfordert viel Gefühl und eine gute Vorbereitung:

1. Der Tester muss entspannt und in seiner Mitte sein. Die Entspannung überträgt sich auf den Hund und hilft ihm loszulassen. Die Störung wird meist durch äußere Störfelder verursacht, z. B. Schmuck, Piercing.
2. Handys, Armbanduhr oder auffälliger Schmuck sollten möglichst abgelegt werden, da sie oft ein Testhindernis darstellen. Zur Entspannung empfiehlt sich die Berührung des eigenen Yintang (das „dritte Auge"). Der Punkt wirkt psychisch entspannend, beruhigt den Geist. Auch die Atemübung (siehe Kapitel Vorbereitung des Behandlers (S. 140)) ist geeignet.
3. Voraussetzung für den Test ist eine geübte Sensibilität. Zuerst muss der eigene Puls gefühlt werden. Dazu eignet sich gut die Schläfenarterie. Ein Finger bzw. das Fingerendglied liegt auf der Schläfenarterie (A. temporalis).
   - Wie ist der Puls? Kräftig, schwach, gleichmäßig? Schnell oder langsam?
   - Als Vorübung kann der Test noch an der Karotisarterie (Halsschlagader) getestet werden.
4. Der nächste wichtige Schritt ist die Beseitigung von Testhindernissen.
   - Beseitigung von Narbenstörfeldern.
   - Befreiung des Ganglion stellatum. Eine Blockade im zervikothorakalen Übergang (siehe Kapitel Der zervikothorakale Übergang (CTÜ) (S. 178)) ist durch nervale Einengung ein Testhindernis, das zu widersprüchlichen, ungenauen Ergebnissen führt. Um die Region zu befreien, werden Verspannungen des M. trapezius an der kranialen Seite des Schulterblattes durch Myofazial-Release und Akupressur des Dü 15 gelöst.
5. Erst wenn Testhindernisse beseitigt sind und der Puls zu fühlen ist, ist die Aufmerksamkeit bei der Pulswelle. Der Druck sollte gerade so leicht sein, dass die Verstärkung oder Abschwächung der Druckwelle gefühlt werden kann.

Der periphere Blutfluss wird durch das sympathische Nervensystem (Adrenalin), das parasympathische Nervensystem (Acetylcholin) und das vasomotorische Zentrum in der Formatio reticularis reguliert.

Wenn der Puls sicher gefühlt wird, liegen die Finger der anderen Hand auf dem zu untersuchenden Akupunkturpunkt. Der Körper geht in Resonanz mit der getesteten Region oder dem getesteten Punkt. Sehr gut geeignet für den RAC-Test sind die Shu-Punkte. Wenn ein Punkt eine Energieflussstörung hat, verschiebt sich die Pulswelle. Das heißt, der RAC ist positiv.

Da der RAC auch auf Lichtreiz auf der Haut reagiert, kann als Diagnosereiz ein Laserstrahl, noch besser ein Otoskop verwendet werden (▸ Abb. 12.11). Man bestrahlt den Punkt am Hund, während der eigene Puls getestet wird. Hat der Punkt bzw. Meridian eine Energieflussstörung, wird der RAC positiv.

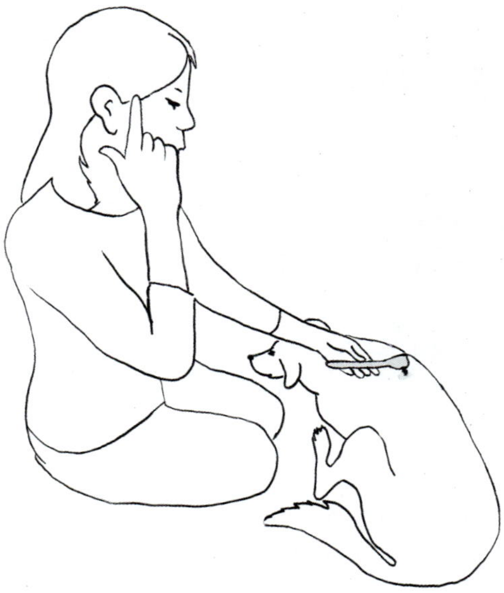

Abb. 12.11 RAC-Test (RAC: Reflex auricolo-cardiaque) mit dem Otoskop.

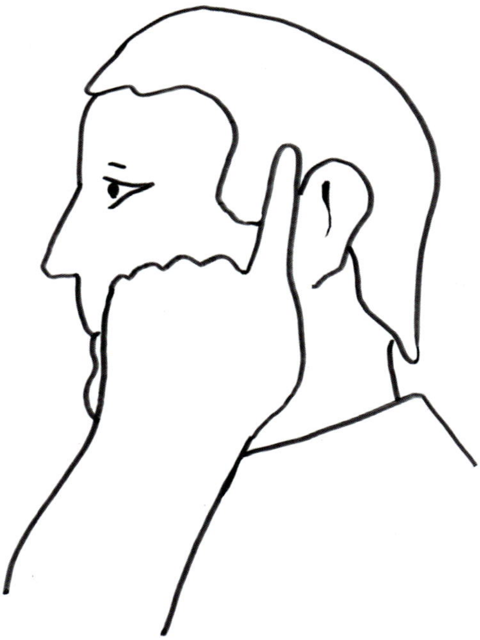

Abb. 12.12 RAC-Test (RAC: Reflex auricolo-cardiaque) an der Schläfenarterie.

Bachblüten und homöopathische Mittel mit dem RAC testen

Gemäß Anamnese oder Typenbeschreibung (siehe Kapitel Die 6 großen homöopathischen Grundtypen beim Hund nach Walter Salomon (S. 125)) werden die infrage kommenden homöopathischen Mittel oder Blütenessenzen vorbereitet. Wenn beim Test eines Shu-Punktes der RAC positiv reagiert (▶ Abb. 12.12), wird das ausgesuchte Mittel auf den Rücken gelegt. Wenn der RAC jetzt normal reagiert, ist es das Mittel der Wahl.

Energetische Diagnose mit dem RAC

Ergänzend, aber auch alternativ zur energetischen Diagnose (siehe Kapitel Zuordnung der Befunde und Symptome zu Meridianen und Elementen (S. 144)) kann auch der RAC-Test für die Feststellung von Energieflussstörungen verwendet werden. Getestet werden die Mu-Punkte. Positive RAC-Reaktionen werden ins Meridianrad eingetragen.

13 Behandlung des Bewegungsapparates

Kommt der Hund wegen eines Problems im Bewegungsapparat in die Praxis, folgen nach der Vorbereitung, Kontaktaufnahme und Anamnese die Tests und Korrekturen für den Bewegungsapparat. Die Ergebnisse werden ebenfalls in das Meridianrad eingetragen.

Jede Störung im Bewegungsapparat bereitet früher oder später Schmerzen. Doch im Gegensatz zu uns Menschen, kann das Tier sie nicht verbalisieren. Wir sind auf unsere eigenen Beobachtungen und die Beobachtungen der Besitzer angewiesen. Das größte Problem besteht darin, dass viele Hundebesitzer selbst gravierende Probleme nicht erkennen und die Tiere für ihre Schmerzreaktionen sogar bestrafen. Nur wenn Probleme erkannt werden, kann auch für deren Lösung etwas getan werden.

13.1 Bewegungseinschränkungen und Hinweise auf Energieflussstörungen

Bewegungseinschränkungen und Hinweise auf beteiligte Meridiane:

- Biegung im Rücken ungenügend → Hinweis auf Blasen- und Milz-Meridian
- Protraktion der Hinterbeine ungenügend → Hinweis auf Nieren-Meridian
- Retraktion der Hinterbeine ungenügend → Hinweis auf Magen-Meridian
- Protraktion der Vorderbeine ungenügend → Hinweis auf Milz-Pankreas-Meridian
- Retraktion der Vorderbeine ungenügend → Hinweis auf 3E-Meridian
- ISG-Blockierung → Hinweis auf Blasen- und Gallenblasen-Meridian

13.2 Beurteilung der Statik, Stellung und Bewegung

Die Beurteilung erfolgt über eine Ganganalyse (▶ Tab. 13.1):

- Kopfhaltung
- Rückenlinie (sollte gerade sein). Ein aufgewölbter Rücken kann ein Schmerzzeichen oder Hinweis auf eine Spondylose, ein schwacher, durchhängender Rücken auf eine Schwäche der Bauchmuskeln sein.
- Haltung der Rute (wird normal gerade gehalten)
- Gliedmaßen (Lahmen, Fußung, durchtrittig? Innen- oder Außenrotation bei der Bewegung?)
- Spurbreite (gleichmäßig?)

Tab. 13.1 Ganganalyse.

Auffälligkeit	Hinweis strukturell	Meridiane
Innenrotation des Knies	medialer Meniskus, hypertone Adduktoren	Magen, Blase, Gallenblase
Schwierigkeiten beim Abfußen	Schmerzen der Beugesehne	Leber
„Hoppeln“	ISG-Blockierung	Blase, Gallenblase
knie- und/oder bodenenge Stellung	-	Magen, Gallenblase, Blase (Teilstück an Hinterbein)
LSÜ-Twist (Ausweichbewegung, seitliches Mitschwingen des Beckens in Richtung des vorführenden Hinterbeines)	Hüftprobleme und/oder Problem des lumbosakralen Übergang	Gallenblase, Blase
verkürzter Schritt hinten	ISG-Blockierung oder Knieproblem, schwache Lendenmuskeln (M. iliopsoas, M. quadratus lumborum)	Gallenblase, Blase, Gürtelgefäß
mit den Zehen schleifen	Muskelprobleme M. psoas	Niere

Tab. 13.1 Fortsetzung

Auffälligkeit	Hinweis strukturell	Meridiane
steif im Rücken	Muskelproblem, Wirbel- oder Kreuzbeinblockierung	Blase
Problem beim Bergauf/Treppe rauf gehen	eher Schwierigkeiten hinten/Knie	Magen, Niere
durchgestrecktes Hinterbein	Kniescheibenfixation	Magen
Problem beim Bergab/Treppe abwärts gehen	Knie	Magen, Niere

ISG = Iliosakralgelenk, LSÜ = lumbosakraler Übergang

13.3 Energetische und osteopathische Behandlung des Bewegungsapparates

13.3.1 Test der Beweglichkeit des Rückens

Der Rücken des Hundes wird sanft um das Bein des Testers gebogen (▸ Abb. 13.1). Gibt der Rücken weich nach oder ist ein Widerstand vorhanden? Der Test erfolgt nach beiden Seiten. Bei diesem Test geht es um die Flexibilität der Muskeln und Faszien. Die häufigste Ursache für Bewegungseinschränkungen sind muskuläre Fehlspannungen.

Therapie: Beispiel

Eingeschränkte Bewegung oder spürbarer Widerstand beim Test nach links bedeutet, die Muskeln rechts können sich nicht dehnen. Das Behandlungsziel ist die Entspannung (Verlängerung) rechts durch die Spindelzelltechnik, Faszienmassage oder Fasziendehnung.

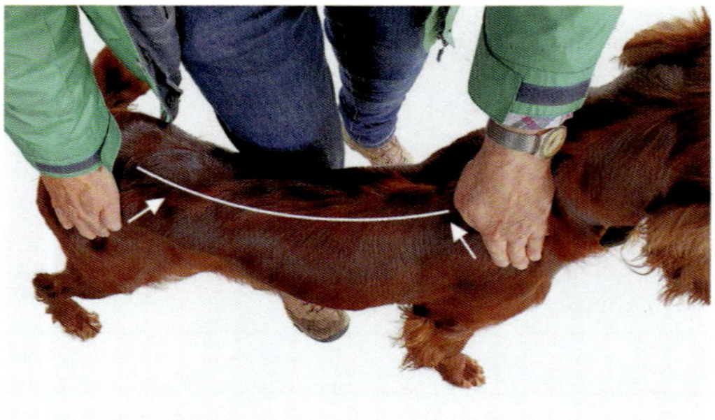

Abb. 13.1 Test der Beweglichkeit des Rückens.

▸ **Korrektur osteopathisch** Wie beim Test wird zur Seite der besseren Beweglichkeit bis zur Entspannung gehalten. Zusätzlich werden die Brustwirbel einzeln getestet (siehe Kapitel Wirbelkorrektur einzelner Wirbel (S. 151)).

▸ **Korrektur muskulär** Faszienmassage, Spindelzelltechnik und/oder Massage der neurolymphatischen Reflexpunkte von M. latissimus und M. longissimus auf der Seite, die sich dehnen soll.

▸ **Korrektur energetisch** Meridianmassage des Blasen-Gallenblasen- und des Milz-Pankreas-Meridians.

13.3.2 Lendenwirbelsäule

Nach dem Test der Rückenbeweglichkeit wird die Bewegung in der Lendenpartie getestet. Dabei stabilisiert eine Hand den Thorax, die andere Hand übt einen Zug am Schwanzansatz nach lateral aus. Die Aufmerksamkeit ist bei der Lendenpartie (▸ Abb. 13.2).

▸ **Korrektur osteopathisch** Korrektur ist die Dehnung der Lendenfaszie. Zusätzlich Test und Korrektur der Lendenwirbel (siehe Kapitel Wirbelkorrektur einzelner Wirbel (S. 151)).

▸ **Korrektur muskulär** Da die Lendenmuskeln M. iliacus, M. psoas und M. quadratus lumborum nicht direkt behandelt werden können, kommt hier die indirekte Muskelharmonisierung mit den neurolymphatischen Punkten zum Einsatz.

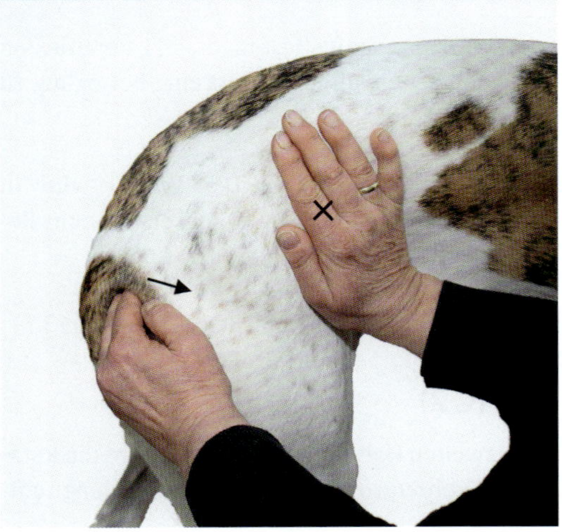

Abb. 13.2 Test der Beweglichkeit der Lendenwirbelsäule.

13.3.3 Halswirbelsäule

Der Kopf des Hundes wird sanft zu beiden Seiten bewegt, evtl. mithilfe eines Leckerlis (▶ Abb. 13.3).

▶ **Korrektur osteopathisch** Wie beim Test wird der Kopf zur Seite der besseren Beweglichkeit bewegt und bis zur Entspannung gehalten.

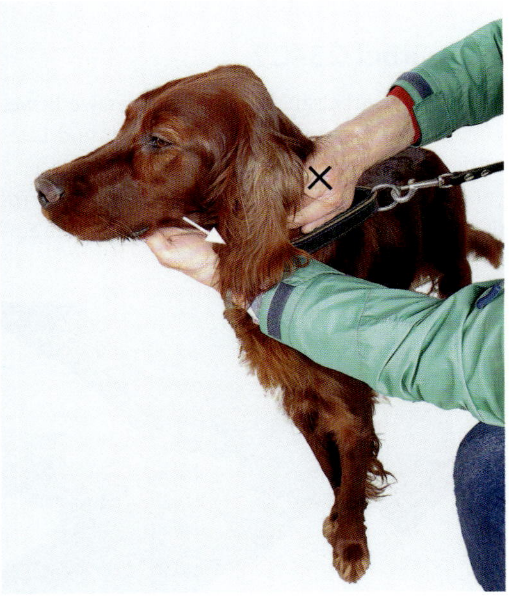

Abb. 13.3 Test der Beweglichkeit der Halswirbelsäule.

▶ **Korrektur muskulär** Faszienmassage oder Spindelzelltechnik der Halsmuskeln auf der Seite, die sich dehnen soll.

▶ **Korrektur energetisch** Meridianmassage der am Hals verlaufenden Meridiane bis bzw. ab dem Kreuzungspunkt Dü 15.

13.3.4 Wirbelkorrektur einzelner Wirbel

Atlas (C 1)

Der erste Halswirbel macht einerseits eine Flexions-Extensions-Bewegung (Nickbewegung) um das Foramen magnum des Okziput, andererseits eine Lateralflexion (seitliches Gleiten um die Okziputkondylen). Der Axis macht eine Rotation um eine Längsachse (▶ Abb. 13.4).

Der erste Halswirbel, der Atlas, kann osteopathisch geprüft werden, indem der Tester beide Hände auf den Wirbel legt (Die Aufmerksamkeit ist zunächst auf die Nackenmuskeln gerichtet). Ist der Tonus auf beiden Seiten gleich? Differenzen sind oft mit Atlasblockierungen vergesellschaftet. Zusätzlich wird der Abstand zwischen Atlasflügel und Unterkiefer seitenvergleichend getestet. Der unterschiedliche Abstand zeigt eine Blockierung in Lateroflexion. Die Aufmerksamkeit des Therapeuten richtet sich dann in die Tiefe, auf den Wirbel.

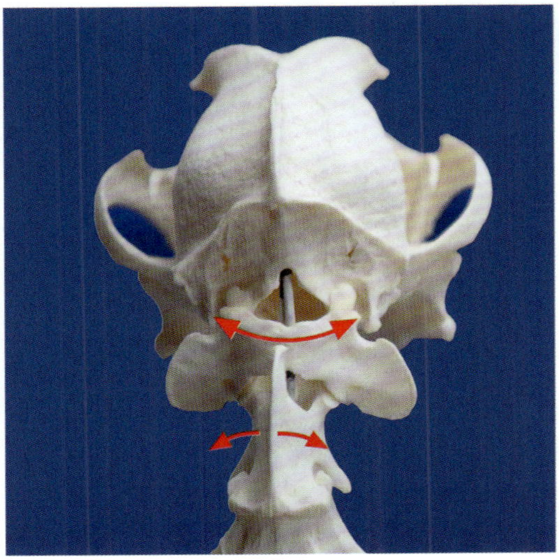

Abb. 13.4 Bewegung des Atlas und Axis.

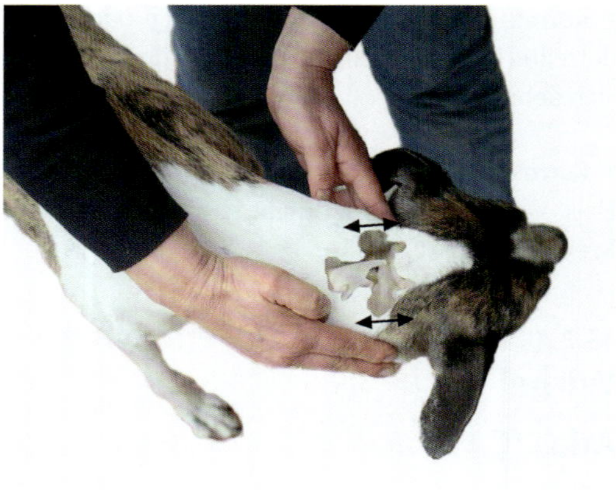

Abb. 13.5 Korrektur des Atlas.

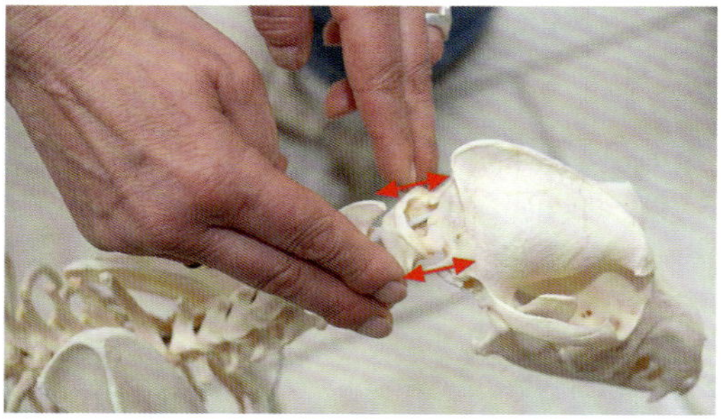

Abb. 13.6 Korrektur des Atlas am Skelett.

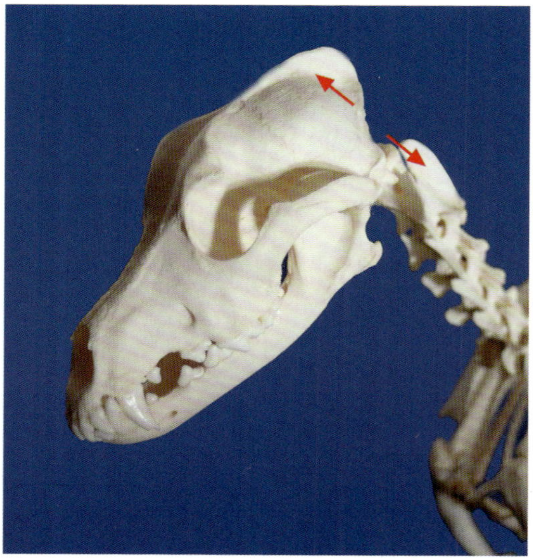

Abb. 13.7 Okziput-Release.

Dann wird eine sanfte (fast mentale) Lateralflexion zu beiden Seiten ausgeführt. Ist eine Bewegung zu beiden Seiten möglich?

▸ **Korrektur osteopathisch** Der Wirbel wird in Richtung der besseren Beweglichkeit bis zum Release gehalten (▸ Abb. 13.5, ▸ Abb. 13.6).

▸ **Korrektur faszial** Okziput-Release (▸ Abb. 13.7)

Axis (C 2)

Beim zweiten Halswirbel, dem Axis, steht die Rotation im Vordergrund. Er rotiert um eine longitudinale Achse.

Zur Prüfung „verschmelzen" die Hände mit beiden Seiten des Wirbelbogens und manipulieren sanft in beide Richtungen. Zur Korrektur wird in der Richtung der besseren Beweglichkeit gehalten und bis zum Release gewartet.

Beim zweiten Halswirbel, dem Axis, steht die Rotation im Vordergrund. Die Hände des Therapeuten sinken durch die Muskulatur bis zum 2. Halswirbel. Seine Aufmerksamkeit ist bei der Rotationsbewegung.

Die Korrektur ist indirekt, in die Richtung der besseren Beweglichkeit (▸ Abb. 13.8).

Halswirbel C 3–C 7

An der Halswirbelsäule (HWS) sind passive Bewegungen in Form von Flexion, Extension und Lateralflexionen kombiniert mit Rotationen möglich.

Die Beweglichkeit von C 3–C 7 wird geprüft, indem beide Hände Kontakt zum Wirbelkörper auf-

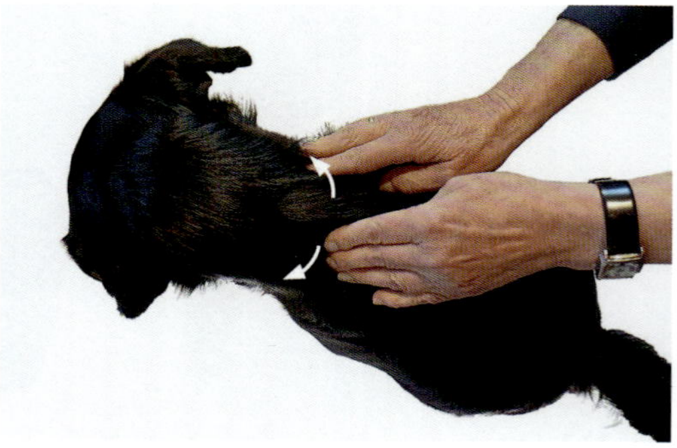

Abb. 13.8 Korrektur des Axis.

nehmen und eine sanfte Bewegung in beide Richtungen erfolgt. Beim blockierten Wirbel ist ein Widertand in eine Richtung wahrnehmbar. Es entsteht der Eindruck, um eine Bewegung zu indizieren, müsste man Kraft aufwenden.

Die Korrektur ist indirekt. Wenn beispielsweise die Bewegung nach rechts weiter, größer ist, ist die Bewegung nach links blockiert. Man folgt in diesem Beispiel der Bewegung nach rechts und hält am Ende der Bewegung solange bis zum Release. Danach ist auch eine Bewegung nach links möglich (▶ Abb. 13.9).

Die Bewegung der Halswirbel wird von Bändern, den Halsmuskeln, den Zwischenquerfortsatzmuskeln, den Mm. intertransversarii cervicis und den Faszien beeinflusst.

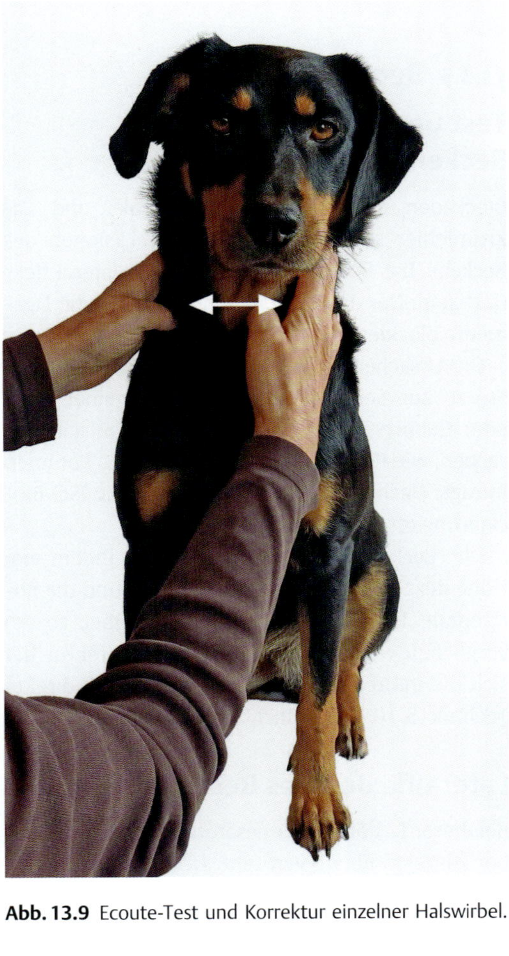

Abb. 13.9 Ecoute-Test und Korrektur einzelner Halswirbel.

Brust- und Lendenwirbel

Die Brust- und Lendenwirbel werden einzeln getestet. Daumen und Zeigefinger verschmelzen mit dem Dornfortsatz und bewegen den Wirbel sanft zu beiden Seiten (▶ Abb. 13.10). Bei trainierter Sensibilität des Behandlers wird die Manipulation immer sanfter, fast mental und man hat den Eindruck, man kann den Wirbel in beide Richtungen „bewegen".

Dabei können folgende Eindrücke entstehen:

- Der ganze Rücken schwingt sanft mit.
- Der Rückenschwingt bei einer Wirbelblockierung nur in eine Richtung! In die blockierte Richtung spürt man einen Widerstand oder man hat das Gefühl, um den Wirbel zu bewegen, müsste Kraft aufgewendet werden.
- Der Wirbel lässt sich nur zu einer Seite bewegen.

Die Korrektur ist indirekt. Das heißt, der Wirbel wird auf der Seite der besseren Beweglichkeit bis zum Release gehalten (▶ Abb. 13.11).

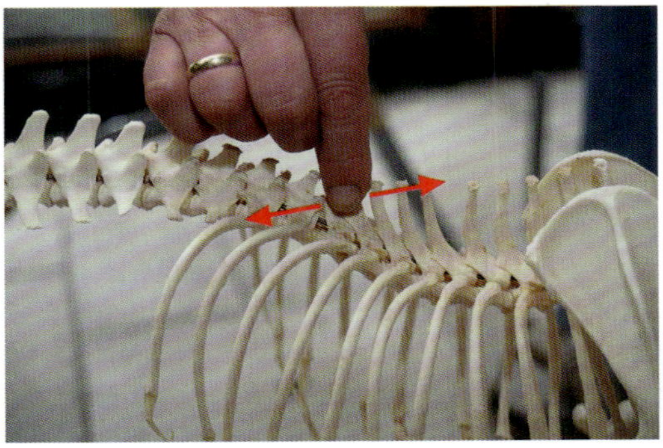

Abb. 13.10 Ecoute-Test der Brustwirbel.

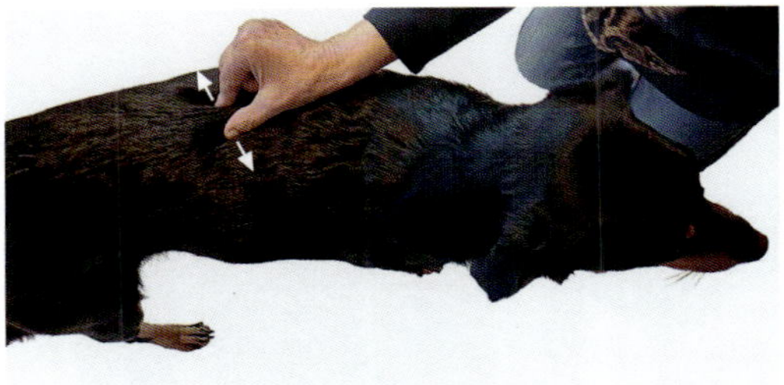

Abb. 13.11 Test und Korrektur der Brust- und Lendenwirbel.

Sakrum (Kreuzbein)

Der Hund hat ein kompaktes, kurzes Kreuzbein, das aus 3 verknöcherten Wirbeln besteht.

Bei der **osteopathischen Sakrumbehandlung** ist die Sensibilität des Behandlers die erste Voraussetzung, um die Bewegung des Sakrums zu spüren. Es macht eine kippende Bewegung um eine transversale Achse, bei der sich die Basis bzw. Spitze nach dorsal und ventral bewegen.

Bei der **Flexionsläsion** ist die Bewegung in die dorsale Richtung blockiert. Die ventrale Bewegung ist nicht oder nur eingeschränkt möglich.

Bei der **Extensionsläsion** ist die Bewegung in die ventrale Richtung blockiert. Die dorsale Bewegung ist nicht oder nur eingeschränkt möglich.

Bei der lateralen Läsion ist das Sakrum nach lateral flektiert. Bei der osteopathischen Prüfung ist an der Basis oder Spitze ein Zug zur Seite zu fühlen.

Die Korrektur ist indirekt. Man folgt der besseren Bewegung, hält am Ende der Bewegung bis zum Release.

► **Korrektur** Vor der Sakrumkorrektur ist die Lösung des lumbosakralen Übergang (LSÜ) sinnvoll (siehe Kapitel Der lumbosakrale Übergang (LSÜ) (S. 178)). Die Hand liegt dabei so auf dem hinteren Rücken, dass die Finger auf dem Sakrum liegen (bei kleinen Hunden nur die Fingerbeeren) und mit ihm verschmelzen. Mit dem Ecoute-Test wird die Bewegung verfolgt und darauf geachtet, ob andere Bewegungsrichtungen wahrnehmbar sind (► Abb. 13.12). Diesen Richtungen wird gefolgt und am Ende der Bewegung bis zum Release gehalten. Das Sakrum kann um eine horizontale und eine transversale Achse rotiert oder lateral flektiert sein.

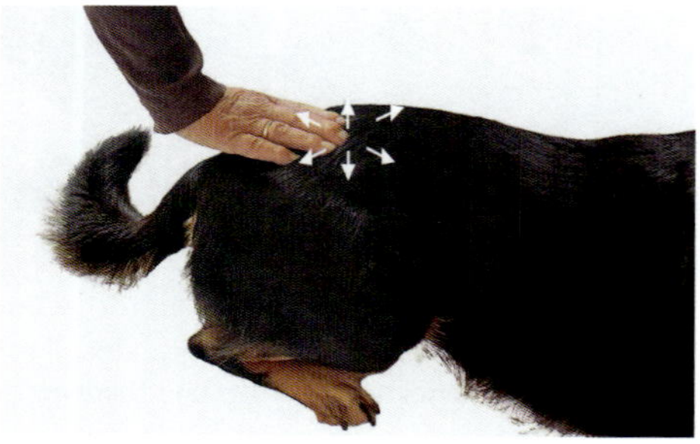

Abb. 13.12 Ecoute-Test und Korrektur des Sakrums.

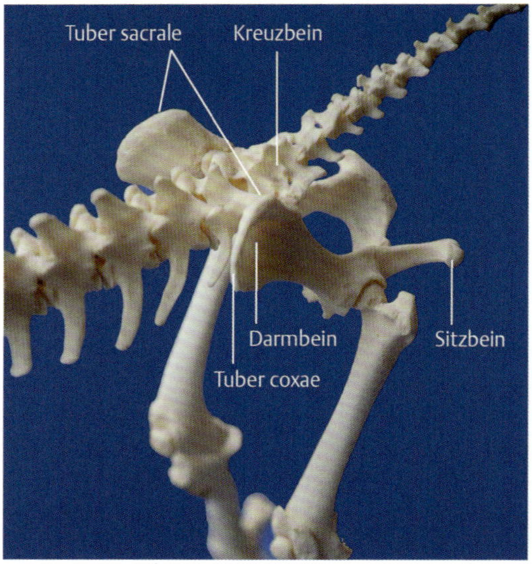

Abb. 13.13 Die Strukturen des Beckens.

13.3.5 Becken

Test und Korrektur der Beckenstellung

Blockaden des Kreuzdarmbeingelenks und Sakrumfehler sind oft gekoppelt mit Läsionen des Beckens. Das Becken kann rotiert oder lateral flektiert sein. Der dabei entstehende Zug auf die Ligamente blockiert das Iliosakralgelenk.

Die Ursachen für Beckenfehlstellung sind meist Stürze zur Seite, längere Entlastung einer Seite oder Geburtsprobleme. Aber auch organische Ursachen, wie Probleme im Urogenitaltrakt, kommen infrage. Nach der Beckenkorrektur ist die ISG-Blockierung oft aufgehoben!

Die Beckenstellung wird geprüft, indem die Höhe der Sakralhöcker (Tuber sacrale) und die horizontale Position der Hüfthöcker (Tuber coxae) verglichen wird (► Abb. 13.13). Zur Korrektur hat sich die indirekte Technik (siehe Kapitel Indirekte Technik (S. 109)) bewährt.

Lateralflexion des Beckens

Bei dieser Läsion ist der gesamte Beckenring in der horizontalen Ebene verdreht. Der Hüfthöcker und das Sitzbein einer Seite sind nach kranial, auf der anderen Seite nach kaudal verschoben. Die horizontale Beckenstellung kann über die Sakralhöcker

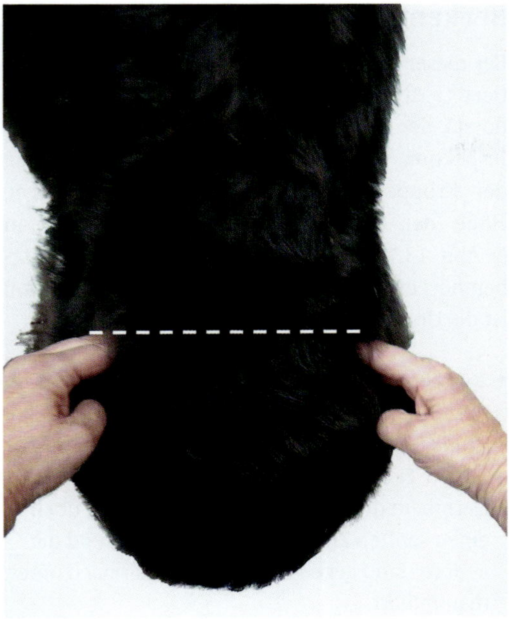

Abb. 13.14 Prüfung der Position der Hüfthöcker.

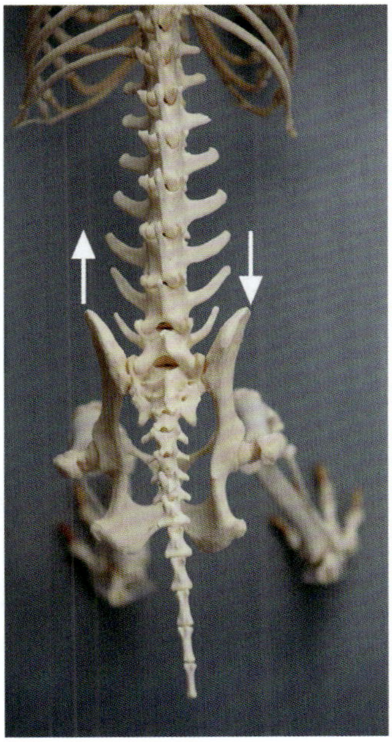

Abb. 13.15 Lateralflexion des Beckens, Ansicht von dorsal.

oder die Vorderkante der Hüfthöcker geprüft werden (► Abb. 13.14, ► Abb. 13.15).

► **Korrektur** Die Korrektur erfolgt über die indirekte Technik (► Abb. 13.16):

- Schritt 1: Der kranial stehende Hüfthöcker wird noch mehr nach vorne manipuliert, während die andere Hand auf der kaudal stehenden Seite das Becken gegen den Hüfthöcker nach hinten schiebt.
- Schritt 2: Auf der kranial stehenden Seite wird ein Schub gegen den Hüfthöcker nach hinten ausgeübt, während die andere Hand das Sitzbein der gegenüberliegenden Seite nach vorn manipuliert. Der Druck wird gehalten, bis sich die Gewebeentspannung, das Release einstellt. Zusätzlich Entspannung der Lendenmuskeln durch Fasziendehnung auf der Seite des kranialen Hüfthöckers.

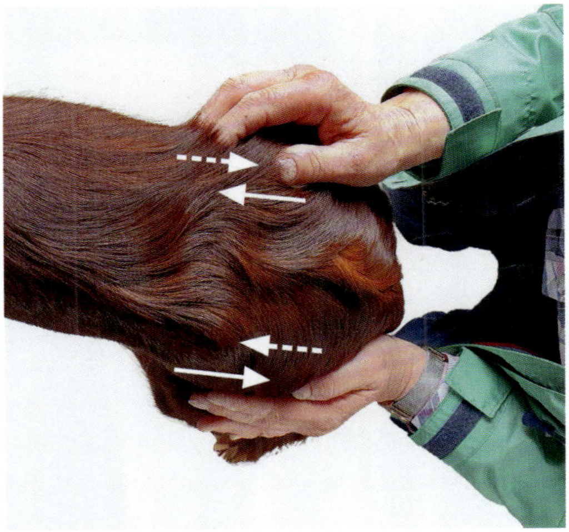

Abb. 13.16 Hüfthöcker links kranial-indirekte Korrektur.

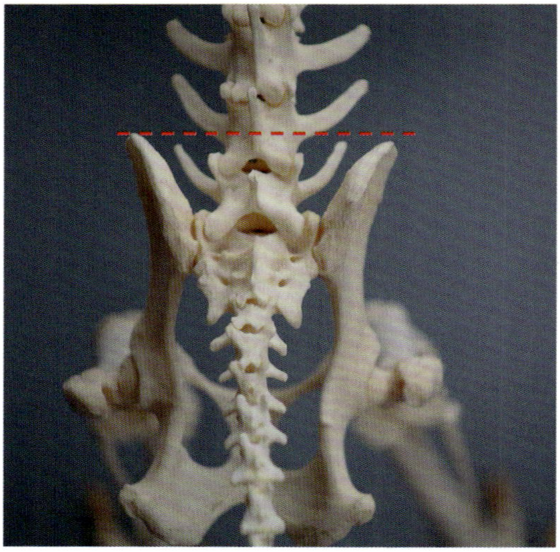

Abb. 13.17 Ansicht von kaudal. Der Beckenring ist nach rechts rotiert (links höher).

Beckentorsion

Bei dieser Läsion ist der gesamte Beckenring rotiert (► Abb. 13.17). Ein Hüfthöcker steht mehr dorsal, der auf der anderen Seite ventral. Bei der Inspektion ist oft eine ungleiche Ausprägung der Kruppe zu erkennen. Die unterschiedliche Höhe der Sakralhöcker zeigt die Torsion an (► Abb. 13.18). Alternativ kann die Höhe der Sitzbeinhöcker verglichen werden. Die Beckentorsion ist die Ursache der Beinlängendifferenz.

► **Korrektur** Die Korrektur der Beckentorsion (Hüfthöcker links dorsal) erfolgt über die indirekte Technik (► Abb. 13.19):

- Schritt 1: Die Finger verschmelzen mit dem Darmbein der höherstehenden Seite und üben einen sanften Zug nach oben aus, während die andere Hand gegen den Sakralhöcker nach unten manipuliert.

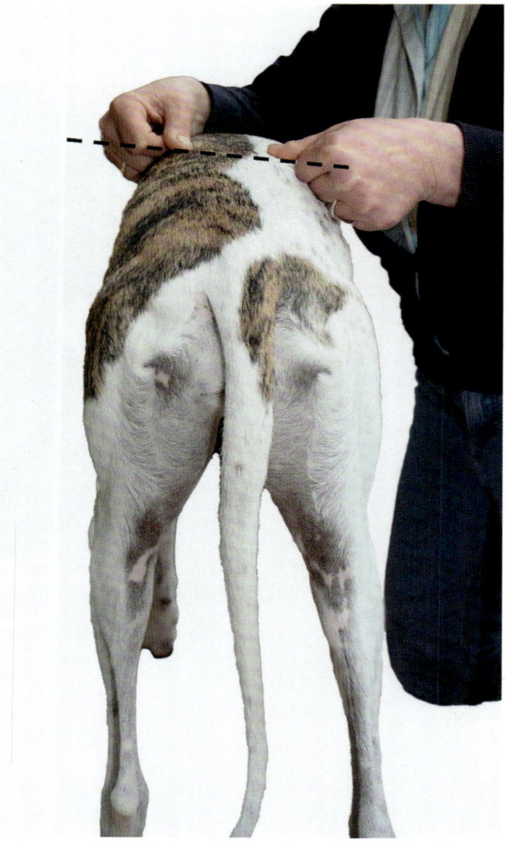

Abb. 13.18 Vergleich der Höhe der Sakralhöcker.

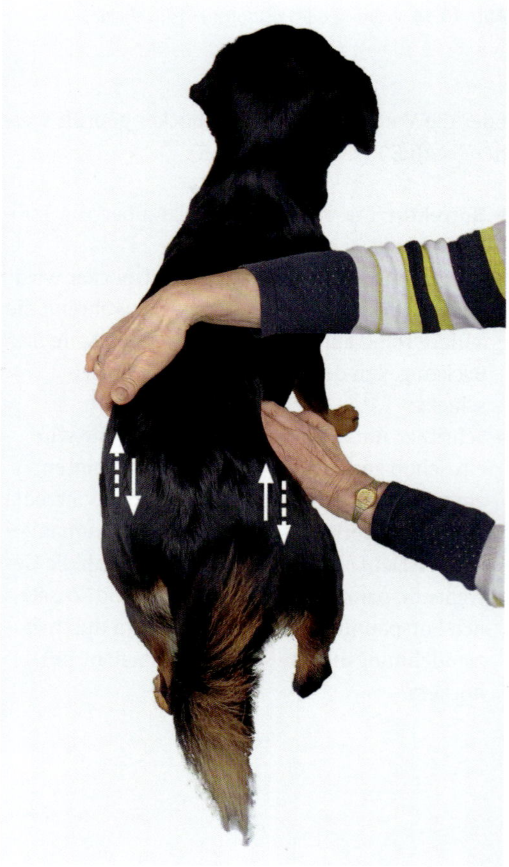

Abb. 13.19 Korrektur der Beckentorsion, Ansicht von kaudal.

- Schritt 2: Der dorsale Sakralhöcker wird nach unten, der ventrale Hüfthöcker nach oben manipuliert. Zusätzlich Entspannung des M. tensor fasciae latae auf der tieferen Seite.

Außer der Stellungsdifferenz der Sakralhöcker bzw. der Sitzbeine deuten folgende Zeichen auf eine Beckenfehlstellung und/oder ISG-Blockierung hin:
- Schiefhaltung der Rute
- Pfotenschleifen, dadurch einseitig abgelaufene Krallen
- Entlastung einer Gliedmaße
- asymmetrische Bemuskelung der Hinterbeine
- einseitig verkürzte Schrittlänge

Becken und Beinlängendifferenz

Bei der Beinlängendifferenz bei Mensch und Tier wird in die anatomische und die funktionelle Form unterschieden.

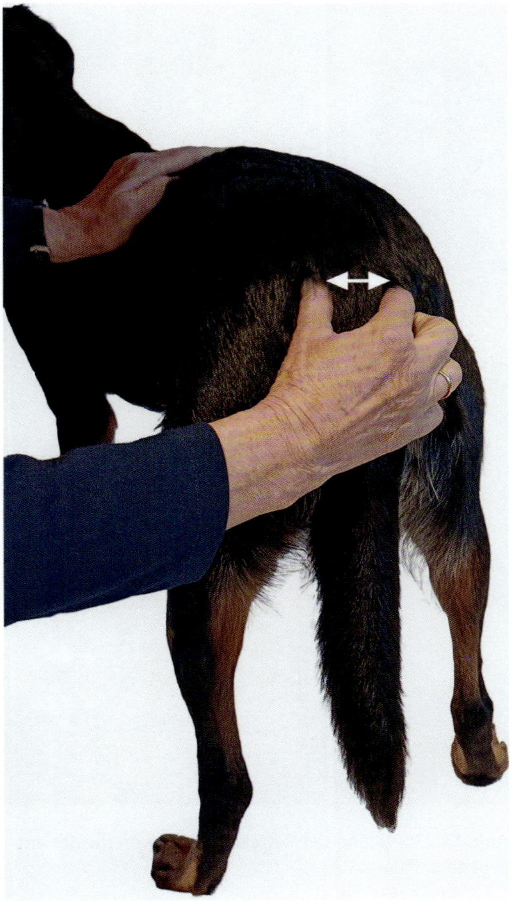

Abb. 13.20 Ecoute-Test der Rute.

Bei der echten, **anatomischen Beinlängendifferenz** liegt eine seitendifferente Länge von Oberschenkel und/oder Unterschenkel vor. Sie kann angeboren sein, eine Wachstumsstörung oder eine Folge von Knochenbrüchen, Operationen sowie Krankheiten sein. Die **funktionelle Beinlängendifferenz** entsteht durch Verkürzung von Muskeln, Faszien und Bändern und den daraus resultierenden Gelenkläsionen, Beckenfehlstellungen und Stellungsfehlern.

13.3.6 Rute

Die Knickrute kann durch eine Verletzung verursacht sein.

Fehlhaltung, z. B. eine zur Seite hängende Rute, hat meist eine einseitige Spannung der Mm. sacrococcygeus dorsalis lateralis als Ursache. Ähnlich wie bei der Wirbelkorrektur wird der Ansatz der Rute zu beiden Seiten bewegt und indirekt korrigiert (▸ Abb. 13.20). Alternativ kann die Fehlhaltung über die Schwanz-Acht korrigiert werden. Der Ansatz der Rute wird sanft in Form einer liegenden Acht bewegt (▸ Abb. 13.21).

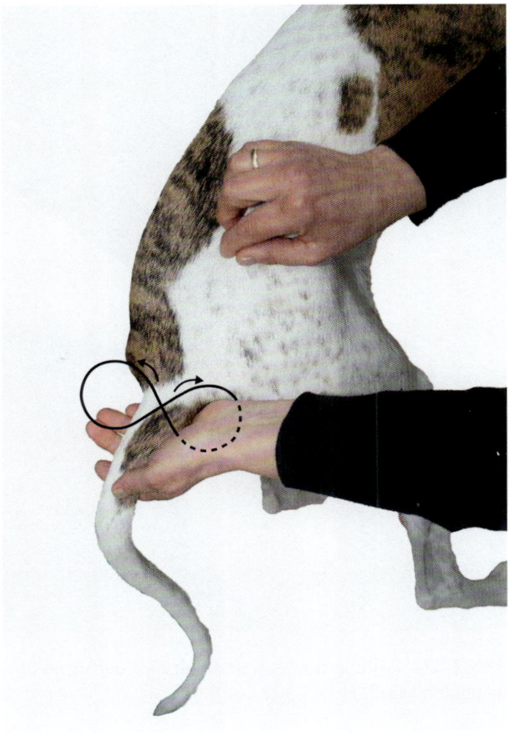

Abb. 13.21 Schwanz-Acht.

13

13.3.7 Extremitäten

Die Beine können beim stehenden oder liegenden Hund getestet werden.

Es werden die Vorwärts- und Rückwärtsbewegung (Protraktion und Retraktion) sowie die Außen- und Innenbewegung (Abduktion und Adduktion) getestet. Die Konzentration ist auf die Amplitude der Bewegung gerichtet.

> ✔ **Wichtiger Hinweis**
> Es darf nicht über den natürlichen Widerstand hinaus getestet werden.

Vorderbeine

Geprüft werden Protraktion, Retraktion, Abduktion und Adduktion.

Zur Prüfung der Adduktion und Abduktion wird das abgewinkelte Bein sanft nach außen und innen bewegt. Zur Prüfung der Protraktion und Retraktion wird das gestreckte Bein nach vorn und hinten bewegt. Die Tests können am liegenden (▸ Abb. 13.22, ▸ Abb. 13.23) und am stehenden (▸ Abb. 13.24, ▸ Abb. 13.25, ▸ Abb. 13.26) Hund gemacht werden.

Folgende hypertonen, verspannten Muskeln blockieren die Bewegung des Vorderbeines:

- blockierte Protraktion → M. latissimus dorsi
- blockierte Retraktion → M. biceps brachii
- blockierte Adduktion → M. deltoideus
- blockierte Abduktion → M. pectoralis transversus (quer verlaufende Brustmuskeln)

▸ **Korrektur osteopathisch** Das Bein wird sanft in Richtung der besseren Bewegung bis zum Release gehalten.

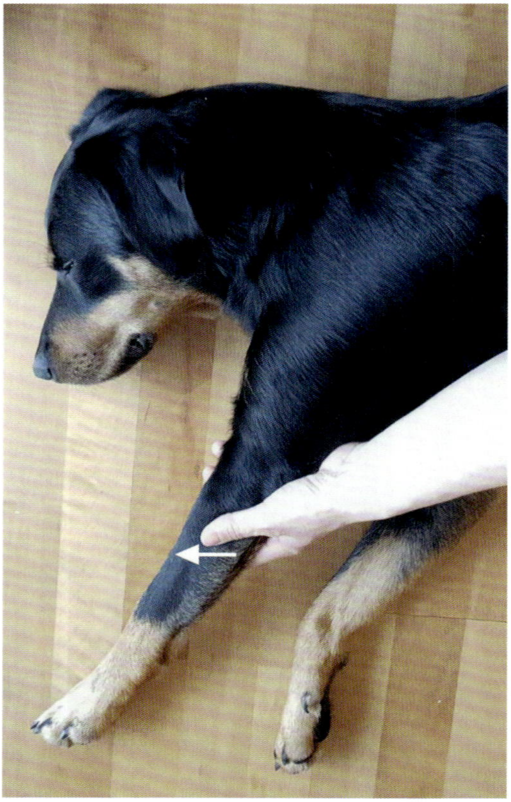

Abb. 13.22 Prüfung der Protraktion des Vorderbeines am liegenden Hund.

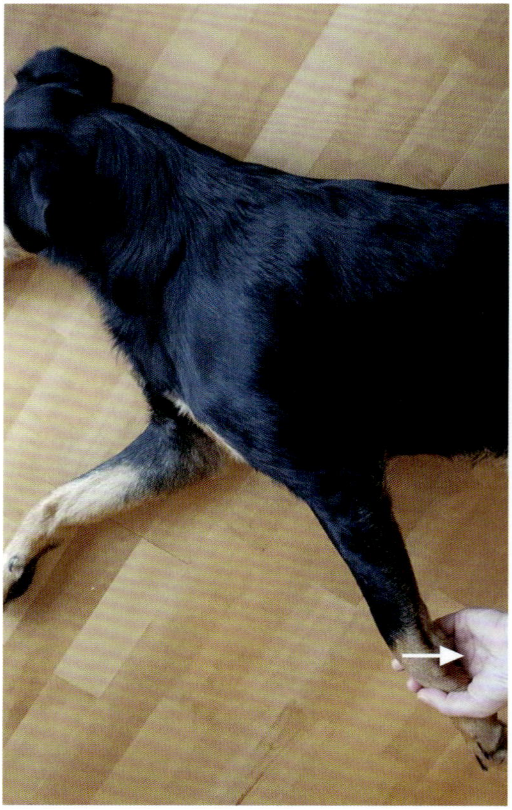

Abb. 13.23 Prüfung der Retraktion des Vorderbeines am liegenden Hund.

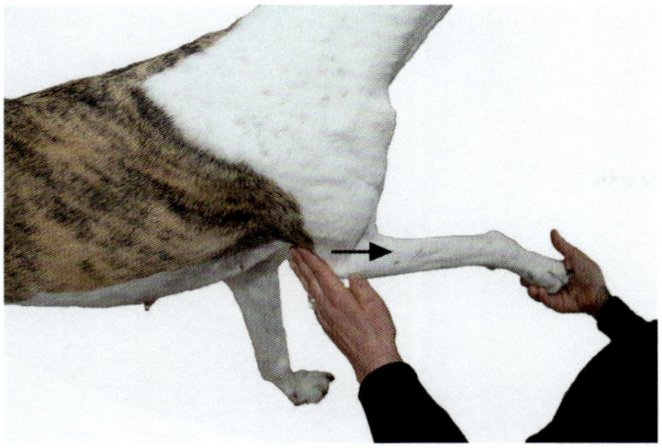

Abb. 13.24 Prüfung der Protraktion des Vorderbeines am stehenden Hund.

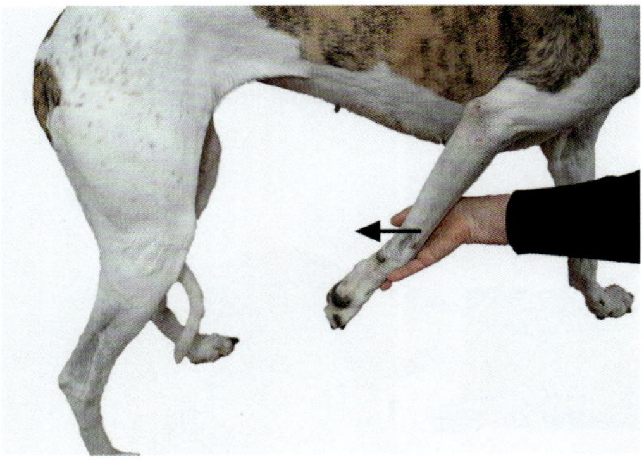

Abb. 13.25 Prüfung von Retraktion des Vorderbeines am stehenden Hund.

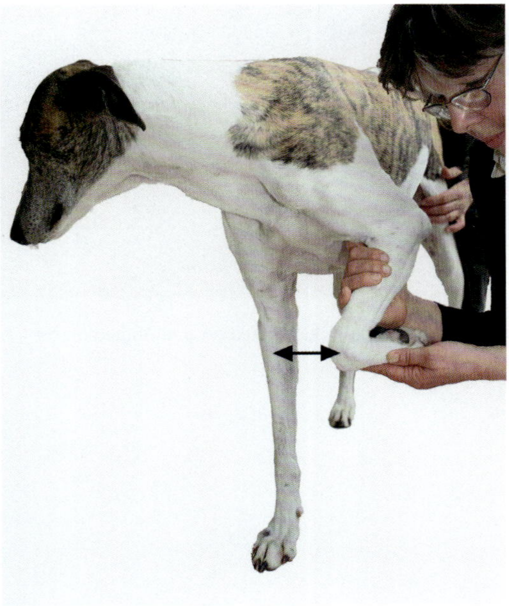

Abb. 13.26 Test der Adduktion und Abduktion des Vorderbeines am stehenden Hund.

▸ **Korrektur muskulär** Die verspannten Muskeln, die die Bewegung blockieren, werden entspannt.

▸ **Korrektur energetisch** SAM kranial (siehe Kapitel Spannungsausgleichsmassage (SAM) (S. 121)).

Hinterbeine

Beim Hinterbein werden ebenfalls Protraktion, Retraktion, Adduktion und Abduktion getestet. Die Tests erfolgen am liegenden (▸ Abb. 13.27, ▸ Abb. 13.28) oder stehenden Hund (▸ Abb. 13.29, ▸ Abb. 13.30, ▸ Abb. 13.31).

Folgende hypertonen, verspannten Muskeln blockieren die Bewegung des Hinterbeines:

- blockierte Protraktion → M. glutaeus, M. semimembranosus und tendinosus
- blockierte Retraktion → M. iliopsoas
- blockierte Adduktion → M. tensor fasciae latae, M. biceps femoris
- blockierte Abduktion → Adduktoren

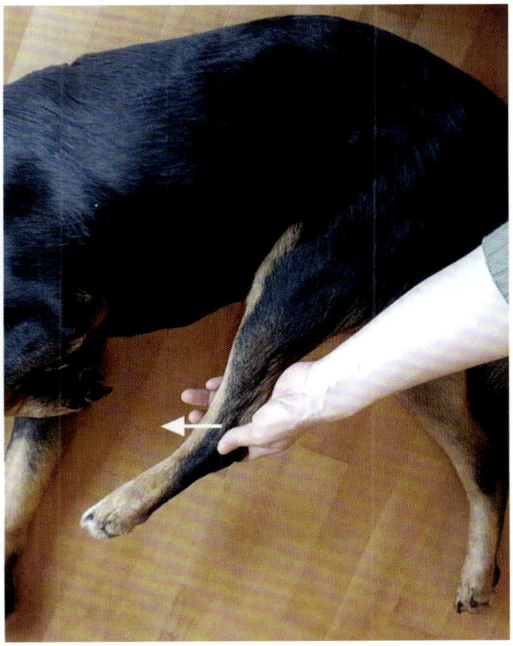

Abb. 13.27 Prüfung der Protraktion des Hinterbeines am liegenden Hund.

13

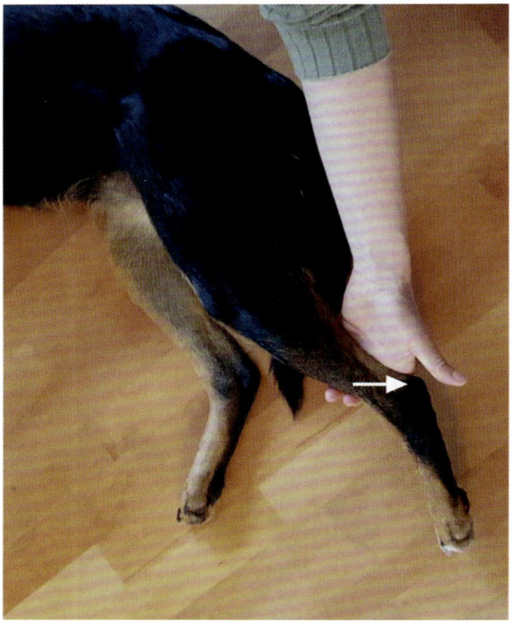

Abb. 13.28 Prüfung der Retraktion des Hinterbeines am liegenden Hund.

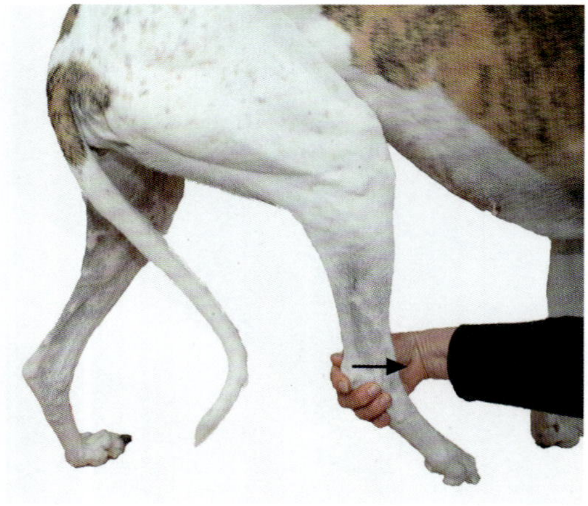

Abb. 13.29 Prüfung der Protraktion des Hinterbeines am stehenden Hund.

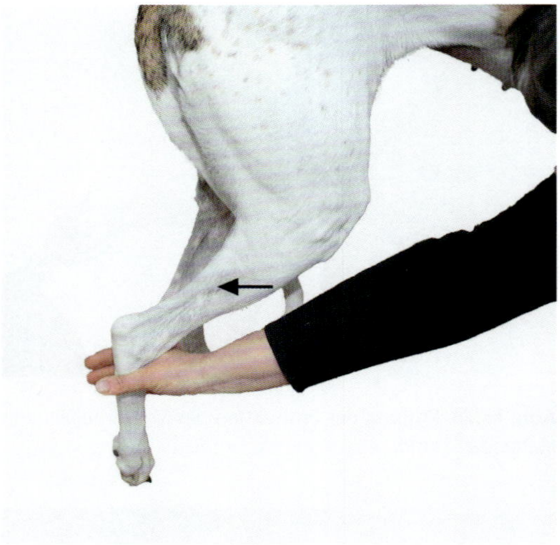

Abb. 13.30 Prüfung der Retraktion des Hinterbeines am stehenden Hund.

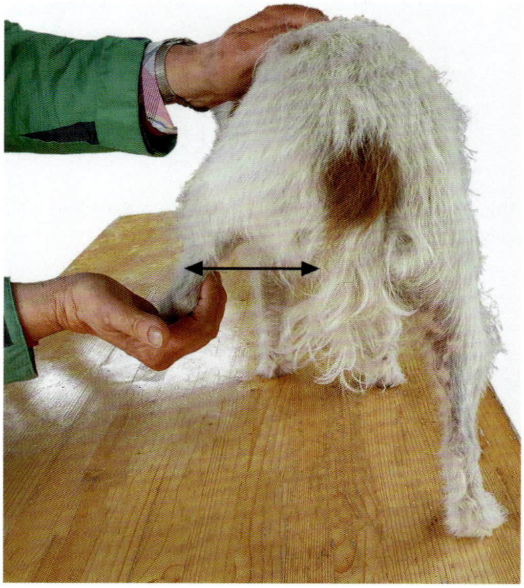

Abb. 13.31 Prüfung der Adduktion und Abduktion des Hinterbeines.

13.3.8 Gelenke

Die Gelenke werden vor den Mobilitätstests palpiert, um Erkrankungen wie Arthritis oder Arthrose auszuschließen, die eine speziellen Behandlung wie Phytotherapie oder Homöopathie oder die tierärztliche Behandlung erfordern. Geprüft werden Flexion, Extension und das Gelenkspiel.

Atlantookzipitalgelenk und Atlantoaxialgelenk

Die vordere Halswirbelsäule besteht aus dem Os occipitale (Hinterhauptbein), Atlas und Axis als funktionelle Einheit.

Das Atlantookzipitalgelenk, die Verbindung zwischen dem Hinterhauptbein (Okziput) und dem ersten Halswirbel ist das erste Gelenk. Es ist für die Nickbewegung (Flexion und Extension) sowie die Lateralflexion (seitliche Beugung) zuständig. Durch diese Region verlaufen Bänder sowie zahlreiche Nerven und Gefäße (▶ Abb. 13.32). Blockierungen in diesem Bereich können zu Gangstörungen, vegetativen Störungen, z. B. Schluckstörungen, neurologischen Störungen wie Seh- oder Hörstörung, Epilepsie oder Wobbler-Syndrom führen.

Bei Blockierungen im Bereich der vorderen Halswirbelsäule zeigt der betroffene Hund eine steife Kopfhaltung, meidet bestimmte Bewegungen und lässt sich nicht am Nacken berühren. Eine Besonderheit gibt es bei kleinen Hunderassen, die atlantoaxiale Subluxation, die Teilausrenkung (Subluxation) des zweiten Kopfgelenkes.

Hinweise auf Blockaden der Kopfgelenke:

- Probleme bei der Biegung des Halses
- Hund hält den Kopf schief
- Koordinationsstörungen (Stolpern)
- epilepsieartige Symptome
- Schulter-Arm-Probleme
- vegetative Störungen (Muskelzittern, Krämpfe)
- Verhaltensprobleme

▶ **Korrektur muskulär** Sanfte Massage der Nackenmuskeln.

▶ **Korrektur faszial** Fasziendehnung: Zwei Finger einer Hand fixieren das Hinterhauptbein, zwei Finger der anderen Hand den kranialen Rand des Atlas und führen eine sehr sanfte Dehnung aus (▶ Abb. 13.33).

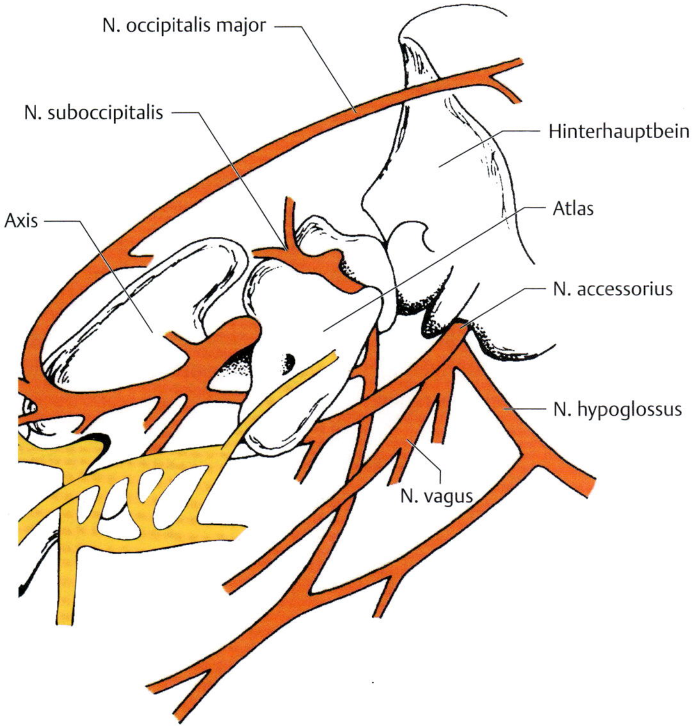

Abb. 13.32 Nerven im atlantookzipitalen Übergang. (Quelle: Salomon F, Geyer H, Gille U. Anatomie für die Tiermedizin. 4., aktualisierte Auflage. Stuttgart: Thieme; 2020)

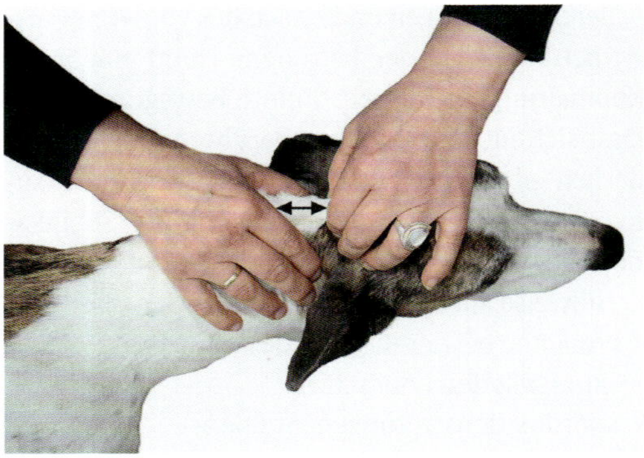

Abb. 13.33 Fasziendehnung am atlantookzipitalen Übergang.

Schultergelenk

Das Schultergelenk ist ein Kugelgelenk, das Schulterblatt und Oberarmknochen verbindet. Seine Hauptbewegung sind Beugung und Streckung, passiv sind aber auch Pronation (Einwärtsdrehung) und Supination (Auswärtsdrehung) in geringem Maße möglich. Bewegungseinschränkungen bei Protraktion, Retraktion, Adduktion und Abduktion sind meist muskulär verursacht.

Das Schultergelenk wird geprüft, indem die Schulter gebeugt und gestreckt wird. Eine Hyperflexion (unnatürlich weite Beugung, Retraktion) bei gleichzeitiger Hyperextension des Ellbogens weist auf einen Bizepssehnenriss hin. Bei einer Entzündung zeigt der Hund Schmerzzeichen.

▶ **Korrektur osteopathisch** Indirekte Korrektur von Retraktion/Protraktion, Abduktion und Adduktion des Vorderbeines.

▶ **Korrektur muskulär** Bei eingeschränkter Protraktion werden alle Muskeln um das Schultergelenk und das Schulterblatt und der breite Rückenmuskel (M. latissimus dorsi) durch Faszienmassage oder die Spindelzelltechnik entspannt. Zusätzlich:

- Korrektur energetisch
- Di 15 (Hauptpunkt für die Schulter)
- Akupressur der Schmerzpunkte
- TMM-Lunge und Dickdarm

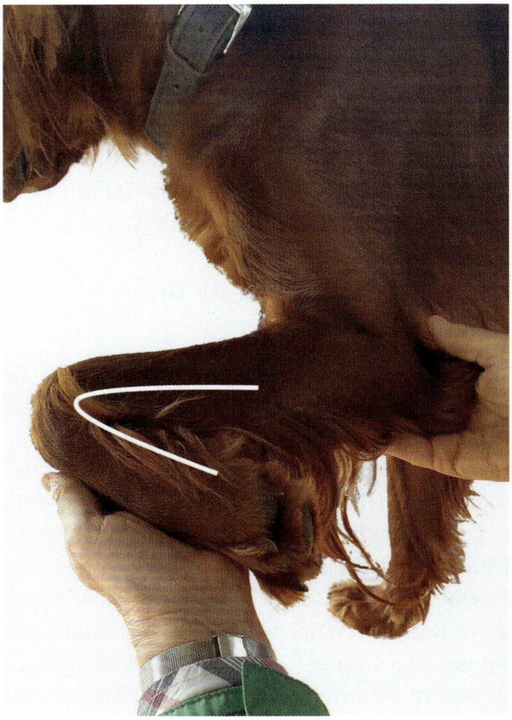

Abb. 13.34 Test des Karpalgelenks.

Karpalgelenk

Die Bewegung des Karpalgelenks ist die Beugung und Streckung, mit einem geringen Gelenkspiel in die Abduktion, wobei es bei vollständiger Beugung fast zu einer Berührung des Mittelfußes mit dem Unterarm kommt.

Beim Vorderfußwurzelgelenk wird die Beugung und Streckung sowie die Winkelung geprüft (▶ Abb. 13.34). Beim Vorderfußwurzelgelenk empfiehlt es sich, zusätzlich das laterale Gelenkspiel zu prüfen. Dazu wird das Gelenk abgewinkelt und der Mittelfuß vorsichtig und sanft zur Seite bewegt. Bei ungenügender Bewegungsfreiheit wird indirekt korrigiert.

▶ **Korrektur energetisch** Tonisierung des 3E, Perikard- und Herz-Meridianes.

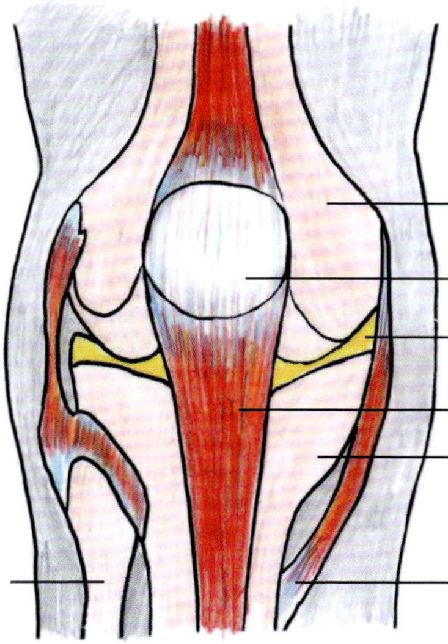

Abb. 13.35 Strukturen des Knies.

Ellbogengelenk

Das Ellbogengelenk wird geprüft, indem das Bein gebeugt und gestreckt wird, während die andere Hand das Gelenk umfasst. Ist die Bewegung frei? Ist eine Krepitationen (Reibung) zu spüren? Schmerz und Wärme deuten auf eine Entzündung, Krepitation auf eine Arthrose hin.

Kniegelenk

Die Hauptbewegung des Knies ist aufgrund der Anatomie (▶ Abb. 13.35) die Flexion-Extension (Beugung und Streckung). In sehr geringem Ausmaß sind Rotations- und Abduktions-/Adduktionsbewegungen möglich. Die Patella gleitet in der Flexion nach unten, in der Extension nach oben (▶ Abb. 13.36).

Knieprobleme beim Hund sind – ähnlich wie beim Menschen – die Arthritis oder die Arthrose. Bei der Entzündung ist das Gelenk verdickt, warm und druckempfindlich.

Bei Knieproblemen hat der Hund:

- Probleme beim Aufstehen und Hinlegen
- Probleme beim Treppensteigen oder ins Auto springen
- lahmt besonders nach längeren Spaziergängen

Die **Ursachen** sind vielfältig und reichen von Überlastung, Trauma bis hin zu falscher Fütterung und Erregerbefall:

- Überanstrengung, Überlastung
- Traumata
- falsche Fütterung mit Einfluss auf die Leber (Bänder, Sehnen)
- Arthrose
- Herde, Nebenhöhlen, Zähne usw.
- biochemische Ursachen (Übersäuerung)
- hormonelle Ursachen: Hormonbehandlung der Hündin, auch die Welpen bekommen dadurch zu viel Hormone
- bakterielle Ursachen: Streptokokken, Staphylokokken, Gonokokken, Brucellose, Leptospirose.

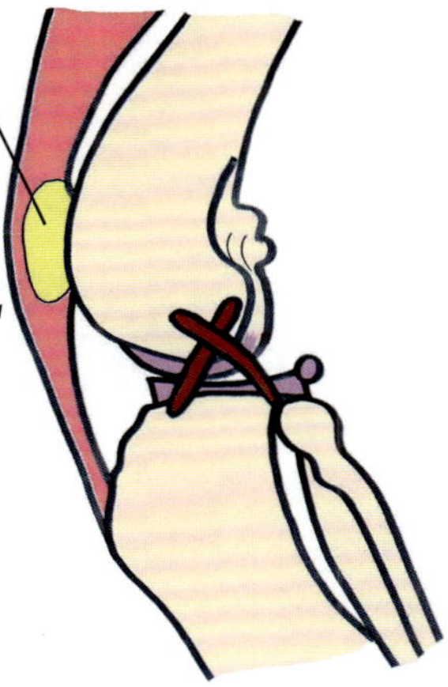

Abb. 13.36 Bewegung der Patella.

Test des Kniegelenks

Palpation:

- Ist das Gelenk warm, geschwollen?
- Zeigt der Hund Schmerzzeichen bei der Palpation?
- Sind Beugung und Streckung des Knies möglich oder sind diese schmerzhaft?
- Test der Patellabewegung (▶ Abb. 13.37). Eine Hand liegt auf der Kniescheibe, die andere Hand bewegt das Bein.
- Bewegt sich die Kniescheibe?
- Die Bänder werden palpiert.

Der Tierarzt überprüft das Gelenk mit dem Schubladentest.

Patellaluxation

Zur Patellaluxation kommt es infolge einer Überdehnung der Kniescheibenbänder oder eines Abhebens der Kniescheibe. Die Kniescheibe kann nach außen oder innen luxieren. Dies ist auch möglich, wenn eines der Bänder infolge einer Entzündung verkürzt ist und die Kniescheibe bei der Bewegung ungleich fixiert wird. Je nach Ursache ist dieser Erkrankung unterschiedlich zu begegnen. In vielen Fällen einer Patellaluxation läuft der Hund auf 3 Beinen, das betroffene Hinterbein bleibt gebeugt. Beim Hund kommt die Luxation häufiger vor als beim Pferd.

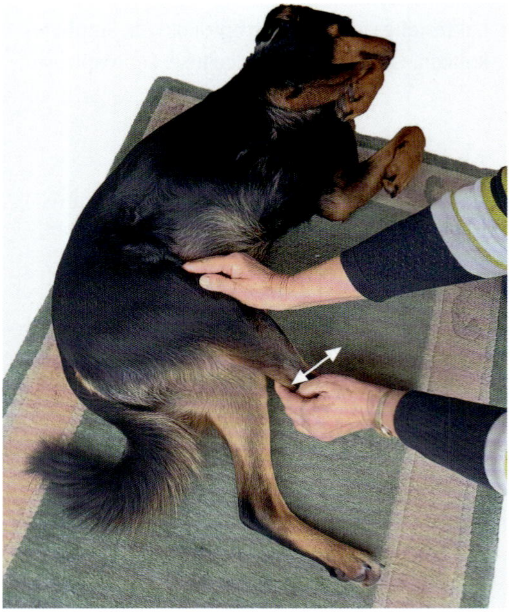

Abb. 13.37 Test der Patellabewegung.

Eine Patellaluxation, bei der die Kniescheibe aus der Rollfurche springt, wird in 4 Schweregrade eingeteilt, von einem leichten Grad, bei dem die Kniescheibe von selbst zurückspringt, bis zur schwersten Form, bei der die Kniescheibe dauerhaft ausgerenkt ist, die meist operativ behandelt wird. Die Luxation betrifft vor allem kleine Hunde. Der Hund hüpft auf drei Beinen, wobei das betroffene Bein angewinkelt nach oben gehalten wird. Im Extremfall kommt es zu starker Lahmheit.

Ursachen:

- angeborene zu flach ausgebildete Gleitrinne sowie Abweichungen in der Knochenachse zwischen Oberschenkel und Unterschenkel
- Arthrose
- Unfall, verbunden mit Bänderriss

Patellafixation

Die Patellafixation, die blockierte Kniescheibe, wird in der Literatur kaum beschrieben, kommt aber sowohl beim Hund und auch beim Menschen häufig vor. Bei der Patellafixation ist das Bein in gestreckter Position fixiert. Die Bewegung ist steif. Ursache sind zu kurze Bänder oder ein verkürzter, verspannter M. quadriceps femoris. Der Hund hat Probleme beim Treppensteigen und bergab gehen.

Die Korrektur ist eine sanfte Traktion (▶ Abb. 13.38). Eine Hand fixiert den Oberschenkel, die andere Hand übt einen sanften Zug nach hinten-unten aus. Die Traktion kann am liegenden und stehenden Hund ausgeführt werden. Alle der folgenden vier Muskeln bzw. Muskelgruppen müssen bei einer blockierten Kniescheibe entspannt werden:

- Die Kniescheibe ist in die Sehne des **M. quadriceps femoris** eingelagert. Am unteren Teil der Patella geht die Quadrizepssehne in die am Schienbein ansetzende Patellasehne über. Der M. quadriceps femoris sorgt neben der Extension im Kniegelenk ebenfalls für eine Flexion im Hüftgelenk.
- Der **M. tensor fasciae latae** verläuft vom Beckenkamm zur Außenseite des Knies und stabilisiert das Knie.

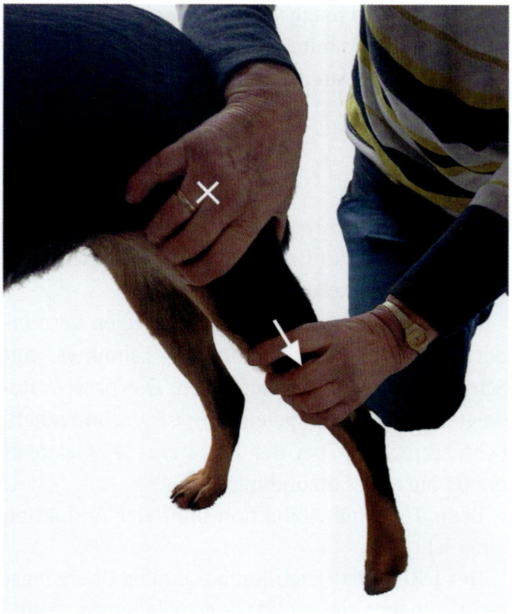

Abb. 13.38 Kniekorrektur durch Traktion.

- Die **ischiokruralen Muskeln** (Mm. biceps femoris, semimembranosus und semitendinosus) verlaufen vom Sitzbein an der Rückseite des Oberschenkels. Sie fungieren als Strecker im Hüftgelenk und Beuger des Knies.
- Die Muskelgruppe der **Adduktoren** verläuft vom Schambein zur Innenseite des Oberschenkels. Der M. gracilis geht sogar bis unter das Knie.

Test und Korrektur der Kniescheibenbewegung

Beim auf der Seite liegenden Hund liegt eine Hand auf der Kniescheibe, die andere Hand bewegt das Bein in die Beugung und Streckung. Dabei sollte die Auf- und Abbewegung der Patella spürbar sein. Möglich ist auch der Ecoute-Test. Die Hand verschmilzt mit der Patella und nimmt wahr, ob es eine verstärkte Bewegung in eine bestimmte Richtung gibt. Die Korrektur ist indirekt.

▸ **Energetische Korrektur** Energetisch wird das Knie mit den Knie-Akupunkturpunkten (siehe Kapitel Kreuzbandriss Knie (S. 191)) und der Meridianmassage aller über das Kniegelenk verlaufenden Meridiane behandelt. Zusätzliche Behandlung:
- Ma 36, Le 8
- Laserbehandlung der Schmerzpunkte um das Knie

▸ **Korrektur bei einer Patellaluxation** Man stützt den stehenden Hund von hinten am Bauch, legt die andere Hand auf die Kniescheibe und zieht sein Bein sanft nach kaudal, bis man die Patella „einrasten" spürt.

Sprunggelenk (Tarsalgelenk)

Das Sprunggelenk ist ein komplexes Gelenk, das aus 14 Knochen, verteilt auf drei Reihen besteht (▸ Abb. 13.39). Seine Bewegung ist die Beugung und Streckung und ein geringes seitliches Gelenkspiel.

Das Tarsalgelenk ist von besonderer Bedeutung für alle Lauf- und Sprungbewegungen. Beim Sprung muss es das Mehrfache des Körpergewichts tragen. Besonders die Achillessehne wird beim Springen besonders belastet.

Beim Sprunggelenk wird die Winkelung und das Gelenkspiel geprüft. Passiv sollte ein 45°-Winkel und eine minimale Elastizität nach lateral und medial möglich sein. Vorsicht beim Test des Gelenkspiels! Hier ist das Hineinfühlen in das Gewebe besonders wichtig, damit es nicht zum Überschreiten des physiologischen Gelenkspiels und damit zur Instabilität des Gelenks kommt.

▸ **Korrektur bei ungenügender Winkelung** Massage der Achillessehne.

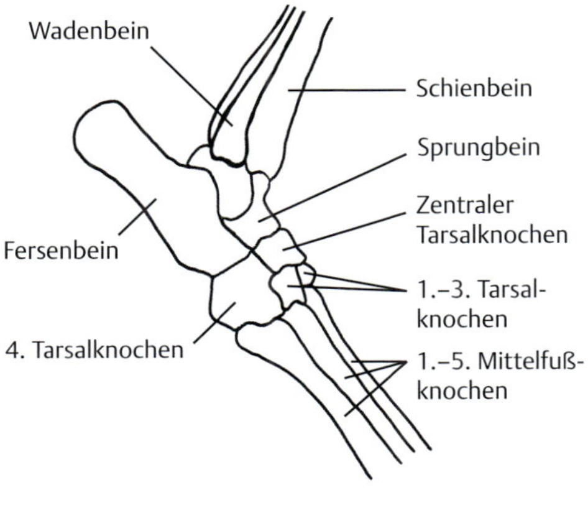

Abb. 13.39 Tarsalgelenk.

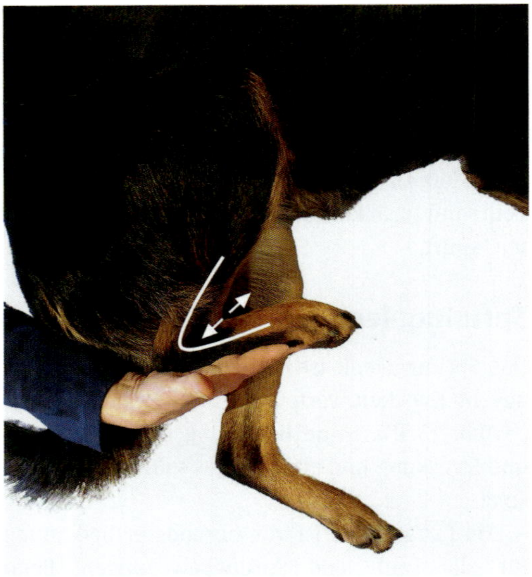

Abb. 13.40 Test der Winkelung und des Gelenkspiels des Tarsalgelenks.

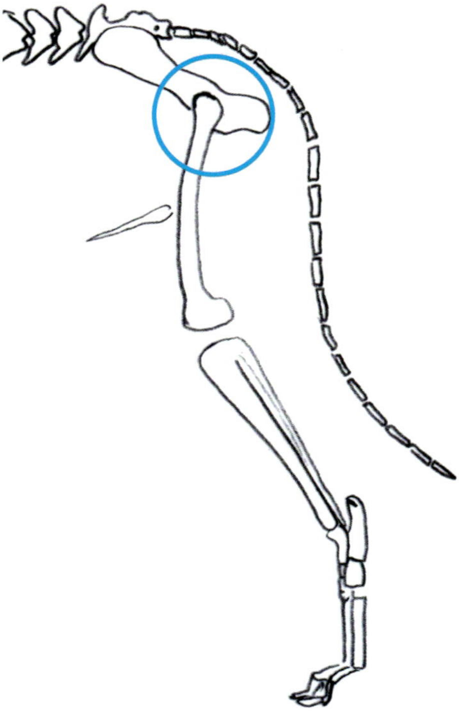

Abb. 13.41 Hüftgelenk.

► **Korrektur bei mangelndem Gelenkspiel** Indirekte Korrektur (sanfte Mobilisierung des Unterschenkels nach lateral und medial) in die bessere Richtung.

Hüftgelenk

Das Hüftgelenk (Articulatio coxae) ist die Verbindung zwischen der Gelenkpfanne des Beckens und dem Oberschenkelkopf (► Abb. 13.41).

Tiere mit Hüftgelenkproblemen zeigen verminderte Aktivität und spontane Lahmheit mit Schwierigkeiten beim Aufstehen. Die passive Bewegung des Hüftgelenkes ist schmerzhaft. Schmerzreaktion bei der Palpation des Gelenkes deutet auf eine Entzündung hin.

Beim Test sind Abduktion und/oder Adduktion eingeschränkt.

Der **LSÜ-Twist** (auch lumbosakraler Übergangstwist genannt) ist ein stark schwingender „Hüftschwung" beim Vorführen des Hinterbeines. Der LSÜ-Twist ist bei Junghunden bis zu einem Alter von 6 Monaten normal.

► **Test und Korrektur des Hüftgelenks** Abduktion und/oder Adduktion des Hinterbeines sind eingeschränkt.

► **Korrektur indirekt** Die Korrektur erfolgt mit dem **Hüftumfassungsgriff**: Der Oberschenkel wird mit einer Hand von kranial mit der anderen von kaudal umfasst und sanft in die verschiedenen Richtungen bewegt (► Abb. 13.42). Der Griff ist Test und Korrektur. In die Richtung der besseren Beweglichkeit wird sanft mobilisiert und am Ende der Bewegung bis zum Release gehalten.

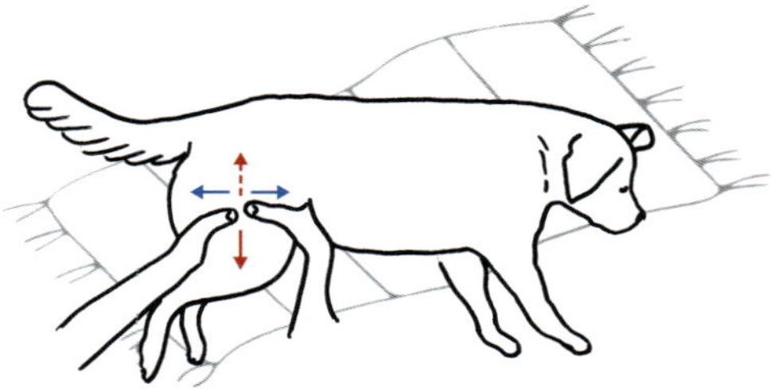

Abb. 13.42 Hüftumfassungsgriff.

▶ **Korrektur energetisch** Der Meridian, der für die Energieversorgung des Hüftgelenks zuständig ist, ist in erster Linie der Gallenblasen-Meridian. Er verläuft entlang des Beckens und über dem Femur.

Aber durch ihre muskuläre Zuordnung sind auch von Bedeutung:

- Nieren-Meridian (M. iliopsoas)
- Blasen-Meridian (Mm. semimembranosus und tendinosus)
- Energieverteilung: von einem Schmerzpunkt ausgehend wird mit einem Massagestäbchen sternförmig nach außen nach weiteren schmerzhaften Punkten gesucht und akupressiert, solange bis keine Schmerzrektion mehr auftritt.

Bewährte Akupunkturpunkte für das Hüftgelenk zeigt ▶ Abb. 17.3.

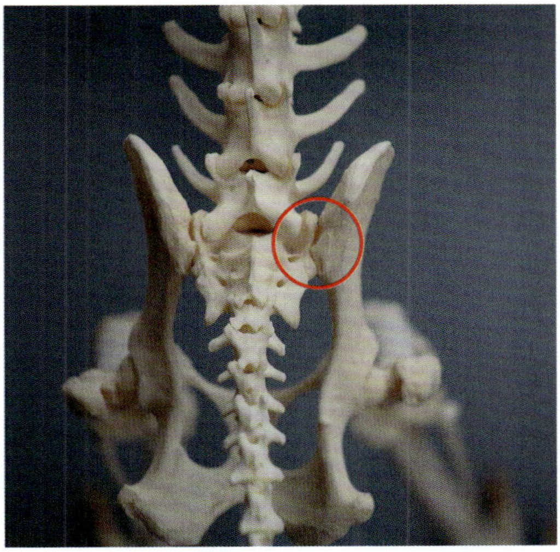

Abb. 13.43 Iliosakralgelenk.

Iliosakralgelenk (ISG)

Häufig werden Lahmheit, Pfotenschleifen und verkürzter Schritt der Hinterbeine durch eine Blockierung des Iliosakralgelenkes verursacht. Das ISG ist die Verbindung zwischen dem Kreuzbein und den Beckenknochen, ein sehr straffes Gelenk mit minimalem Knorpelüberzug und einer ligamentären Verbindung, die einerseits die Festigkeit, andererseits die Elastizität und Beweglichkeit des Gelenkes und die Übertragung des Bewegungsimpulses auf die Beine ermöglicht.

Das ISG wird geprüft, indem eine Hand die Darmbeinschaufel fixiert, während die andere Hand das Sitzbein nach lateral bewegt. Dabei sollte eine elastische Bewegung fühlbar sein (▶ Abb. 13.44). Wichtig bei diesem Test ist der Zug am Sitzbein. Wird nur an der Muskulatur gezogen, haben wir immer das Gefühl von Bewegung, auch wenn keine vorhanden ist.

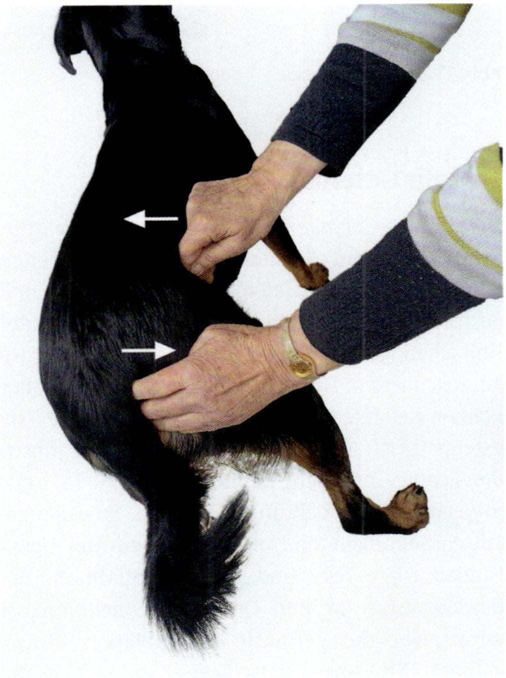

Abb. 13.44 Iliosakralgelenk – Test.

▶ **Korrektur osteopathisch** Die Finger einer Hand bewegen den Sakralhöcker nach lateral, während die andere Hand die Rute am Ansatz waagerecht nach oben hält (▶ Abb. 13.45).

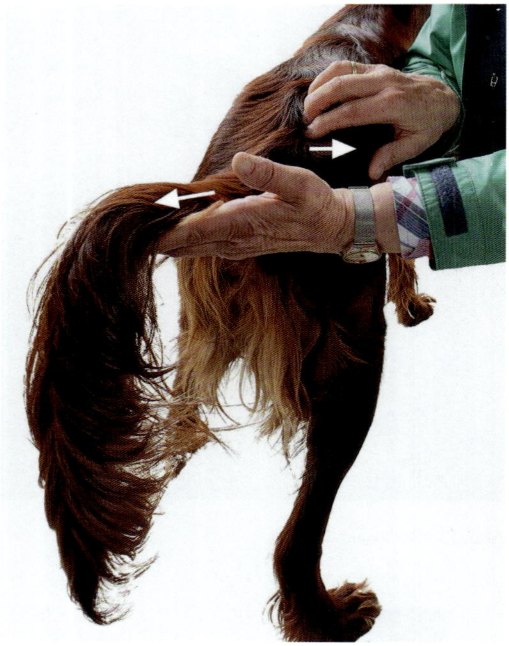

Abb. 13.45 Iliosakralgelenk – Korrektur.

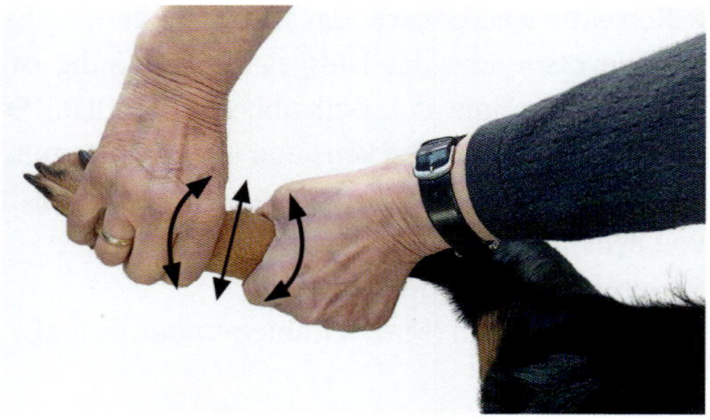

Abb. 13.46 Ecoute-Test in verschiedene Richtungen.

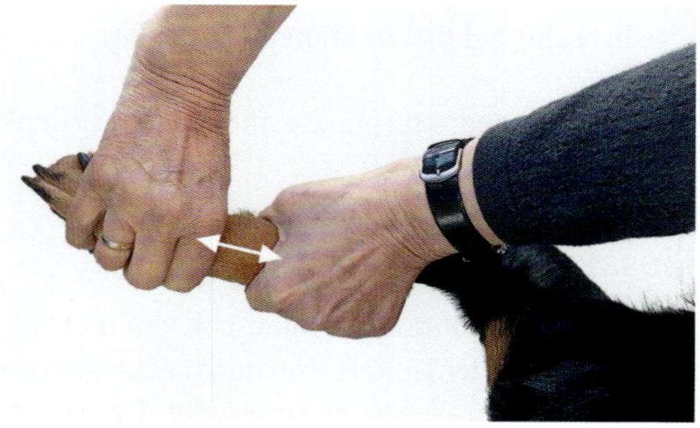

Abb. 13.47 Traktion am Karpalgelenk.

Distale Gelenke

Die distalen Gelenke werden zunächst auf Wärme, Schwellung und Schmerz geprüft. Im zweiten Schritt werden die Gelenke einzeln gebeugt und gestreckt und dabei auf Schmerz, Reibung oder Knirschen geachtet, um Arthritis oder Arthrose auszuschließen. Die physiologische Bewegung der kleinen Gelenke ist Beugung und Streckung. Passiv osteopathisch wird auch das Gelenkspiel durch den Ecoute-Test (siehe Kapitel Ecoute-Test (S. 108)) in verschiedene Richtungen getestet. Bewegungseinschränkungen sind oft ein Problem der tiefen Faszien. Diese Tests sind rein energetisch, um die Blockierungen in der Tiefe wahrzunehmen. Es wird nicht die geringste Manipulation durchgeführt. Die Korrektur ist wieder indirekt, in die Richtung der besseren Beweglichkeit.

Test der distalen Gelenke:

- Beugung und Streckung des Karpalgelenks
- Torsion des Karpalgelenks
- Gelenkspiel (Bewegung zur Seite)
- Beugung und Streckung der Pfote
- Torsion der Pfote

Die **Korrektur** ist indirekt. Ist zum Beispiel die Torsion eines Gelenkes eingeschränkt, folgt man der Richtung der besseren Beweglichkeit und hält bis zum Release. Zusätzlich wird die Gelenkbeweglichkeit durch Kompression-Traktion (siehe Kapitel Kompression-Dekompression (Traktion) (S. 109)) verbessert (▶ Abb. 13.47).

13.4 Korrektur von Stellungsfehlern

Stellungsfehler sind beim Hund schwierig zu definieren. Die Form des Rückens und die Stellung der Beine sind sehr abhängig von der Rasse. Was bei einem Hund normal ist, ist bei einem anderen schon eine Anomalie.

Grundlage ist das Wissen über den Verlauf der Meridiane und der Muskelfunktion:

- Wo fehlt Energie, wo ist sie zu viel?
- Welche Muskeln sind bei einem Stellungsfehler zu stark, welche zu schwach?

Die zu starken, verspannten Muskeln werden mit der Spindelzelltechnik oder der Faszienmassage entspannt. Wenn ein Antagonist verkürzt und unter Spannung ist, kann sich der Agonist nicht verkürzen, also nicht aktiv sein.

13.4.1 Schmale Front

Die schmale Front ist kein Gebäudefehler. Sehr schlanke, dünne Rassen wie z. B. Windhunde haben eine schmale Front. Nur bei extremer Schmalheit kann von muskulären Fehlspannungen ausgegangen werden (▶ Abb. 13.48).

▶ **Korrektur muskulär** Der querverlaufende Brustmuskel (M. pectoralis transversus) ist kontrahiert und wird durch Myofaszial-Release (siehe Kapitel Myofaszial-Release (S. 117)) entspannt.

▶ **Korrektur osteopathisch** Das angewinkelte Bein wird in Abduktion und Adduktion getestet und indirekt korrigiert.

▶ **Korrektur energetisch** Außen fehlt Energie. Der Herz-Meridian wird ganz, der Dünndarm-Meridian bis zur Schulter tonisiert.

13.4.2 Breite Front, meist nach außen gedrehte Ellbogen

Auch die breite Front ist kein Gebäudefehler. Sie ist typisch für Bullterrier, Englische Bulldogge, Pitbull u. ä. Übergewicht kann durch Überlastung der Gelenke zu einem breitbeinigen Stand führen (▶ Abb. 13.49).

▶ **Korrektur muskulär** Der M. pectoralis transversus ist zu schwach, die Mm. deltoideus und trapezius sind verspannt und werden durch Faszienmassage und/oder die Spindelzelltechnik entspannt.

▶ **Korrektur energetisch** Medial fehlt Energie. Der Lungen- und der Dickdarm-Meridian werden gestärkt.

13.4.3 X- und O-Beinigkeit

Bei X- und O-Beinigkeit sowie bei nach außen oder innen gedrehten Pfoten sind hauptsächlich die Faszien und alle an den Beinen verlaufenden Meridiane betroffen (▶ Abb. 13.50). **Korrektur** ist in diesen Fällen die fasziale Korrektur der distalen Gelenke

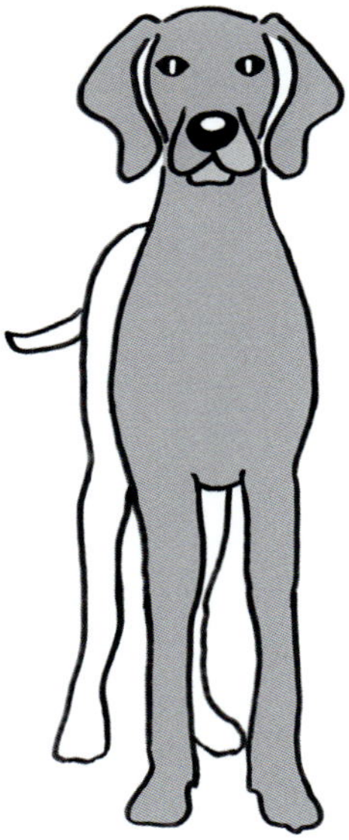

Abb. 13.48 Schmale Front.

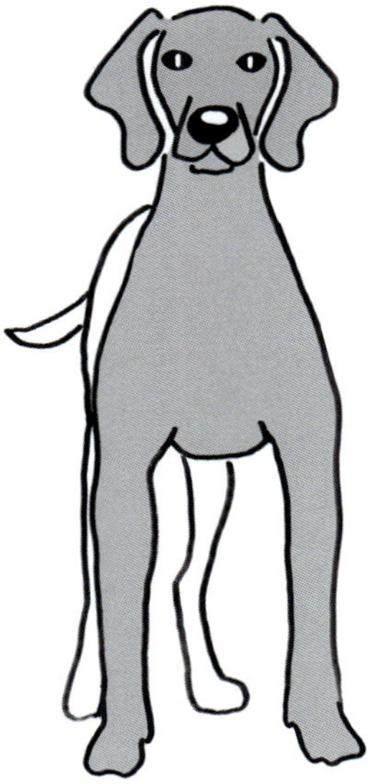

Abb. 13.49 Breite Front.

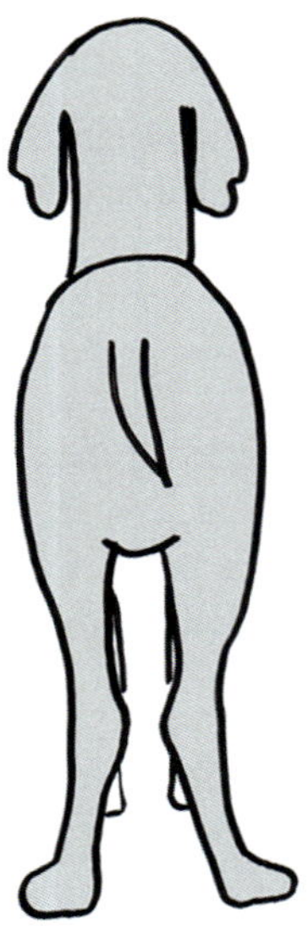

Abb. 13.50 X- und O-Beinigkeit.

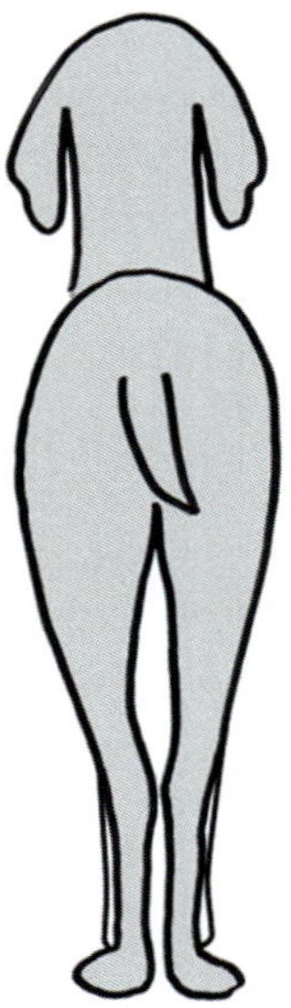

Abb. 13.51 Enghessige Stellung.

(siehe Kapitel Distale Gelenke (S. 168)). Energetisch werden alle an den Beinen verlaufenden Meridiane tonisiert. Möglich ist auch die SAM kranial, wenn die Vorderbeine, SAM kaudal, wenn die Hinterbeine betroffen sind.

13.4.4 Enghessige Stellung hinten

Bei diesem Stellungsfehler sind die Beine ab dem Sprunggelenk zu eng gestellt, die Pfoten sind nach außen gedreht (▶ Abb. 13.51). Die Yin-Seite ist zu stark, das Yang zu schwach. Energetisch ist die Stärkung des Yang (2-Teilung) eine Möglichkeit.

14 Kraniosakrale Behandlung

Grundlage der kraniosakralen Osteopathie ist die Erkenntnis, dass die Schädelnähte durch Membranen beweglich miteinander verbunden sind. Die Bewegung wird durch die Hirn-Rückenmark-Flüssigkeit (Liquor) initiiert. Der Liquor wird in den Ventrikeln im Gehirn produziert und in das venöse Blut rückresorbiert.

Dadurch entsteht ein Puls, ein Ausdehnen und Zusammenziehen aller Strukturen, was als Flexion und Extension oder Inspiration-Exspiration bezeichnet wird. Dieser Puls existiert, solange man lebt. Die Bewegung setzt sich über den Duraschlauch, und damit auf die Wirbelsäule, auf Sakrum, Becken und schließlich auf den gesamten Körper mit einer Frequenz von ca. 8–12 Intervallen pro Minute fort.

Zu den faszialen Strukturen zählen auch die intrakraniellen und intraspinalen Membranen.

Gehirn und Rückenmark werden von Hirnhäuten umgeben, die aus drei Schichten bestehen (▶ Abb. 14.1):

- Dura mater: äußerste Schicht
- Arachnoidea mater: mittlere Schicht
- Pia mater: innerste Schicht

Die Meningen gehen am Foramen magnum in den Duraschlauch über. Die Dura mater eine fibröse, bindegewebige Struktur, kleidet die Innenfläche des knöchernen Schädels aus und ist am dicksten an ihrer Befestigung am Foramen magnum, wo sie als Dura mater spinalis in den Wirbelkanal übergeht. Im Wirbelkanal ist die Dura locker am 2. und 3. Halswirbel und am Kreuzbein befestigt, damit Bewegungen möglich sind.

Der Duraschlauch macht eine sanfte anterior-posteriore Bewegung. Die Bewegung ist wie eine Welle wahrnehmbar, die bis zum Sakrum und zurück übertragen wird. In der Flexion bewegt sich die Basis des Sakrums (vorderer Teil) nach dorsal, die Spitze (hinterer Teil) nach ventral. In der Extension bewegt sich die Basis nach ventral, die Spitze nach dorsal. Idealerweise sollte sowohl die Flexions- als auch die Extensionsbewegung als Ausdehnen und Engerwerden überall im Körper spürbar sein.

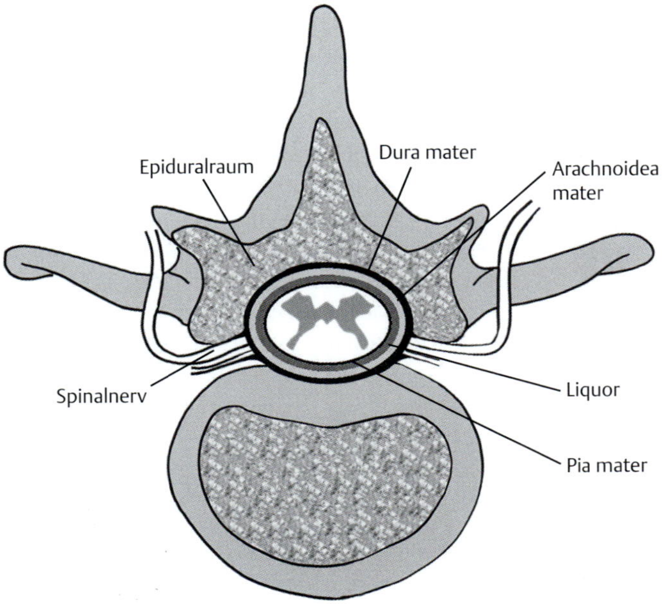

Abb. 14.1 Spinale Membranen.

✔ Wichtiger Hinweis

Abnorme Spannungen und Zugkräfte im ganzen Körper wirken sich auf die Membranen und damit auf den kraniosakralen Rhythmus aus.

Spinalnerven werden an den Stellen, an denen sie den Wirbelkanal verlassen, von Verlängerungen des Duraschlauches umhüllt. Diese Umhüllung wiederum geht in das Epineurium und das Bindegewebe über. Diese Struktur erklärt, weshalb das Augenmerk nicht nur auf die Schädelstrukturen, sondern auch auf die Faszien und das Bindegewebe des gesamten Körpers gerichtet sein sollte.

14.1 Membranen im Schädel

Die intrakraniellen Membranen sind Ausstülpungen der Hirnhäute (▸ Abb. 14.2):

- Die Falx cerebri (Hirnsichel) ist die bindegewebige Trennung des Großhirns in 2 Hälften. Sie setzt am Tentorium cerebelli an und verläuft zur Crista galli am Siebbein.
- Das Tentorium cerebelli trennt das Großhirn vom Kleinhirn. Es erstreckt sich wie ein Dach zwischen den Felsenbeinen (Pars petrosa). Da das Felsenbein das Innenohr umgibt, hat das Tentorium cerebelli einerseits einen großen Einfluss auf das Gleichgewicht und die Ohren, andererseits durch die Schläfenbeine auf das Kiefergelenk. Ein verspanntes Tentorium kann die Ursache für eine Otitis externa, die Entzündung des äußeren Gehörgangs sein.
- Die Ansatzstelle der Falx cerebri am Tentorium, das sog. Sutherland-Fulcrum, ist ein Fix- und Ruhepunkt, der die Membranbewegung und die Spannung aller auf die Membranen einwirkenden Kräfte harmonisiert.

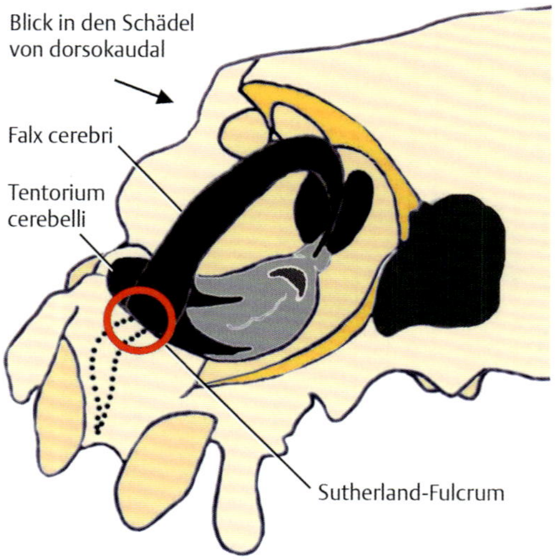

Abb. 14.2 Membranen im Schädel.

Die intrakraniellen Membranen haben eine starke Verbindung zum faszialen System, vor allem zur Fascia cervicalis (siehe Kapitel Fasziale Verbindungen (S. 20)), die eine Verlängerung der Kopffaszien darstellt.

Für die **Testung** des intrakraniellen Membransystems liegt eine Hand liegt auf dem Stirnbein, die andere auf dem Okziput. Die Konzentration ist auf die Membranen des Schädels gerichtet. Welcher Eindruck entsteht? Sind die Falx cerebri und das Tentorium cerebelli elastisch, weich oder hat man das Gefühl, einen harten, gespannten Schädel zwischen den Händen zu haben?

▸ **Korrektur** Zum Lösen der Spannung werden die Hände äußerst sanft aufeinander zugeführt, bis sich das Release, ein Gefühl von Weich werden einstellt.

Da das Tentorium teilweise am Os temporale (medial am Os mastoideus) ansetzt, kann das Membransystem sehr wirkungsvoll über die **Ohrziehtechnik** gelöst werden (▸ Abb. 14.3). Die Ohren werden am Ohrgrund umfasst und ein sehr sanfter Zug nach hinten, oben außen bis zum Release ausgeführt. Dabei wird auch das Schläfenbein gelockert. Die Aufmerksamkeit des Therapeuten ist auf die Membranen gerichtet. Es darf keinesfalls mit Kraft, auch nicht mit geringer Kraft an den Ohren gezogen werden. Der Impuls darf auch nicht waagrecht nach außen erfolgen, da sonst das Schläfenbein gekippt wird.

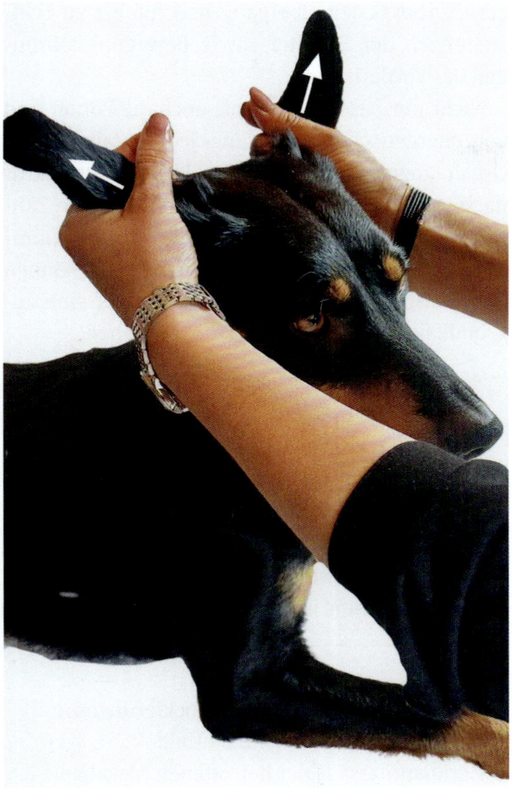

Abb. 14.3 Ohrziehtechnik.

14.2 Membranen in der Wirbelsäule

Die Dura mater spinalis ist die Fortsetzung der Membranen des Gehirns in Form eines Schlauches, der das Rückenmark und die Spinalnerven enthält. Die Bewegungen der intrakraniellen Membranen werden vom Okziput zum Sakrum übertragen und umgekehrt. Der Duraschlauch macht dabei eine rhythmische von kranial nach kaudal und von kaudal nach kranial gerichtete Bewegung in einer Frequenz von ca. 7–14 Zyklen pro Minute. Das Sakrum macht dabei eine Flexions-Extensions-Bewegung um eine transversale Achse.

Ein einzelner blockierter Wirbel kann zu einer Deformation der intraspinalen Dura führen und die Zirkulation des darin enthaltenen Liquors hemmen. Ein blockiertes Kreuzbein oder Kreuzdarmbeingelenk kann durch die Restriktion der Dura zu Beschwerden entlang Wirbelsäule oder im Kopf führen.

Muskuläre Ursachen von Restriktionen der Dura mater spinalis:

- M. piriformis (Teil der Kruppenmuskulatur): Vor allem ein einseitiger Hypertonus des Muskels führt zur Fixierung des Sakrums auf der gegenüberliegenden Seite.
- M. iliacus und M. psoas: Ein bilateraler Hypertonus führt zur Extensionsläsion des Sakrums.
- M. glutaeus medius:
  - Einseitiger Hypertonus führt zur Sakrumtorsion.
  - Bilateraler Hypertonus führt zur Sakrumfixierung und Spannung in der Dura.
- M. coccygeus: Durch seine Ansätze am Sakrum und an den Schwanzwirbeln kann er bei Verspannung die Dura in Flexion fixieren.

Alle am Hinterhaupt ansetzenden Muskeln können bei Hypertonus zu Restriktionen im Verlauf der Dura führen. Wichtig sind in diesem Zusammenhang die Muskel- und Faszientechniken.

▶ **Korrektur** Vor der Behandlung des Hirn-Rückenmark-Schlauches sollten Wirbel- und Kreuzbeinblockierungen gelöst sein. Eine Hand liegt auf dem Hinterhaupt, die andere auf dem Kreuzbein. Zwischen beiden Händen wird eine sanfte Spannung gehalten (▶ Abb. 14.4). Die Aufmerksamkeit ist im Wirbelkanal beim Duraschlauch. Nun ver-

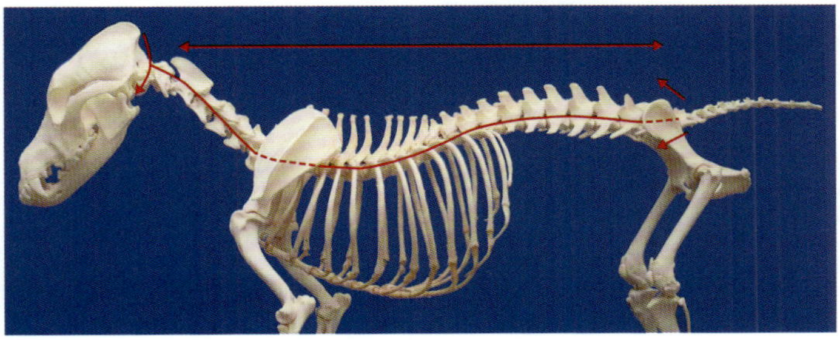

Abb. 14.4 Bewegung der intraspinalen Membranen und des Sakrums.

folgt man mental die Bewegung den gesamten Rückenmarkskanal entlang und stellt fest, wo die Bewegung stoppt oder behindert ist. Durch Beibehalten des sanften Zugs lösen sich die Restriktionen.

14.3 Kiefergelenk

Das Kiefergelenk (Art. temporomandibularis) ist die gelenkige Verbindung zwischen Os temporale (Schläfenbein) und der Mandibula (Unterkiefer) und ist damit bei allen Bewegungen der Schädelknochen beteiligt (▶ Abb. 14.5). Die wichtigste Rolle spielt dabei das Schläfenbein. Es beinhaltet das Innenohr und ist Teil des Kiefergelenks. Ohrenprobleme des Hundes können durch Kiefergelenkblockierungen und/oder Kieferfehlstellungen verursacht sein. Besonders erwähnenswert sind in diesem Zusammenhang die durch Zucht entstandenen Fehlstellungen, z. B. der Vorbiss (Oberkiefer kürzer als Unterkiefer) bei der brachyzephalen Schädelform (Kurzschädel) oder der Überbiss beim Collie. Durch die Fehlstellung entstehen neben Kiefergelenkproblemen auch Atem- und Schluckstörungen.

Bei nahezu allen **Gebissanomalien** finden sich Kiefergelenkblockierungen. Eine einseitige Dysbalance des Kiefergelenks führt zu einer lateralen Neigung des Atlas. Folge sind Spannungen im Atlantookzipitalgelenk und weitere HWS-Subluxationen sowie eine Skoliose der HWS und BWS durch die Kompensation.

Alle Zahnfehlstellungen haben Auswirkungen auf die gesamte Körperstatik und führen zu Rückenproblemen, auch beim Hund. Beidseitige Kiefergelenkdysbalancen führen zu Problemen im zervikothorakalen Übergang und infolge zu Fehlstellungen der Schulter sowie Bewegungsstörungen der Vorderbeine.

Nicht nur das Kiefergelenk, auch die Zähne sind von energetischer Bedeutung. Jedem Zahn ist ein Organ zugeordnet. Die EAV (Elektroakupunktur nach Voll) konnte nachweisen, dass einzelne Zähne oder Zahnbereiche eine Beziehung zu bestimmten Organen und Meridianen haben. So können zum Beispiel kariöse Zähne Hinweis auf eine zugrunde liegende organische Störung geben.

Diagnostikbeispiel

Die Frontzähne sind besonders stark von Zahnstein und Zahnfleischentzündung betroffen. Die Frontzähne gehören zum Funktionskreis Niere/Blase/Geschlechtsorgane. Nachfragen und Untersuchungen bestätigen sehr oft, dass diese Patienten Probleme im Urogenitaltrakt haben.

Maßnahmen bei Kiefergelenkblockierungen:

- weitere Untersuchungen, Blutbild
- Meridianmassage der betroffenen Meridiane
- evtl. Futterumstellung, Entsäuerung

Symptome bei Zahnerkrankungen des Hundes:

- süßlicher oder fauliger Geruch aus dem Maul
- Berührungsempfindlichkeit der Schnauze
- gerötetes, blutendes Zahnfleisch
- Appetitlosigkeit
- reiben/kratzen an der Schnauze mit der Pfote
- Zahnbelag und Zahnstein

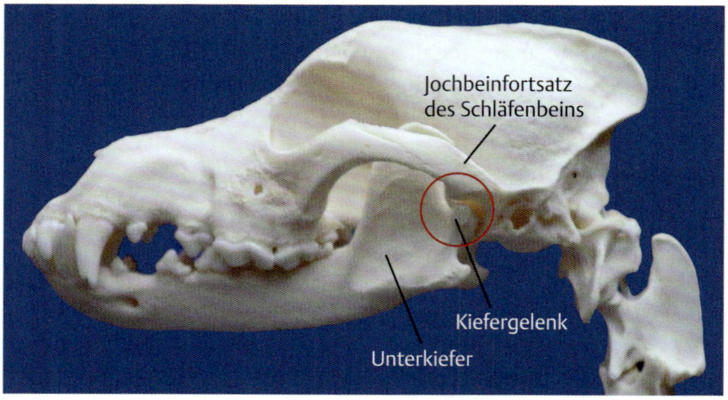

Abb. 14.5 Kiefergelenk.

- Speicheln
- Schluckbeschwerden
- der Hund will sein Spielzeug und Kauknochen nicht mehr
- lockere Zähne

▶ **Korrektur** Eine Hand fixiert den Oberkiefer. Die andere Hand schiebt den Unterkiefer sanft nach links oder rechts. Kommt der Impuls in beide Richtungen an? Die Korrektur ist indirekt. Folgen der besseren Beweglichkeit und Halten am Ende der Bewegung bis zum Release. Zusätzlich Entspannen der Mm. masseter (Kaumuskeln) auf beiden Seiten.

15 Problemzonen

Problemzonen sind die strukturellen Übergänge im Verlauf der Wirbelsäule, die durch verspannte Muskeln besonders anfällig für Läsionen sind.

15.1 Atlantookzipitaler Übergang (AOÜ)

Der AOÜ oder kraniozervikaler Übergang ist der Bereich, in dem der Hirn-Rückenmark-Schlauch den Schädel verlässt und in den Wirbelkanal übergeht. Im Kopf-Hals-Übergang zweigen der N. vagus, die Hirnnerven sowie der 1. und 2. Halsnerv ab, welche die Halsmuskeln innervieren.

Das Nackenband, die Nackenmuskeln und zahlreiche Bänder stabilisieren das Atlantookzipitalgelenk oder blockieren es bei muskulärer und/oder ligamentärer Dysbalance (▶ Abb. 15.1):

- Das Lig. transversum atlantis verläuft über den Dens des Axis und verbindet die beiden Atlasflügel.
- Das Lig. longitudinale dentis verläuft zwischen dem Dens des Axis und dem Okziput.
- Das Lig. atlantoaxialis dorsale verläuft vom Atlas zum Axis.
- Das Lig. apicis dentis verläuft vom Dens zum ventralen Rand des Foramen magnum.
- Das Lig. nuchae verläuft vom 2. Halswirbel bis zur Brustwirbelsäule, wo es in das Rückenband übergeht. Es unterstützt die Kopfhaltung.

Bei Zwerghunden kommt es häufig zur angeborenen atlantoaxialen Instabilität. Aber bei allen Hunden kann das Atlantookzipitalgelenk blockiert sein.

Hinweise auf Blockaden des Atlantookzipitalgelenks beim Hund:

- Probleme bei der Biegung des Halses
- Hund hält den Kopf schief
- Koordinationsstörungen (Stolpern)
- epilepsieartige Symptome
- Schulter-Arm-Probleme
- vegetative Störungen (Muskelzittern, Krämpfe, Verdauungsprobleme)

Häufigste Ursache von Läsionen des Atlantookzipitalgelenks beim Hund ist das Halsband, wenn der Hund zieht oder immer gegen den Widerstand in das Halsband „springt“. Das führt zur Anspannung der gesamten Halsmuskulatur und zur Blockierung des zervikothorakalen Übergangs.

▶ **Lösen der Blockierung** Zum Lösen der Blockierung im AOÜ wird das Okziput-Release angewendet. Die Finger einer Hand gleiten hinter das Os occipitale nach unten und massieren sanft, bis die Finger in das Gewebe „einsinken“. Die Finger der anderen Hand nehmen zur kranialen Seite des Atlas Kontakt auf. Dann wird mit beiden Händen eine sanfte Dehnung zwischen Atlas und Hinterhauptbein bis zum Release ausgeführt.

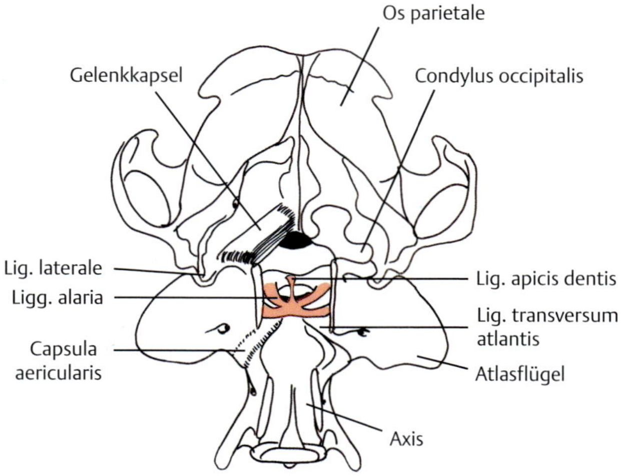

Abb. 15.1 Bänder im atlantookzipitalen Übergang.

15.2 Thorakolumbaler Übergang (TLÜ)

Der TLÜ ist der Übergang von der Brustwirbelsäule zur Lendenwirbelsäule. Ab dem 11. Brustwirbel ändert sich die Neigungsrichtung der Dornfortsätze (bis zum Th 11, dem diaphragmatischen Wirbel, der senkrecht steht nach kaudal, danach nach kranial. In dieser empfindlichen Zone liegt das Organ Niere, der Zwerchfellpfeiler, der muskulöse Ansatz des Zwerchfells sowie die Ansätze der Mm. iliopsoas und der Fascia thoracolumbalis. Dadurch ist der TLÜ anfällig für muskuläre Verspannungen.

Im Bereich des TLÜ befindet sich der Plexus lumbosacralis, aus dem Nerven für die Versorgung der Beine und des Beckens hervorgehen. Energetisch sind hier von Bedeutung:

- Bl 20 zwischen Th 11/Th 12 – 1 cun paramedian Shu-Punkt Milz-Pankreas
- Bl 21 zwischen Th 13/L 1 Th 13/L 1 – 1 cun paramedian Shu-Punkt Magen
- Bl 22 zwischen Th 13/L 1 – 1 cun paramedian Shu-Punkt 3E und Hormonsystem
- Verlauf des Gürtelgefäßes

Hinweise auf Blockaden des thorakolumbalen Übergangs:

- Empfindlichkeit bei Palpation des Beckenkammes
- Empfindlichkeit bei Palpation der Facettengelenke

Der thorakolumbale Bandscheibenvorfall (Thoracolumbal Disc Disease) ist eine häufige neurologische Erkrankung. Symptome beim Bandscheibenvorfall:

- Abneigung gegen Springen, z. B. ins Auto springen
- Koordinationsstörungen der Hinterbeine
- angespannter Bauch

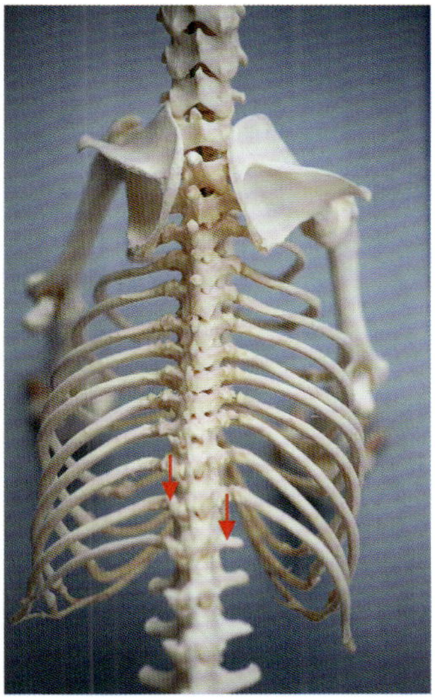

Abb. 15.2 Lösen der Fixierung im thorakolumbalen Übergang.

- Lähmung und/oder Inkontinenz bei Kompression des Rückenmarks

> **✔ Wichtiger Hinweis**
> Der Bandscheibenvorfall ist ein Fall für den Tierarzt. Hier sind weitere Untersuchungen und eine MRT erforderlich!

► **Lösen der Blockierung:**

- Dehnung der Lendenfaszien
- Myofaszial-Release (► Abb. 15.2): Die TLÜ-Blockierung ist eine Fixierung zwischen dem letzten Brust- und dem ersten Lendenwirbel aufgrund einer unnatürlich hohen Spannung in den Mm. multifidi (► Abb. 15.3), der tiefsten Schicht der

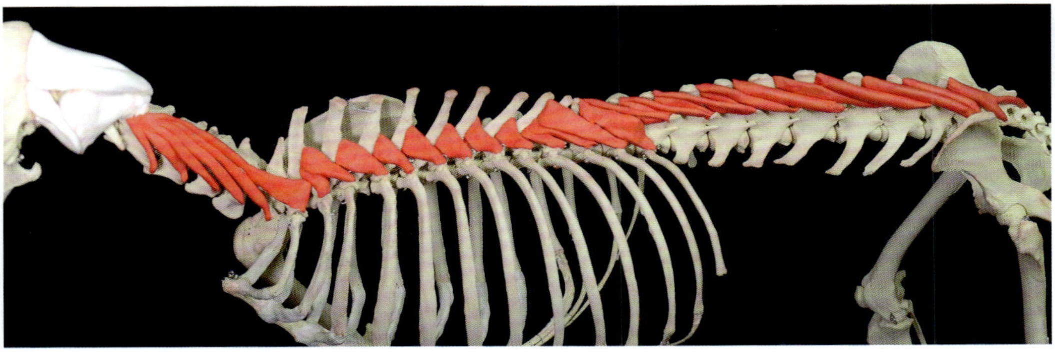

Abb. 15.3 Mm. multifidi. (Quelle: Hohmann M. Bewegungsapparat Hund. 3., überarbeitete und erweiterte Auflage. Stuttgart: Thieme; 2025)

Stabilisatoren der Wirbelsäule. Die Finger üben gleichzeitig diagonal auf jeweils zwei gegenüberliegende Querfortsätze von Th 13 und L 1 einen sanften Druck nach ventral aus.

15.3 Lumbosakraler Übergang (LSÜ)

Der Übergang von der Lendenwirbelsäule zum Kreuzbein ist ebenfalls eine Problemzone. Die Blockade zwischen Lendenwirbelsäule und Sakrum entsteht meist durch starke Muskelverspannungen, vor allem der Lendenmuskeln. Ein Senkrücken begünstigt die Blockierung des LSÜ.

Hinweise auf Blockaden des lumbosakralen Übergangs:

- mangelnder Schub aus den Hinterbeinen
- verkürzter Schritt hinten
- steife Hinterlaufbewegung
- Probleme beim Galopp

Etwa 3 % der Hunde weisen zwischen Lendenwirbel und Kreuzbein einen missgebildeten Wirbel, einen sogenannten Schaltwirbel oder Übergangswirbel auf. Die Querfortsätze dieser Schaltwirbel können vollständig oder teilweise mit dem Becken verbunden sein. Häufig ist bei Hunden mit einem Übergangswirbel die Bandscheibe zwischen LWS und Sakrum geschädigt, was zur Einengung des Rückenmarks führt und die Ursache für ein Cauda-equina-Syndrom darstellt.

► **Lösen der Blockierung** Zum Lösen kommt die Traktion zum Einsatz (siehe Kapitel Kompression-Dekompression (Traktion) (S. 109)). Die Finger einer Hand nehmen Kontakt zur kranialen Kante des Sakrum auf, die andere Hand liegt auf der Lendenwirbelsäule. Zwischen beiden Händen wird eine sanfte Dehnung für ca. 10 Sekunden oder bis zum Release gehalten (► Abb. 15.4).

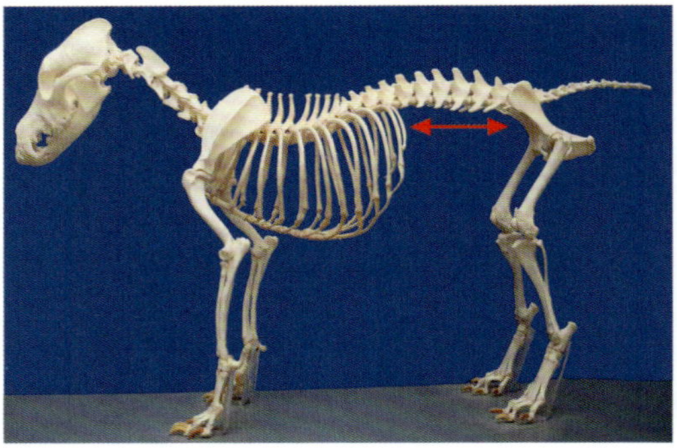

Abb. 15.4 Fasziendehnung der Lendenfaszie.

15.4 Zervikothorakaler Übergang (CTÜ)

Der CTÜ, der Bereich, in dem die Halswirbelsäule in die Brustwirbelsäule übergeht, ist eine sehr sensible Zone, da sich hier das Ganglion stellatum befindet, ein sternförmiger Nervenknoten, von dem sympathische Fasern zur Versorgung von Kopf, Hals und Vorderbeine sowie von Herz und Lunge ausgehen.

Ebenfalls in diesem Bereich befindet sich der Plexus brachialis, der motorisch die Schulter- und Brustmuskulatur und sensibel die Vorderbeine und Pfoten versorgt (► Abb. 15.5). Energetisch ist der CTÜ von besonderer Bedeutung. Über dem Dornfortsatz des ersten Brustwirbels befindet sich der Treffpunkt der 3 Yang-Meridiane Galle, Dünndarm und 3E.

Hinweise auf eine Blockierung des zervikothorakalen Übergangs:

- Bewegungseinschränkungen im Nacken und im vorderen Rückenbereich
- Schulterlahmheit
- Muskelschwäche in den Vorderbeinen (z. B. Zittern)
- verspannte, verhärtete Nackenmuskeln
- Gleichgewichtsprobleme
- Herz- und Lungenprobleme

► **Lösen der Blockierung:**

- Myofaszial-Release der Muskeln an der kranialen Seite des Schulterblattes (M. trapezius)
- Akupressur des Dü 15

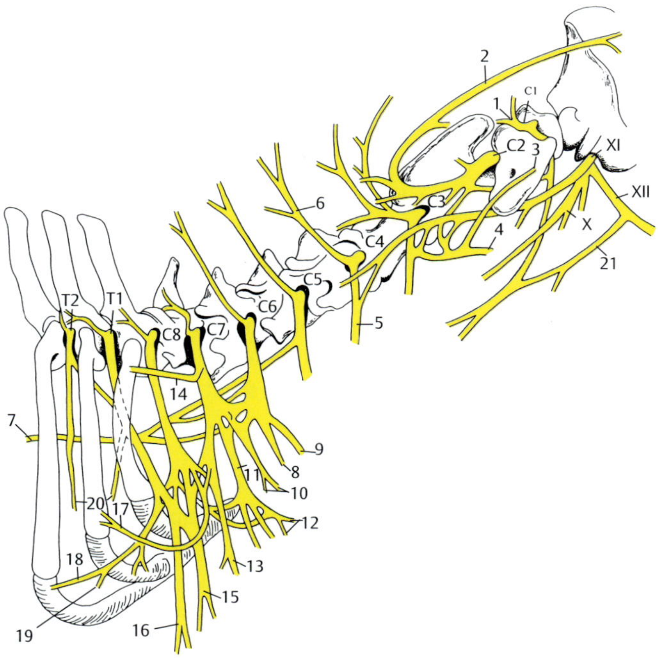

Abb. 15.5 Halsnerven und Plexus brachialis des Hundes, vereinfacht; basierend auf Evans, 1993. 1 N. suboccipitalis, 2 N. occipitalis major, 3 N. auricularis magnus, 4 N. transversus colli, 5 R. ventralis, 6 R. dorsalis, 7 N. phrenicus, 8 N. suprascapularis, 9 Ast zum M. brachiocephalicus, 10 Nn. subscapularis, 11 N. musculocutaneus, 12 Nn. pectorales craniales, 13 N. axillaris, 14 N. thoracicus longus, 15 N. radialis, 16 Nn. medianus und ulnaris, 17 N. thoracodorsalis, 18 N. thoracicus lateralis, 19 Nn. pectorales caudales, 20 Interkostalnerven, 21 Ansa cervicalis, C 1–C 8 = 1.–8. Halsnerv, T 1–T 2 = 1.–2. Thorakalnerv, X N. vagus, XI N. accessories, XII N. hypoglossus. (Quelle: Plexus brachialis. In: Salomon F, Geyer H, Gille U, Hrsg. Anatomie für die Tiermedizin. 4., aktualisierte Auflage. Stuttgart: Thieme; 2020)

16 Therapiehindernisse

Akupunkturpunkte sind gut gewählt, homöopathische Mittel sind gut repertorisiert. Alles stimmt und trotzdem kein Erfolg. Es tut sich nichts. Oder es kommt nach anfänglicher Verbesserung schnell zum Stillstand oder zu Rezidiven.

16.1 Allgemeine Therapiehindernisse

Therapiehindernisse wirken als Blockade, die die Reaktionsfähigkeit des Gewebes und des gesamten Organismus stören. Häufige Therapiehindernisse sind:

- Impfungen
- Antibiotika und andere Medikamente
- Cortison
- Herde
- Zähne
- Dysbiose des Darmes
- chemische Einflüsse durch Schwermetalle und Umweltgifte
- biochemisches Ungleichgewicht durch Übersäuerung und Übereiweißung
- mikrobielle Dysbiose von Schleimhäuten und Zellen, z. B. durch latente Infektionen
- emotionaler Stress

Bei bestehenden Therapiehindernissen ist die energetische Stärkung der Ausleitungsorgane Leber, Niere und Lymphe angezeigt. Zusätzlich ist die Beseitigung der Hindernisse sowie eine Entgiftung und Ausleitung erforderlich. Ein starkes Immunsystem, eine starke Mitte und ein harmonisch arbeitendes Meridiansystem schützen vor Krankheiten.

16.2 Übersäuerung

Auch bei Hunden kommt es immer mehr zu Übersäuerung, womit nicht die Azidose des Blutes, das lebensbedrohliche Absinken des pH-Werts im Blut unter 7,35 gemeint ist, sondern die Übersäuerung des Bindegewebes. Übersäuerung betrifft alle Organe und Organsysteme, die Haut, den Bewegungsapparat, die Gefäße und das Bindegewebe. Das heißt, dass auch alle 5 chinesischen Elemente betroffen sind. Falsche Fütterung, Stress und Medikamente sind die häufigsten Ursachen der Übersäuerung beim Hund (▶ Abb. 16.1).

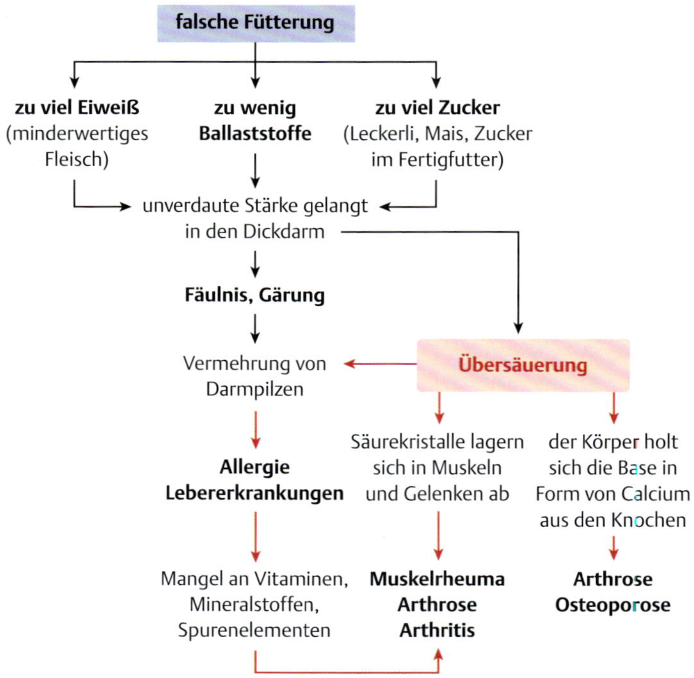

Abb. 16.1 Auswirkung falscher Fütterung.

Bei der chronischen Übersäuerung kommt es nicht zu einem Absinken des pH-Wertes im Blut unter die Schwelle von 7,3, da die Puffersysteme Nieren, Lunge, Haut und die Leber den pH-Wert im Blut konstant halten. Die Übersäuerung findet im Bindegewebe statt.

Die Puffersysteme:

- Blut: Bikarbonat ist der wichtigste Puffer im Blut, es stabilisiert den pH-Wert.
- Lunge: Die Regulation erfolgt durch Ausatmung von Kohlendioxid.
- Niere: Die Regulation erfolgt durch Ausscheidung von H^+-Ionen, die sog. renale Regulation.
- Leber: Hier findet die Glukoseneubildung und damit der Abbau von Laktat statt.
- Knochen: Basische Calciumsalze werden zur Neutralisation von Säure freigesetzt.

Die Puffersysteme arbeiten auf Hochtouren. Dadurch kommt es an anderer Stelle zu Problemen:

- Die durch Übersäuerung aus den Knochen freigesetzten Mineralstoffe lagern sich im Bindegewebe ab, was zu Nerven-, Sehnen- und Gelenkproblemen führt.
- Bei chronischer Übersäuerung werden Enzyme aktiviert, welche die Faszien verhärten und verkleben. Sie verlieren ihre Flexibilität, was die Beweglichkeit von Muskeln beeinflusst sowie den Blut- und Lymphfluss beeinträchtigt. Zudem kommt es zur Einengung und Reizung von Nerven, was wiederum zu Schmerzen führt.
- Die Knochensubstanz wird abgebaut, weil für die Neutralisation der Säuren vermehrt basische Mineralsalze, insbesondere Kalzium und Phosphat, aus den Knochen gelöst und in das Blut abgegeben werden.
- Verhärtungen in der Muskulatur durch Säureablagerungen mit der Folge von Schmerzen und Bewegungseinschränkungen.
- Mangelnde Durchblutung des Gewebes mit der Folge von weiterer Säurebildung und Entzündungen.
- Überlastung der Leber mit der Folge von Vitamin-K_2-Mangel und Knochenschwäche.

Stadien der Übersäuerung:

- Normal: Gleichgewicht zwischen Säuren und Basen
- Latente Übersäuerung:
  - Erste Symptome, aber noch kein Krankheitsbild
  - Müdigkeit, Magenprobleme, Steifigkeit, Haarausfall
- Chronische Übersäuerung: generelle Krankheiten, z. B. Rheuma
- Örtliche Übersäuerung
  - Blut, Gewebe, Organe
  - Durchblutungsstörungen
  - Herzschmerzen, Angina pectoris
  - Herzinfarkt

Hinsichtlich der Säurebildung durch Futter ist der Trend der ausschließlichen **Rohfleischfütterung** bedenklich. Auch die Vorfahren der Hunde, die Wölfe, nahmen Basen in Form von Wurzeln und Früchten und dem Mageninhalt ihrer Beutetiere zu sich. Für die meisten Hunde ist reine Rohfleischfütterung) nicht optimal. Fleisch führt zu einem Überangebot an Eiweiß und damit zu Übersäuerung. Wenn Barfen, dann sollte eine basische Komponente in Form von Gemüse beigemischt werden.

Weitere Ursachen der Übersäuerung:

- Stress
- Eiweiß (Käse, Wurst)
- Kohlehydrate (Zucker, Getreide, Wurst)
- zu viel Leckerlis (kaum ein Leckerli ist zuckerfrei!)

16.2.1 Diagnostik

Eine Übersäuerung lässt sich mit einer **pH-Messung des Urins** feststellen. Damit wird allerdings nur der Urin-pH-Wert gemessen, nicht aber der des Gewebes. Der Urintest ist immer nur eine Momentaufnahme, da der Wert sich im Laufe des Tages und je nach Futteraufnahme ändert.

Eine objektive Beurteilung des pH-Wertes bietet die Säure-Basen-Titration nach Sander, der fünf, im Laufe des Tages genommene Urinproben auswertet. Allerdings ist die Urinprobe beim Hund schwierig bis unmöglich. Außerdem bietet nicht jedes veterinärmedizinische Labor dieses Verfahren an.

Als alternativer Test kann mit der **Dunkelfeldmikroskopie** eine Übersäuerung und Übereiweißung festgestellt werden. Der Test ist eine wertvolle Hinweisdiagnostik, ersetzt nicht den Labortest.

16.2.2 Vorbeugung und Behandlung

Bei selbst zubereitetem Futter ist es relativ einfach, Basen beizumischen, z. B. in Form von Kartoffelwasser. Bei ausschließlicher Fütterung mit Fertigfutter ist es etwas schwieriger. Da kann man auf Produkte wie Basica zurückgreifen, die gesondert verabreicht werden. Auch die ausschließliche Fütterung von Trockenfutter sollte unterbleiben.

Bei der **Diät bei Übereiweißung** nach Dr. Peter Berger wird als erste Maßnahmen der Hund für 2–4 Wochen frei von tierischem Rohprotein ernährt. Empfohlen wird Kartoffelsuppe mit Möhren oder anderem Gemüse, Reis oder Nudeln als alleinige Nahrung. Als „Leckerli“ sind Knäckebrot, normales Brot und eventuell Zwieback erlaubt. Reifes Obst in jeder Form wirkt sich günstig aus.

Maßnahmen zur Entsäuerung:
- Futterumstellung
- Darmsanierung
- Basenpulver
- Mineralstoffe, z. B. als Vermicilite Staufen

▶ **Energetische Therapie** Das Wichtigste ist die homöopathische Stärkung der Entgiftungsorgane Leber und Niere sowie des Pankreas (siehe Kapitel Homöopathie (S. 124)).

Der Milz-Pankreas-Meridian, als Verteiler der Säfte mit der Zuordnung Bindegewebe, Faszien und Lymphe, ist bei Übersäuerung immer geschwächt. Die Stärkung ist möglich mit Meridianmassage, den Tonisierungspunkten (siehe Kapitel Tonisierungs- und Sedierungspunkte (S. 89)) sowie der Shu-Mu-Technik (Bl 20 + Le 13).

Zur Entsäuerung können die Schüßler-Salze Nr. 9 und 10 eingesetzt werden.

Ablauf der energetischen Behandlung des Hundes:
- Bericht des Besitzers
- Inspektion, Palpation, Befragung
- Krankheitssymptome den Meridianen oder Elementen zuordnen und Eintrag ins Meridianrad
- bei Problemen des Bewegungsapparates:
  - Palpation
  - Ganganalyse
  - Mobilitätstests
  - Wirbeltests
  - Sicht- und Tastbefunde
  - Stellungs- und Gangfehler nach energetischen Gesichtspunkten bewerten und Eintrag ins Meridianrad
- energetische, muskuläre und osteopathische Korrektur des Bewegungsapparates (Muskel- und Faszientechniken, Wirbel-Becken-, ISG-Korrekturen)
- Energiebalance (Akupressur, Meridianmassage) gemäß Befund im Meridianrad (Umlauf, SAM) je nach Befund und Krankheit Einzelpunkte (Akupressur nach Indikation, psychisch wirkende Punkte)
- sonstiges je nach Befund (Farblichtbestrahlung)
- Homöopathie, Schüßler-Salze, Futterempfehlung
- Hausaufgabe für den Besitzer: Energiemassage

Teil 4 Häufige Erkrankungen des Hundes und deren beispielhafte energetische Behandlungsmöglichkeiten

17 Häufige Erkrankungen des Hundes und ihre energetischen Zuordnungen

Viele der Krankheiten, mit denen Tierbesitzer, Therapeuten und Tierärzte konfrontiert sind, sind rassespezifisch, genetisch bedingt oder vererbt.

Dem Mensch ist es gelungen, durch Zucht, Inzucht und Kreuzung bestimmte gewünschte geistige und körperliche Merkmale hervorzuheben. Unerwünschte Folgen (weitere neue Hunderassen) dieser Zuchtmaßnahmen sind mutierte Gene und immer mehr genetisch bedingte rassespezifischen Krankheiten.

Leider fallen viele dieser Züchtungen unter das Thema Qualzucht mit der Folge, dass die Tiere ein Leben lang leiden.

Rassespezifische Krankheiten können beispielsweise sein:

- Atemwegserkrankungen
- Gelenkerkrankungen
- Hautprobleme
- Herzerkrankungen
- Blindheit und Taubheit

Beispiele für typische Krankheiten und gesundheitliche Probleme bestimmter Hunderassen:

- Französische Bulldogge:
  - Atemwegsprobleme, Brachiozephalie durch die veränderte Schädelform
  - Ellbogendysplasie
  - Hüftgelenkdysplasie als Folge der Zucht auf Kleinwuchs, Missverhältnis Körpergewicht-Beinlänge
  - Achondroplasie (normal entwickelter Körper mit extrem kurzen Beinen)
- Dackel:
  - Durch die Züchtung der langen Wirbelsäule hast der Dackel eine Disposition für Rückenproblemen wie Dackellähme oder Bandscheibenvorfall mit vollständiger Lähmung ab der LWS (Befund muss röntgenologisch untermauert werden).
  - Hauterkrankungen
  - Herz-Kreislauf-Erkrankungen
- Jack-Russell-Terrier:
  - Augenkrankheiten, z. B. grauer Star bis hin zu Erblindung
  - Hautallergien
  - Ohrenkrankheiten
  - Linsenluxation
  - Myasthenia gravis, eine Autoimmunerkrankung die zu Muskelschwäche führt
- King-Charles-Spaniel:
  - Um ein niedliches, kindliches Aussehen zu erreichen, wurde sein Schädel so klein gezüchtet, dass das Gehirn zu groß für den Hundeschädel wurde. Dadurch wird ein Teil des Gehirns durch die Medulla in das Rückenmark gedrückt, was zu neurologischen Ausfällen und epileptoformen Anfällen führt.
  - Syringomyelie, eine Schädigung des Rückenmarks
  - Augenerkrankungen
- Malteser:
  - Herzfehler
  - Herz-Kreislauf-Erkrankungen
  - gastrointestinale Erkrankungen
  - neurologische Erkrankungen, z. B. Hydrozephalus
- Labrador:
  - angeborene Herz-Kreislauf-Erkrankungen, z. B. persistierender Ductus arteriosus (pathologische Verbindung zwischen Aorta und Lungenschlagader)
  - Hauterkrankungen, z. B. Pododermatitis (Pfotenentzündung, besonders Rüden sind betroffen)
- Border Collie:
  - Fehlentwicklungen, z. B. Hüftgelenksdysplasie
  - Augenerkrankungen, z. B. Retinaatrophie
  - MDR1-Gendefekt, bei dem eine starke Reaktion auf Medikamente, besonders antiparasitäre Mittel wie Ivermectin besteht. Bei diesem Defekt gelangen Arzneistoffe ins Blut und über die Blut-Hirn-Schranke in das zentrale Nervensystem mit der Folge von Vergiftungserscheinungen und neurologischen Ausfällen, z. B. Koordinations- und Bewegungsstörungen. Oft tödlicher Ausgang. Häufig betroffen sind langhaarige Hunde, wie Langhaar-Collie, Langhaar-Whippet, Bobtail.

- Deutscher Schäferhund:
  - Durch die Zucht mit einer stark abfallenden Rückenlinie kommt es zwangsläufig zu multiplen Problemen.
  - extreme Statikveränderung, dadurch unfähig, sich auf den Beinen zu halten
  - Ellbogen- und Hüftdysplasie
  - Cauda-Equina-Syndrom
  - Arthrosen
  - Polyneuropathie
  - Schmerzen in allen Gelenken mit Folge einer lebenslangen Schmerztherapie
  - Für uns ist diese Zucht eine Qualzucht.
- Dogge:
  - Herzkrankheiten und Herzfehler
  - Hautkrankheiten v. a. Demodikose (Haarbalgmilben)
  - Bänderschwäche und dadurch Fehlstellungen der Gelenke
- Berner Sennenhund:
  - Ellbogendysplasie
  - Hüftgelenkdysplasie
  - Sehnenprobleme
  - Osteochondrose
  - Tumore, häufig Mastzellentumore, Lidtumore, Analdrüsentumore
- weiß- und rothaarige Hunde (aus Erfahrung nach 30-jähriger Tätigkeit als Tierheilpraktiker):
  - Weiße Hunde, z. B. weißer Schäferhund, West Highland Terrier oder Hunde mit einem hohen Weißanteil im Fell wie der Dalmatiner, neigen zur Leberschwäche. Sie reagieren empfindlich auf klimatische Einflüsse, neigen zu Augen- und Sehnenproblemen.
  - Dasselbe gilt für rothaarige Hunde.
  - Diese Hunde, auch wenn eine rassespezifische Disposition vorliegt, können energetisch stabilisiert werden, wenn auf ihre Schwäche rechtzeitig reagiert wird und die Leber energetisch und homöopathisch (siehe Kapitel Homöopathie (S. 124)) gestärkt wird.

Genetisch bedeutet nicht, dass eine Krankheit „einzementiert" ist. Die **Epigenetik** zeigt, dass die Genfunktion durch biochemische Prozesse veränderbar ist. Das heißt, eine Erbkrankheit muss nicht ausbrechen, wenn durch Haltung und Fütterung Rücksicht auf die Schwachstellen genommen wird. Beim Erwerb eines Hundes sollte auf rassespezifische Dispositionen geachtet werden.

Praxisbeispiele

Wenn eine Disposition zu Störungen im Bewegungsapparat besteht, sollte der Hund nur moderat bewegt werden. Wenn eine Disposition zu Herzerkrankungen besteht, sollte der Hund nicht überanstrengt werden.

Ein Rassehund, aber auch ein Mischling als neues Familienmitglied kann energetisch mit dem großen Kreislauf (siehe Kapitel Energiemassage – der große Kreislauf (S. 123)) auf das neue Leben vorbereitet werden.

17.1 Erkrankungen des Bewegungsapparates

Erkrankungen des Bewegungsapparates, die durch das Einwirken äußerer Klimafaktoren ausgelöst wurden, werden in der TCM als **Bi-Syndrome** bezeichnet, das heißt, Krankheiten, die durch Wind, Kälte, Nässe und Hitze entstehen. Beispiele wären die Osteoarthritis, aber auch die rheumatische Arthritis, Ischiasbeschwerden und die Spondylitis. Bi kann man als Stagnation übersetzen, es ist eine Blockierung durch Blockade des Qi- oder des Blutflusses in den Meridianen. Ausgelöst wird eine solche Blockade durch Klimafaktoren (externe pathologische Faktoren) wie Wind, Hitze, Kälte und Feuchtigkeit. Die TCM unterscheidet zwischen verschiedenen Bi-Syndromen, je nach Ursache (▶ Tab. 17.1): wanderndes Bi (Wind), schmerzhaftes Bi (Kälte) oder fixiertes Bi (Nässe). Symptome sind Muskel- und Gelenkschmerzen, Schwellungen und Bewegungseinschränkungen.

Tab. 17.1 Arten des Bi-Syndroms.

Arten des Bi-Syndroms	Symptome	Behandlung mit Akupunkturpunkten
Hitze-Bi	• Füllesymptome • starke Schmerzen • Rötungen • Gelenkschwellungen • Entzündungen • Fieber • Kälte bessert die Symptome	• feuchte Hitze ausleiten • antike Punkte des Herz- und Kreislauf-Meridians
Kälte-Bi	• ausgelöst durch Kälte • Kälte verschlechtert Symptome • starke Schmerzen • Frieren • Wärme bessert Symptome, Tiere suchen warme Plätze auf	• Kälte ausleiten • Wärmen • antike Punkte des Nieren- und Blasen-Meridians
Nässe-Bi	• ausgelöst durch Feuchtigkeit • Schmerzen bessern sich durch Bewegung • Ödeme • geschwollene Gelenke	• Milz und Magen stärken • antike Punkte des Magen- und Milz-Pankreas-Meridians • Lungen-Meridian tonisieren
Wind-Bi	• ausgelöst durch Wind • Symptome treten plötzlich auf und wechseln sehr schnell, wandern von Gelenken zu Muskeln oder umgekehrt • Spasmen	• Wind ausleiten • antike Punkte des Leber- und Gallenblasen-Meridians
Knochen-Bi (chronisches Bi)	• Schwäche durch Qi- und Blutmangel • Schwellungen und Deformierungen (z. B. Sprunggelenkarthrose)	• Niere stärken • antike Punkte des Nieren-Meridians

17.1.1 Ligamente als Ursache struktureller Störungen

Struktur und Aufgaben der Ligamente

Ligamente sind straffes, kaum dehnbares kollagenes Bindegewebe. Sie bestehen aus Kollagenfasern, die geflechtartig unterschiedlich, teils spiralförmig, teils querverlaufend angeordnet sind, um auf Krafteinwirkungen reagieren zu können. Ihre Aufgabe ist in erster Linie die Gelenkstabilisierung, während Sehnen für die Bewegung zuständig sind.

Bänder setzen an Knochen an, gehen aber zum Teil auch aus den Sehnen hervor oder gehen in fasziales Gewebe über.

Ein weiterer wichtiger Aspekt des Bandes ist seine Viskoelastizität, die Beziehung zwischen Spannung und Dehnung. Wenn Ligamente in Längsrichtung gedehnt werden, strecken sich die Fasern und Faserbündel, der sog. **Creep-Effekt**. Der Creep bildet sich nur langsam und nur nach längerer Ruhepause zurück. Bei extremer Belastung kommt es zur vollkommenen Streckung und damit zur weiteren Steifigkeit.

Das Ligament passt sich an moderate Belastung und Reihen wiederholter Funktionen mit Ruhepausen an. Das „Moderat" ist wichtig – plötzliche und wiederholte Spitzenanforderungen überfordern die Ligamente. Ein Training, das aus Belastung und Ruhe besteht, ist nicht nur ratsam für Menschen, sondern auch für Hunde, besonders wenn sie sportlich eingesetzt werden, sei es als Begleitung für ihren joggenden Besitzer, sei es für Agilty-Hunde oder Hunde im Rennsport.

Ligamente der Wirbelsäule

Wenn von Ligamenten gesprochen wird, sind meist die Gelenkbänder gemeint. Vergessen wird dabei, dass Bänder auch an der Wirbelsäule vor-

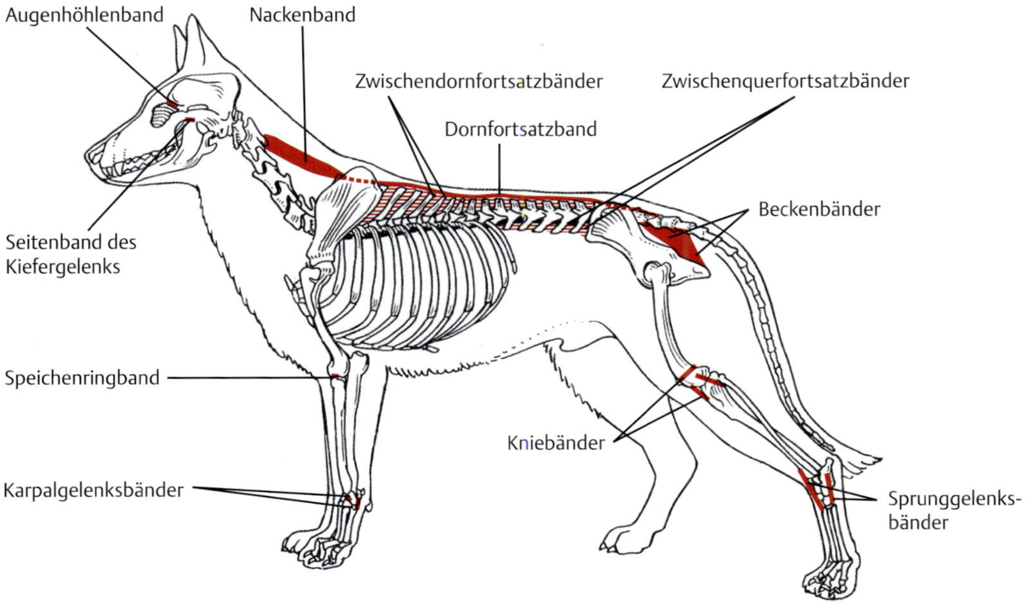

Abb. 17.1 Wirbelsäulen- und Gelenkbänder.

kommen (▶ Abb. 17.1). Besonders erwähnenswert ist die obere Verspannung, das Zusammenwirken von Nackenband, Nackenplatte und dem Lig. supraspinale.

▶ **Lig. nuchae** Das Nackenband ist ein paariges Band, das sich beim Hund vom 2. bis zum 7. Halswirbel erstreckt und in die Nackenplatte (Lamina nuchae) übergeht. Seine Aufgaben sind die Stabilisierung des Halses, die Aufrechterhaltung der Kopf- und Halshaltung und die Entlastung der Nackenmuskeln.

▶ **Lig. supraspinale** Das Rückenband (Dornfortsatzband) ist die kaudale Fortsetzung des Nackenbandes. Es reicht vom 7. Halswirbel über die Dornfortsätze bis zum Sakrum. Es ist der wichtigste Stabilisator der Wirbelsäule.

▶ **Ligg. interspinalia** Die Zwischendornfortsatzbänder sind kurze Wirbelsäulenbänder, die sich zwischen den Dornfortsätzen zweier benachbarter Wirbel befinden. Sie füllen den kompletten Interspinalraum aus. Sie begrenzen die Extension der Wirbelsäule und verhindern mit Unterstützung der Bauchmuskeln einen Senkrücken.

▶ **Ligg. intertransversaria** Die Zwischenquerfortsatzbänder verbinden zwei Querfortsätze. Sie dienen ebenfalls der Stabilität und hemmen eine extreme Lateralflexion und Verdrehung der Wirbelsäule.

▶ **Lig. sacrotuberale** Beckenbänder – Lig. sacrotuberale, Lig. sacroiliaca anterior und posterior – bilden den Beckenboden. Eine Schwäche der Beckenbänder zeigt sich häufig als Uterusprolaps.

Bänder und Stoffwechsel

Die Ernährung/Fütterung beeinflusst den Zustand des Bindegewebes, wozu auch das Ligamentgewebe gehört, erheblich. Damit sind wir beim Thema Übersäuerung (S. 180). Durch ein Übermaß an Eiweiß und Zucker kommt es zur „Verschlackung" des Bindegewebes. Ligamente versteifen und blockieren Wirbel und Gelenke. Das Bindegewebe, und damit auch der Knorpel- und Bandapparat, verliert seine Elastizität.

Neben der Fütterung sind auch hormonelle Einflüsse für die Bindegewebsschwäche/Bänderschwäche ursächlich. Hormone in der Aufzucht führen nicht nur zu einer minderwertigen Knochenqualität, sondern auch zu einer Schwäche der Bänder und Sehnen.

Bänder und Energie

Sehnen und Bänder sind energetisch gesehen dem Element Holz (Leber- und Gallenblasen-Meridian) zugeordnet, die Gewebestruktur Bindegewebe dem Element Erde (Magen- und Milz-Pankreas-Meridian). Diese Zuordnung ist zwar energetisch, zeigt aber den engen Zusammenhang mit Stoffwechsel und Fütterung.

Krankheiten der Bänder

- Bänderdehnung und Bänderriss, oft durch Übertreten beim Springen in unebenem Gelände, plötzliches Umknicken, Sturz
- Entzündung, hierzu kommt es durch übermäßige Belastung, die mit Schwellung, Wärme und Schmerz, evtl. Fieber, einhergeht. Zusätzliche Belastung führt zu Mikrofaserrissen und weiterer Entzündung.
- Bänderschwäche/Hypermobilität:
  - Die ligamentäre Instabilität ist eine genetisch bedingte Überdehnung der Bänder, die ein Symptom des Ehler-Danlos-Syndroms oder das Marfan-Syndroms sein kann.
  - Die Patellaluxation (S. 164) ist durch eine Schwäche, Überdehnung der Kniescheibenbänder verursacht.

▶ **Energetische Behandlung der Bänder** Bei der energetischen Therapie ist der Meridianverlauf wichtig. Welcher Meridian läuft über das betroffene Band? Der Meridian wird mit Akupunktmassage oder dem Tonisierungspunkt gestärkt. Gelenkbänder werden palpiert und Schmerzpunkte akupressiert. Bessere Ergebnisse werden mit Laserbehandlung der Punkte erzielt. Auch Farblichtbestrahlung ist geeignet. Bänder reagieren gut auf Grünlicht.

Akupunkturpunkte:

- Meisterpunkt der Bänder ist der Le 8. Er kann genadelt oder mit Laser behandelt werden.
- Shu-Punkt Milz-Pankreas

17.1.2 Krankheiten der Gelenke

Die häufigsten Gelenkerkrankungen beim Hund sind:

- Arthritis
- Arthrose
- Hüftdysplasie (HD)
- Ellbogendysplasie (ED)

Tendopathie, Tendovaginitis

Sehnenprobleme kommen beim Hund häufig vor. Oft ist die Bizepssehne betroffen.

Ursachen:

- Überbelastung oder Fehlbelastung
- Überlastung durch Hundesport
- Zerrungen und Überdehnung

Symptome:

- Schmerzen und Verdickung der betroffenen Sehnenbereiche, Wärme
- Lahmheit bei Beugung und/oder Streckung der im betroffenen Bereich liegenden Bänder

Energetisch werden Sehnenprobleme durch Tonisierung des Leber- und Gallenblasen-Meridians behandelt.

Zusätzlich:

- Le 8 (der Meisterpunkt der Sehnen und Bänder)
- druckdolente Punkte im Bereich der betroffenen Sehne
- der Insertionspunkt und Vereinigungspunkt des über das Gelenk verlaufenden tendinomuskulären Meridians (siehe Kapitel Die tendinomuskulären Meridiane (TMM) (S. 72))

Arthritis

Arthritis ist eine Gelenkentzündung – infektiös oder nicht infektiös –, die ein oder mehrere Gelenke betreffen kann. Während bei der infektiösen Krankheitsform Bakterien und andere Krankheitskeime der Auslöser sind, liegt bei der nicht infektiösen Form eine Entzündungsreaktion des Immunsystems zugrunde. Auch Geschlechts- und Sexualhormone können die Entwicklung rheumatologischer Erkrankungen fördern. Bei älteren Hündinnen und bei Vorliegen hormoneller Erbkrankheiten finden wir oft gleichzeitig Gelenkentzündungen.

Ursachen:
- bakteriell
- Borreliose
- hormonell
- Herd
- Trauma
- rheumatisch

Symptome:
- Wärme
- Schwellung
- Druckschmerz
- evtl. Fieber

Vor allem bei der bakteriellen Form wird die energetische Behandlung neben der antibiotischen Therapie und der Therapie mit schmerz- und entzündungshemmenden Mitteln angewendet.

Bei der rheumatoiden Arthritis ist eine Blutuntersuchung erforderlich. Ursache der rheumatoiden Arthritis kann auch eine **Borrelien-Infektion** sein.

Energetisch ist die SAM ventral oder die Massage der über das betroffene Gelenk verlaufenden Meridiane sinnvoll.

Arthrose

Arthrose ist der Verschleiß des Gelenkes, die degenerative Abnutzung, genauer die Abnutzung des Gelenkknorpels. Die Zuordnung zu einem Meridian oder einem Element ist nicht so einfach. Mehrere Meridiane können betroffen sein. Um im Meridianrad den richtigen Meridian zu markieren, muss man folgende Fragen stellen:
- Welche Struktur ist betroffen? Struktur: Sehnen und Bänder zum Element Holz, Knorpel, eine Form des Bindegewebes zum Element Erde, Knochen zum Element Wasser.
- Lokalisation der Arthrose: Welche Meridiane verlaufen über das Gelenk?
- Ursache der Überlastung: Welche Muskeln komprimieren das Gelenk? Welchen Meridianen sind die Muskeln zugeordnet?
- Ursache der Ablagerung: Säurekristalle lagern sich im Gelenk ab. Das deutet auf eine Schwäche im Leber- und Nieren-Meridian hin.
- Alter des Patienten: Beim alten Lebewesen ist immer die Nieren-Energie geschwächt.

Außer Verschleiß, Abnutzung, Fehl- oder Überlastung spielen bei Arthrose biochemische Faktoren eine große Rolle. Neben Entsäuerung, Futterumstellung und gezielter Nährstoffzufuhr ist die energetische Stärkung von Niere-, Leber- und Milz-Meridian von Bedeutung. Vor allem der Milz-Pankreas-Meridian, der dem Bindegewebe zugeordnet ist, und der Nieren-Meridian, der den Knochen zugeordnet ist, sind bei Arthrose wichtig. Diese drei Meridiane können einzeln tonisiert werden.

Ursachen:
- Überbeanspruchung im Welpenalter
- Übergewicht
- Arthritis
- Ernährung (Übersäuerung, Nährstoffmangel)
- bakterielle Infektionen (z. B. Borrelien, Leishmanien)
- Hormone

Symptome:
- steife Bewegung, besonders morgens und nach langen Ruhepausen
- Hund beißt sich an der schmerzenden Stelle
- Probleme beim Aufstehen und Hinlegen
- Bewegungsdrang lässt nach
- Problem beim Treppensteigen oder ins Auto springen
- Lahmen besonders nach langen Spaziergängen
- Freude an Spaziergängen lässt nach
- wechselt öfter die Liegeposition, um schmerzende Gelenke zu entlasten
- Gelenk berührungsempfindlich
- Hund ist häufiger auf der Suche nach warmen und weichen Untergründen

Mögliche Akupunkturpunkte bei Arthrose (▶ Abb. 17.2):
- Di 4: reguliert das Wei-Qi, schmerzstillend
- 3E 12: Schwäche der Vorderbeine, Radialislähmung
- Ma 35: Kniearthrose
- Bl 54: Stoffwechselpunkt
- Bl 60: Probleme Sprunggelenk, Ischialgie, Lähmung der Hinterbeine

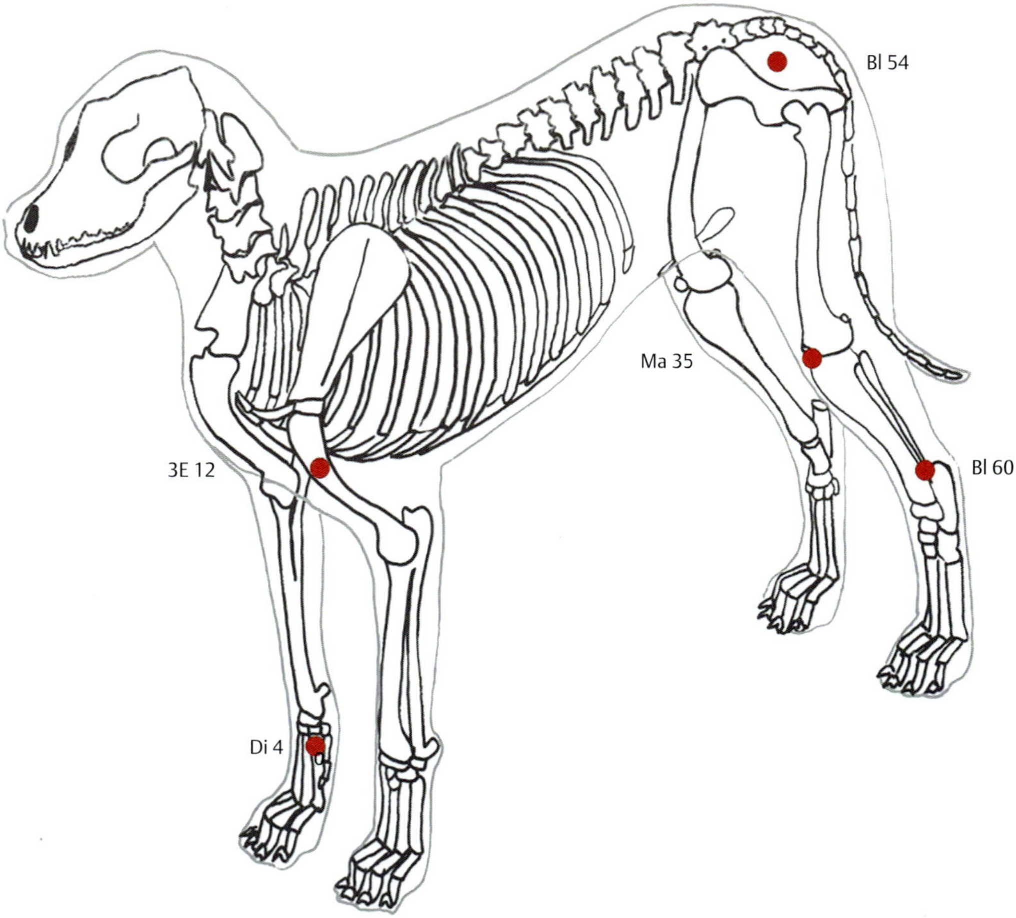

Abb. 17.2 Mögliche Akupunkturpunkte bei Arthrose.

Hüftgelenksdysplasie (HD)

Die HD ist eine erbliche Erkrankung, bei der jedoch auch Umwelteinflüsse wie Ernährung und Haltung des Hundes eine Rolle spielen. Die Entwicklungsstörung der Gelenkpfanne kann im weiteren Verlauf zu Arthrosen im gesamten Gelenksbereich führen.

Ursachen:

- erblich und/oder rassebedingt
- Ernährung (Übergewicht)
- Entwicklungsstörung

Symptome:

- verminderte Aktivität
- Lahmheit
- Schwierigkeiten beim Aufstehen
- Schonhaltungen
- Schmerz beim Palpieren des Gelenks
- erschwerte Abduktion und Adduktion

Mögliche Akupunkturpunkte bei Hüftgelenksdysplasie (▶ Abb. 17.3):

- Bl 22: Schmerzen und Steifheit im hinteren Rücken
- Bl 24: stärkt den hinteren Rücken
- Bl 54: Hüftarthritis
- Gb 29: unterstützt das Hinterbein und die Hüfte
- Gb 30: bei Paralyse des Hinterbeines, HD, Ischialgie
- Ni 8: Kreuzungspunkt der 3 Yin-Meridiane, für Probleme der hinteren Extremität und Hüfte
- GG 3: Schmerzen LWS

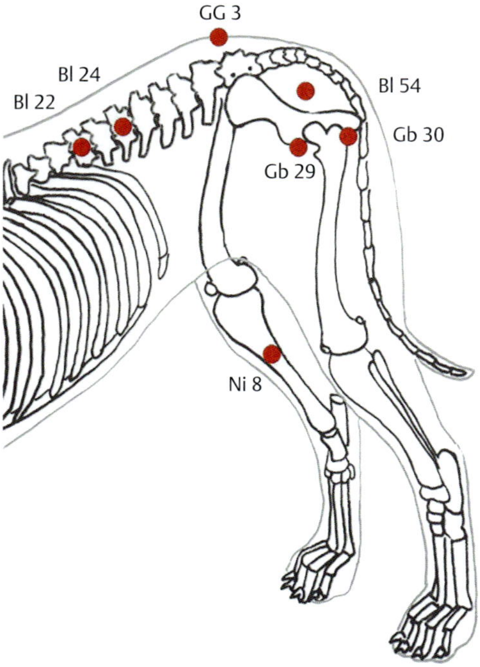

Abb. 17.3 Mögliche Akupunkturpunkte bei Hüftgelenksdysplasie.

Wichtiger Hinweis bei der HD ist die Lokalisation. Der Blasen- und der Gallenblasen-Meridian verlaufen über das Hüftgelenk (Hinweis auf die Elemente Wasser und Holz). Die Struktur sind die Knochen. Ebenfalls ein Hinweis auf das Element Wasser. Aber durch ihre muskuläre Zuordnung sind auch von Bedeutung:

- Nieren-Meridian (M. iliopsoas)
- Blasen-Meridian (M. semimembranosus und tendinosus)
- Dünndarm-Meridian (M. quadriceps femoris)
- Kreislauf-Meridian (Mm. adductores und M. glutaeus)
- Dickdarm-Meridian (M. tensor fasciae latae)

Kreuzbandriss Knie

Ein Kreuzbandriss ist eine häufige Verletzung beim Hund. Es können ein Band oder beide angerissen oder vollständig gerissen sein.

Ursachen:

- degenerative Veränderung am Skelett
- Trauma/Unfall (zu hohe und weite Sprünge)
- harte Landung nach einem Sprung
- Vorerkrankung des Gelenks

Symptome

- im Moment des Unfalls laute Schmerzäußerung
- streckt das betroffene Bein beim Sitzen zur Seite aus.
- Zehenspitzenfußung
- belastet das betroffene Bein nicht
- im weiteren Verlauf Muskelschwund
- zu Beginn, wenn das Band nur eingerissen ist, symptomfreie Intervalle, aber das Gelenk wird instabil, Arthrose entwickelt sich

Mögliche Akupunkturpunkte bei einem Kreuzbandriss des Knies (▶ Abb. 17.4):

- Le 7: Knietor, Knieschmerz medial
- Le 8: Knieschmerzen medial
- Bl 21: Probleme laterales Knie
- Bl 54: Stoffwechselpunkt, wichtiger Punkt bei Gonarthrose
- Ni 10: wichtiger Kniepunkt (Schmerzen)
- Gb 33: Yang-Tor des Knies, Verbesserung der Durchblutung v. a. im Knie, Sehnenprobleme, bei Problemen der lateralen Bänder und Sehnen
- Gb 34: Meisterpunkt Muskeln und Sehnen
- MP 9: Gonarthrose
- Ma 35: Kniearthrose, Schwellung des Knies, besonders vorne
- Ma 36: wichtiger Kniepunkt (Heiler der Knie und Füße)

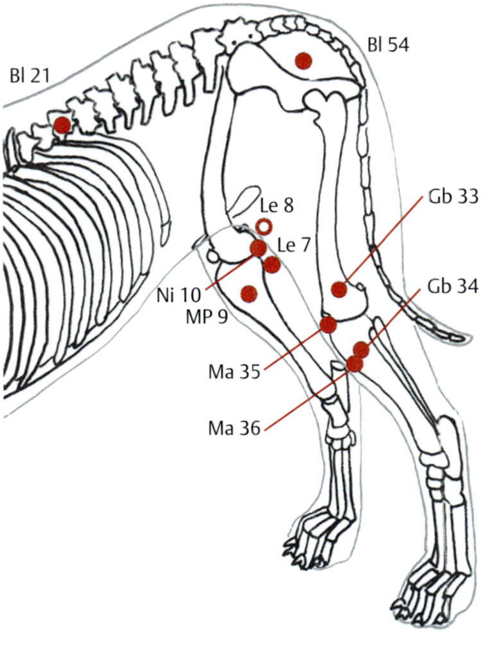

Abb. 17.4 Mögliche Akupunkturpunkte Kreuzbandriss Knie.

✔ Wichtiger Hinweis

Ein Hund mit Kreuzbandriss muss dem Tierarzt vorgestellt werden. Meist ist eine Operation nötig. Akupressur oder Meridianmassage kann begleitend angewendet werden.

Ellbogenprobleme

Häufige Krankheiten des Ellbogens sind die Ellbogendysplasie (ED), eine Entwicklungsstörung, ähnlich wie die Hüftgelenksdysplasie und die Osteochondrosis dissecans (OCD). Auch die Bursitis (Schleimbeutelentzündung) kommt im Ellbogengelenk oft vor.

Ursachen für eine ED:

- genetisch
- Fütterung (Zucker, zu viel Calcium)
- Überbeanspruchung

Ursachen Bursitis:

- Überbeanspruchung
- Trauma

Symptome:

- Stellungsfehler (Pfote nach außen, Ellbogen nach innen)
- schmerzempfindlich bei Palpation
- schmerzempfindlich bei passiver und aktiver Bewegung
- Schwellung, Wärme bei Bursitis, Arthritis
- Bewegungsunlust
- Lahmen
- Knabbern am Gelenk

Mögliche Akupunkturpunkte bei Erkrankungen des Ellbogens (▶ Abb. 17.5):

- Dü 8: OCD
- Dü 9: Ellbogenschmerzen
- 3E 10: Ellbogenschmerzen
- 3E 11: Ellbogenschmerzen
- Di 9: Schmerzen im Vorderbein
- Di 10: Ellbogen-, Schulter- und Unterarmschmerzen
- Di 11: Ellbogen-, Schulter- und Unterarmschmerzen, unterstützt Sehnen und Gelenke
- Di 12: Epikondylitis, Radialislähmung
- He 3: OCD, Arthritis, Arthrose des Ellbogens

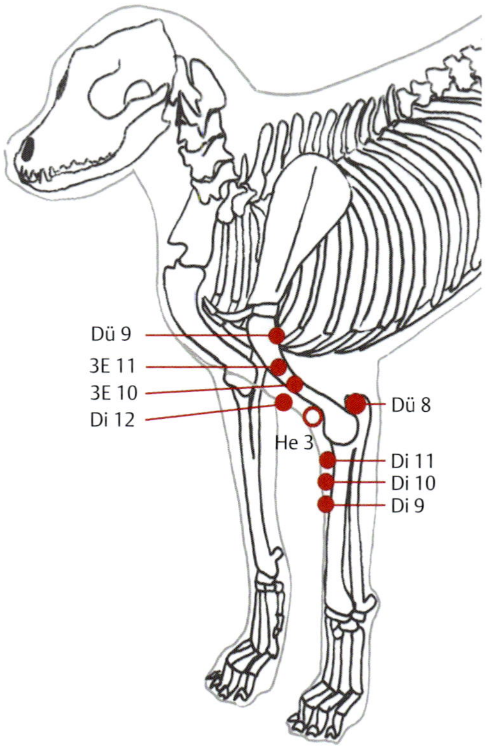

Abb. 17.5 Mögliche Akupunkturpunkte bei Erkrankungen des Ellbogens.

17.1.3 Rheumatische Erkrankungen

Die rheumatoide Arthritis (Polyarthritis) ist eine Autoimmunerkrankung. Das bedeutet, das Immunsystem des Hundes bildet sog. Botenstoffe, die Entzündungen in den Gelenken auslösen.

Ursachen:

- infektiös
- Herde
- autoimmune Störungen
- Fütterungsfehler
- Übersäuerung

Symptome:

- infektiös:
  - Fieber, schlapp und teilnahmslos
  - hochgradige Lahmheit
  - Gelenk warm, geschwollen, schmerzhaft
- nicht infektiös/traumatisch:
  - kein Fieber
  - Gelenk geschwollen, steife Bewegung

- bei der rheumatischen Polyarthritis:
  - Lahmheit
  - geschwollene, warme Gelenke
  - hohe Schmerzempfindlichkeit
  - eingeschränkte Bewegungen
  - Verweigerung von Bewegung
  - Schläfrigkeit
  - Appetitlosigkeit

Wenn ein streuender Herd, z. B. Zahn- oder Nebenhöhlen, bekannt ist, sollte evtl. von einem homöopathisch arbeitenden Tierarzt oder Heilpraktiker mit Nosoden behandelt werden. Entsäuerung ist bei rheumatischen Erkrankungen unerlässlich. Zusätzlich können phytotherapeutische Mittel eingesetzt werden.

Energetisch ist die SAM ventral (Yin-Stärkung) das Mittel der Wahl.

Mögliche Akupunkturpunkte bei Rheuma (▶ Abb. 17.6):

- 3E 5: Hauptpunkt bei Rheuma
- 3E 10: Muskelspasmen
- 3E 15: Rheuma und Neuralgie der Vorderbeine
- GG 4: Rheuma der Hinterbeine
- Ni 2: Rheuma der Hinterbeine
- Ni 6 mit Bl 62: schmerzstillend
- Bl 23: Shu-Punkt Niere, stärkt die Knochen
- Bl 25: Schmerzen in LWS, Hüfte, Ischias

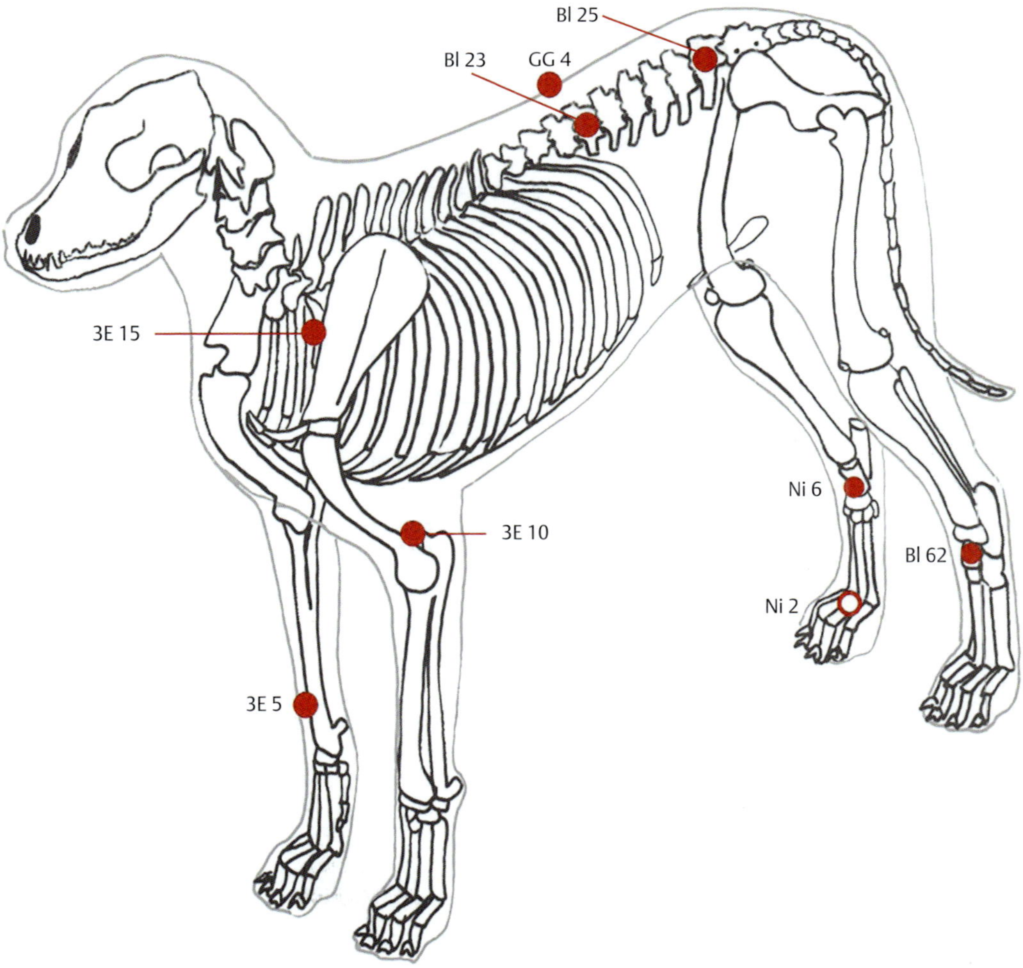

Abb. 17.6 Mögliche Akupunkturpunkte bei Rheuma.

17.2 Neurologische Erkrankungen

17.2.1 Bandscheibenvorfall

Ursachen:

- Überlastung
- Übergewicht
- erblich
- Diskopathie (Degeneration der Bandscheibe)

Symptome:

- Lähmung der Hinterbeine
- verspannter Rücken
- aufgekrümmter Rücken, sehr schmerzhaft
- Sprung oder Treppen steigen wird verweigert
- Koordinationsstörungen
- staksiger Gang
- Lahmheit/Nachschleifen der Hinterbeine
- Fischrobbenstellung
- bei Grad 5 keine Kontrolle über Blase und Mastdarm

Energetisch ist beim Bandscheibenvorfall zu beachten, dass hinsichtlich der Struktur mehrere Funktionskreise involviert sind. Das Knorpelgewebe der Bandscheibe gehört zum Funktionskreis Milz-Pankreas, die Wirbel zur Niere. Die Wirbelsäule, der Ort der Erkrankung, zum Blasen-Meridian. Die Symptome, die sich vor allem im hinteren Bereich der Wirbelsäule abspielen, sind ein Hinweis darauf, dass eine SAM kaudal die geeignete Therapie ist (siehe Kapitel Spannungsausgleichsmassage (SAM) (S. 121)).

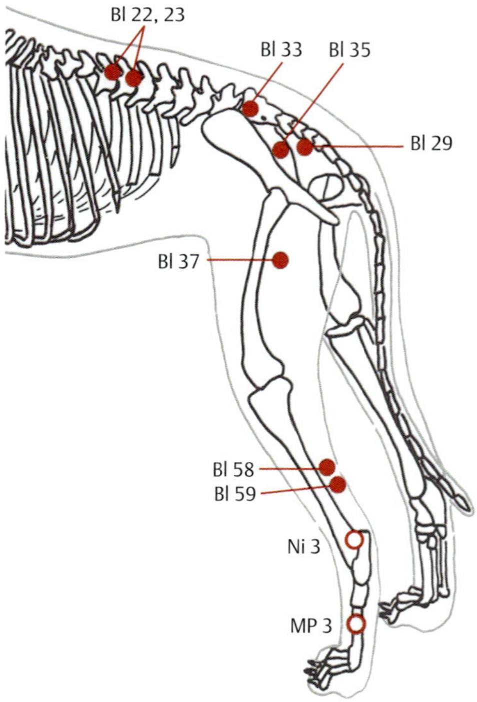

Abb. 17.7 Mögliche Akupunkturpunkte beim Bandscheibenvorfall.

Mögliche Akupunkturpunkte beim Bandscheibenvorfall (▶ Abb. 17.7):

MP 3: Paresen der Hinterbeine

Bl 22: Lähmung der Hinterbeine

Bl 23: Shu-Punkt Niere (Kälte und Lähmung der Hinterbeine)

Bl 29: Cauda equina

Bl 33: Cauda equina

Bl 35, Bl 37: Lähmung der Hinterbeine

Bl 58, Bl 59: Schwäche und Schmerz der Hinterbeine, Diskopathie

Ni 3: Lähmung der Hinterbeine

17.2.2 Wobbler-Syndrom

Das Wobbler-Syndrom ist eine neurologische Erkrankung der Halswirbelsäule und des Halsrückenmarkes. Durch Kompression der kaudalen HWS wird der Wirbelkanal verengt. Die unsichere, schwankende Bewegung gab dem Syndrom den Namen.

Ursachen:

- unbekannt
- erblich
- Fehlernährung (zu viel Calcium)
- Bandscheibenvorfall
- angeborene Veränderungen der Wirbelsäule
- Abszess oder Tumor nahe der Wirbelsäule
- zu schnelles Wachstum

Symptome

- unsichere Bewegung
- Probleme beim Aufstehen oder Einnehmen der typischen Haltung zum Urin- und/oder Kotabsatz
- Koordinationsstörung
- Ataxie
- evtl. Tortikollis

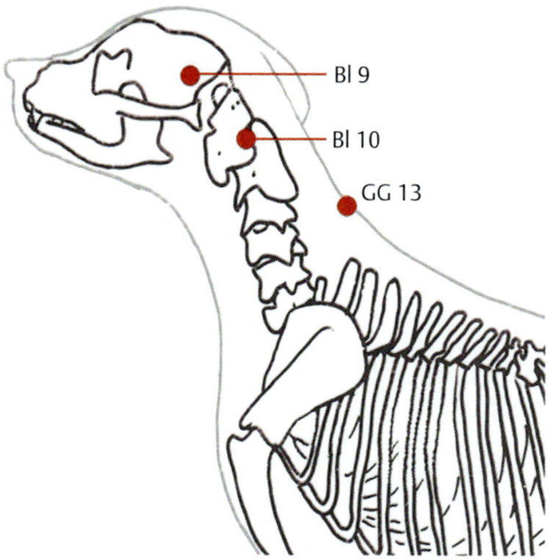

Abb. 17.8 Mögliche Akupunkturpunkte beim Wobbler-Syndrom.

Energetisch ist das Wobbler-Syndrom eine Energieflussstörung im Gouverneursgefäß (Du Mai) und im kranialen Bereich des Blasen-Meridians.

Mögliche Akupunkturpunkte beim Wobbler-Syndrom (▶ Abb. 17.8):

- Bl 9, Bl 10: Zervikalsyndrom
- GG 13: Hauptwirkung Zervikalsyndrom

17.2.3 Epilepsie

Bei Epilepsie wird in die idiopathische (genetisch) oder symptomatische Epilepsie (durch Hirnveränderung oder Hirnschädigung verursacht) unterschieden. Epilepsie und Krampfanfälle beim Hund können primär idiopathisch oder durch eine Grunderkrankung verursacht sein.

Häufig, aber in der Literatur kaum erwähnt, ist eine strukturelle Ursache, die Blockierung des Atlantookzipitalgelenks (siehe Kapitel 17.1 Atlantookzipitaler Übergang (AOÜ) (S. 176)). Eine zweite, erfahrungsgemäß häufige Ursache ist die Impfung: bei Mensch mit Dravet-Syndrom können im Kindesalter ebenfalls Anfälle ausgelöst werden.

Krampfanfälle, sog. epileptoforme Anfälle können auch durch Hyponatriämie (Salzmangel) oder psychischen Stress verursacht werden. Auch Blockaden des Atlantookzipitalgelenks können epilepsieartige Symptome hervorrufen.

Wenn zwei oder mehrere Krampfanfälle spontan auftreten, spricht man von Epilepsie. Ein leichter, generalisierter Anfall wurde früher als petit Mal bezeichnet.

Akupressur ist im akuten Anfall nicht empfehlenswert, besser bei den ersten Anzeichen (unruhig, anhänglich, sabbert, atmet unruhig, veränderter Blick), bei Krampfneigung und leichteren Krämpfen.

Ursachen:

- Blockierung des 1. Halswirbels
- Impfung (es liegen 3 Meldungen beim Paul-Ehrlich-Institut und Einzelfallberichte über neurologische Symptome nach Impfungen vor)
- Toxine
- Hyponatriämie
- kraniale Läsion

Symptome:

- Hund liegt auf der Seite, nicht mehr ansprechbar
- Streckkrampf, rudert mit den Beinen
- Urin- und Kotverlust möglich
- Speicheln

Mögliche Akupunkturpunkte bei Epilepsie und epileptoformen Anfällen (nicht im akuten Anfall; ▶ Abb. 17.9):

- GG 11, GG 19: Erregungszustände
- GG 13: steife Wirbelsäule, Neuralgien
- GG 18: beruhigt den Geist, bei epileptoformen Anfällen, Kopf- und Nackenschmerzen
- GG 20: Kopfschmerzen
- Bl 3: epileptoforme Anfälle
- Bl 10: Zervikalsyndrom
- Dü 3: Spasmolyse
- KG 15: Neurose, Epilepsie, Angstzustände, Tortikollis
- 3E 12: Zervikalsyndrom
- Ma 4: Epilepsie (petit Mal), Fazialisparese, exzessives Speicheln, Tetanuskrämpfe, Trigeminusneuralgie
- Bl 8: Nasenbluten, Kopfschmerzen, Krampfanfall

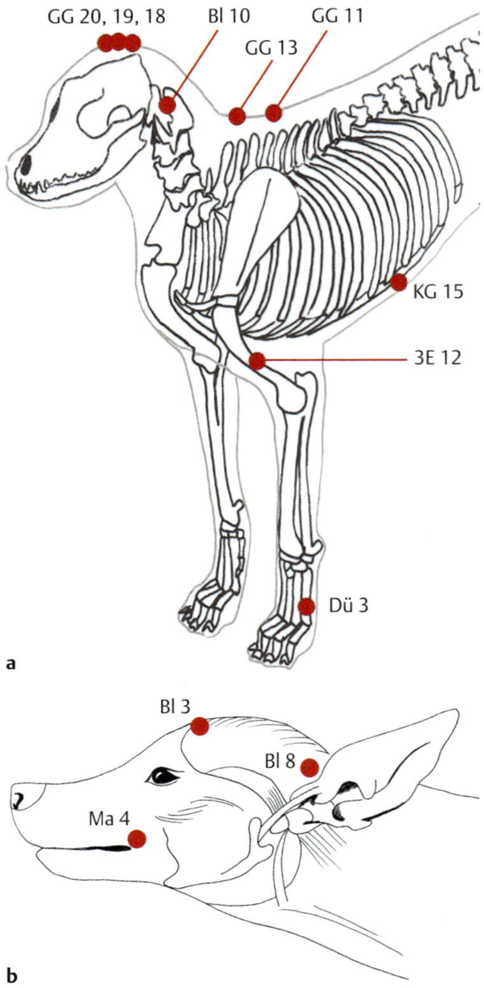

Abb. 17.9 Mögliche Akupunkturpunkte bei Epilepsie und epileptoformen Anfällen (nicht im akuten Anfall).

17.2.4 Vestibularsyndrom

Das Vestibularsyndrom ist eine Erkrankung des Gleichgewichtorgans im Innenohr, die vor allem ältere Hunde betrifft.

Ursachen:

- schwere Otitis
- toxisch
- Umweltgifte
- Impfung (es liegen 3 Meldungen beim Paul-Ehrlich-Institut und Einzelfallberichte über neurologische Symptome nach Impfungen vor)

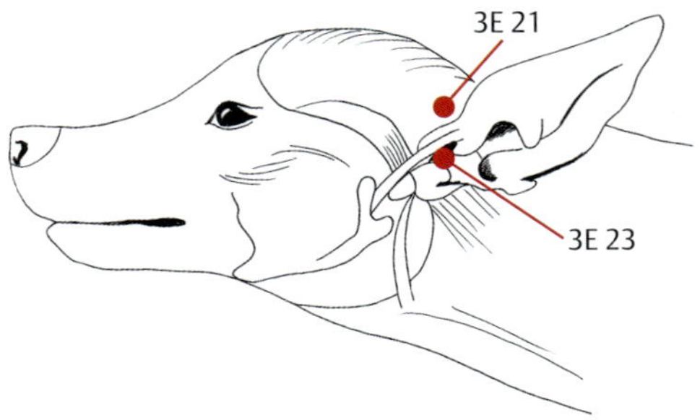

Abb. 17.10 Mögliche Akupunkturpunkte beim Vestibularsyndrom.

Symptome:

- Kopfschiefhaltung
- im Kreise laufen
- Nystagmus (unwillkürliche, rhythmische Bewegung der Augen)
- Übelkeit bis Erbrechen
- Gleichgewichtsstörungen und Ataxie

Mögliche Akupunkturpunkte beim Vestibularsyndrom (▸ Abb. 17.10):

- 3E 21: unterstützt die Ohren, bei Gleichgewichtsstörungen
- 3E 23: Tor des Ohres, Meisterpunkt Ohr

17.3 Krankheiten und Funktionsstörungen des Verdauungstraktes

17.3.1 Inflammatory Bowel Disease (IBD), chronische Darmentzündung

Die IBD ist eine Autoimmunkrankheit. Sowohl der Dünndarm- als auch der Dickdarm können betroffen sein.

Ursachen:

- genetisch
- Autoimmunreaktion
- Fütterungsfehler
- Futterallergie
- Darmpilze
- psychische Probleme

Symptome:

- schubweises Auftreten der Symptome
- wiederkehrendes Erbrechen
- Durchfälle
- Blähungen
- Koliken
- wechselnde Kotkonsistenz
- häufiger Kotabsatz
- Darmgeräusche
- evtl. Schleim und Blut im Kot

Mögliche Akupunkturpunkte bei IBD (▶ Abb. 17.11):

- KG 15: bei Kolitis, Krämpfe im Verdauungstrakt
- MP 14: (Bauchknoten) bei akuten Durchfällen
- MP 11: Kolik, Durchfall
- MP 16: (Wehklage des Abdomens) Kolik, Durchfälle
- Ma 39: (untere große Leere) Kolitis, Enteritis

Energetisch ist die IBD eine Schwäche von Leber, Milz, Dünndarm, Dickdarm und 3E, bei dem der untere Erwärmer besonders betroffen ist. Zusätzlich ist Homöopathie und Phytotherapie anzuwenden.

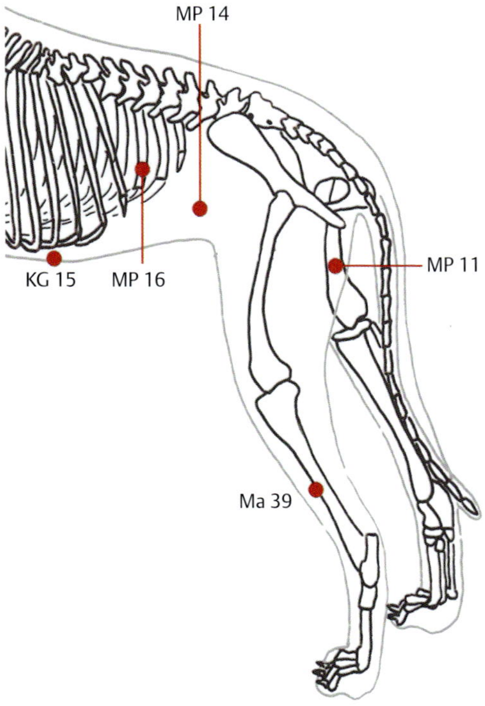

Abb. 17.11 Mögliche Akupunkturpunkte bei IBD.

17.3.2 Pankreatitis

Die Bauchspeicheldrüse hat zwei Hauptaufgaben im Stoffwechsel: Bildung der Verdauungssäfte mit den Enzymen sowie die Herstellung der blutzuckerregulierenden Hormone Insulin und Glukagon.

Ursachen:

- akute Pankreatitis
- genetisch/Vererbung
- virale/bakterielle Infektionskrankheit

Symptome:

- Gewichtsverlust trotz ständigem Hunger
- Fressen „alles"
- wiederkehrende Durchfälle
- unverdaute Futterbestandteile im Kot
- weicher, heller Kot, übelriechend
- Kot fettglänzend

Die Milz ist wichtig bei der körpereigenen Abwehr durch die Vermehrung der Lymphozyten und die Speicherung der Monozyten. Bei Verdacht auf eine Bauchspeicheldrüsenschwäche wird im Labor der TLI-Wert ermittelt. Hohe Werte deuten auf eine Pankreatitis, erniedrigte Werte auf eine Insuffizienz hin.

17.3.3 Pankreasinsuffizienz

Ursachen:

- idiopathisch
- bakteriell
- Gallensteine
- Nebenwirkung von Medikamenten
- Zucker im Futter

Symptome:

- Müdigkeit
- Durchfall
- Appetitlosigkeit
- unverdaute Futterbestandteile im Kot
- weicher, heller Kot, übelriechend
- Kot fettglänzend

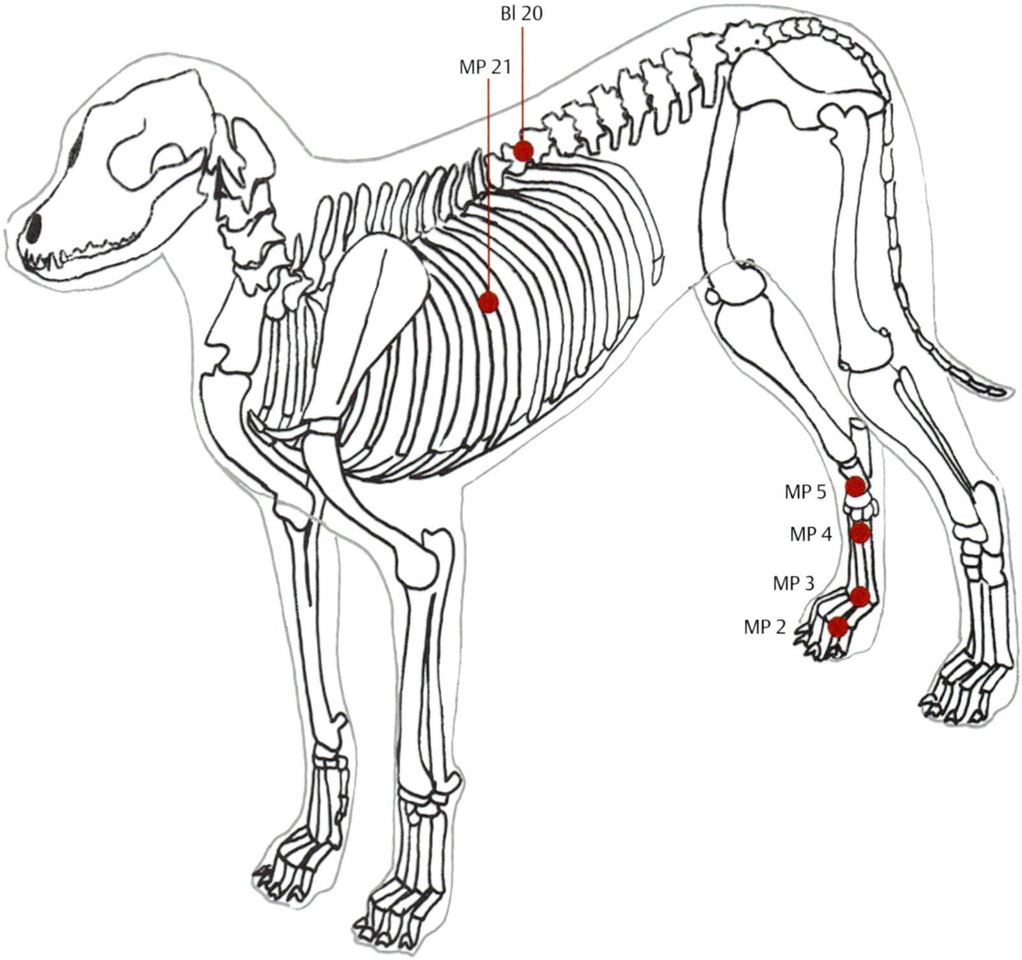

Abb. 17.12 Mögliche Akupunkturpunkte bei Pankreasinsuffizienz.

Mögliche Akupunkturpunkte bei Pankreasinsuffizienz (▸ Abb. 17.12):

- MP 2: Bauchkolik
- MP 3: stärkt die Transportfunktion der Milz, bei Pankreasinsuffizienz
- MP 4: Lo-Punkt, bei Durchfall, Kolik
- MP 5: stärkt Magen und Milz, bei Kolik und Verstopfung
- MP 21: Blutzuckerregelung, Stärkung der Mitte
- Bl 20: Shu-Punkt der Milz

Zusätzlich zur Akupressur ist die homöopathische Stärkung der Bauchspeicheldrüse sinnvoll (siehe Kapitel Homöopathie (S. 124)). Zusätzlich können Bl 20, der Shu-Punkt der Milz und die Shu-Mu-Technik angewendet werden.

17.4 Endokrinologische Erkrankungen

Endokrinologische Erkrankungen können sein:

- Schilddrüsenerkrankungen (Hyper- und Hypothyreose)
- Diabetes mellitus (Zuckerkrankheit)
- canines Cushing-Syndrom (Hyperkortisolismus)
- Morbus Addison (Hypoadrenokortizismus)
- Insulinom (Überproduktion von Insulin)

17.4.1 Hypothyreose

Ursachen:
- Thyreoiditis, Hashimoto-Thyreoiditis
- Elektrosmog
- hormonelle Disruptoren (Umweltgifte)

Symptome:
- Müdigkeit
- Hund bewegt sich weniger
- Gewichtszunahme
- empfindlich gegenüber Kälte
- dünnes Fell, Haarausfall
- trauriger Ausdruck
- Fortpflanzung, Läufigkeit kann gestört sein
- Herzschlag verlangsamt

Mögliche Akupunkturpunkte bei Hypothyreose (▶ Abb. 17.13):
- KG 23: reguliert die Schilddrüse
- Di 14: bei Struma
- Ma 10: starke Wirkung auf die Schilddrüse
- GG 16: bei allen Dysfunktionen der Schilddrüse

Bei Störungen der Schilddrüse ist die Stärkung des Dreifachen Erwärmers und des Konzeptionsgefäßes sinnvoll. Zusätzlich Farblichtbestrahlung der Schilddrüse mit Gelb- oder Orange-Licht.

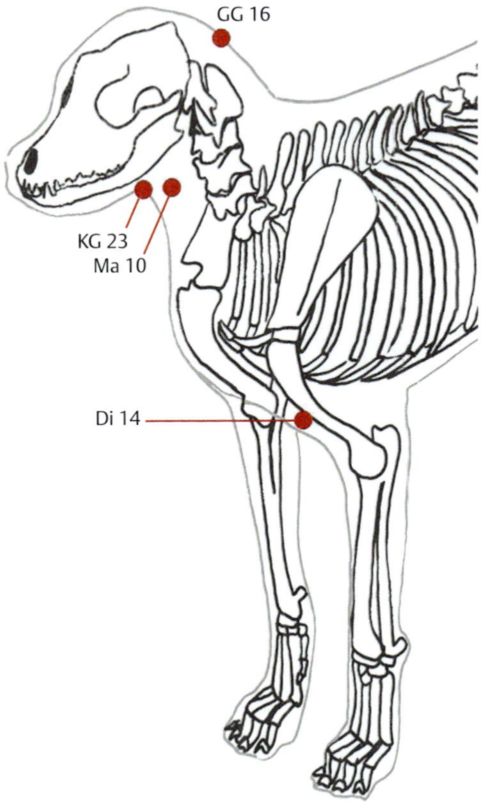

Abb. 17.13 Mögliche Akupunkturpunkte bei Hypothyreose.

17.4.2 Canines Cushing-Syndrom

Das canine Cushing-Syndrom ist eine der häufigsten endokrinologischen Krankheiten des Hundes. Ursache ist eine Überproduktion von Kortisol.

Energetisch wird Morbus Cushing dem Dreifachen Erwärmer zugeordnet. Neben der Regulation des Wärmehaushaltes gehört das Hormon- und Drüsensystem zum 3E. Allerdings muss man auch hier an die Leber, die Niere und die Nebenniere denken.

Durch die übermäßig große Menge des Hormons Kortisol kommt es zu den vielfältigen Symptomen.

Ursachen:
- Tumor der Hirnanhangsdrüse
- Nebennierentumor
- Cortison-Therapie
- Folge von Cortison-Behandlung

Symptome:
- Hund trinkt übermäßig viel
- vermehrter Harndrang
- gesteigerter Appetit
- Muskelschwund
- Hängebauch
- starkes Hecheln, Lethargie
- Veränderungen an Haut und Fell, z. B. Haarausfall, stumpfes Fell, dünne Haut, Hauterkrankungen
- verkleinerte Hoden beim Rüden und Ausbleiben der Läufigkeit bei Hündinnen
- Diabetes
- Infektanfälligkeit
- schlechte Wundheilung
- Neigung zu Osteoporose

Mögliche Akupunkturpunkte bei Morbus Cushing (► Abb. 17.14):

- 3E 5: bei hormonellen Dysfunktionen
- 3E 22: hormonelle Wirkung
- Ni 6, Ni 8: hormonelle Wirkung
- GG 16: Regulation der Hypophyse
- Bl 22: hormonelle Regulation, Shu-Punkt 3E

17.4.3 Diabetes

Typ-1-Diabetes ist (im Gegensatz zur Katze) beim Hund die häufigste Form. Die insulinproduzierenden Betazellen der Langerhans-Inseln der Bauchspeicheldrüse arbeiten nicht mehr oder nicht mehr ausreichend. Die Folge ist ein Insulinmangel, da die insulinbildenden Zellen der Bauchspeicheldrüse ihre Funktion verlieren.

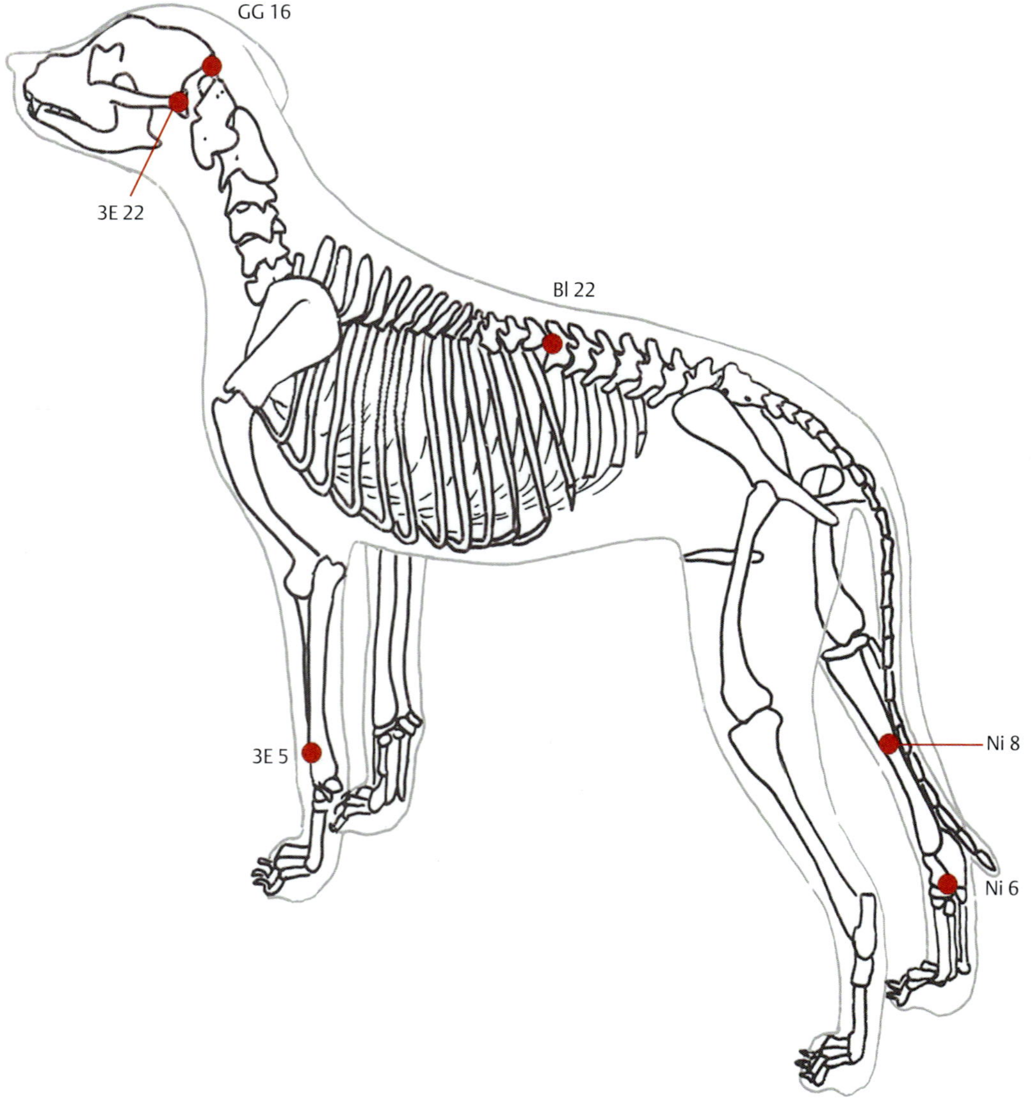

Abb. 17.14 Mögliche Akupunkturpunkte bei Morbus Cushing.

Ursachen Typ I:

- genetisch
- Autoimmunprozess
- Pankreatitis
- hormonelle Störung, ansteigende Konzentration von Progesteron im Blut und die daraus resultierende Insulinresistenz
- Infekte
- Toxine
- Medikamente (z. B. Kortison)

Der Typ 2 ist beim Hund selten.

Symptome:

- Hund trinkt übermäßig viel
- vermehrter Harndrang
- gesteigerter Appetit
- Muskelschwund
- Hängebauch
- starkes Hecheln, Lethargie
- Veränderungen an Haut und Fell: Haarausfall, stumpfes Fell, dünne Haut, Hauterkrankungen
- verkleinerte Hoden beim Rüden und Ausbleiben der Läufigkeit bei Hündinnen

Mögliche Akupunkturpunkte bei Diabetes (▶ Abb. 17.15):

- MP 3: stärkt die Transportfunktion der Milz, bei Pankreasinsuffizienz
- MP 21: Blutzuckerregulierung
- Bl 20: Shu-Punkt der Milz

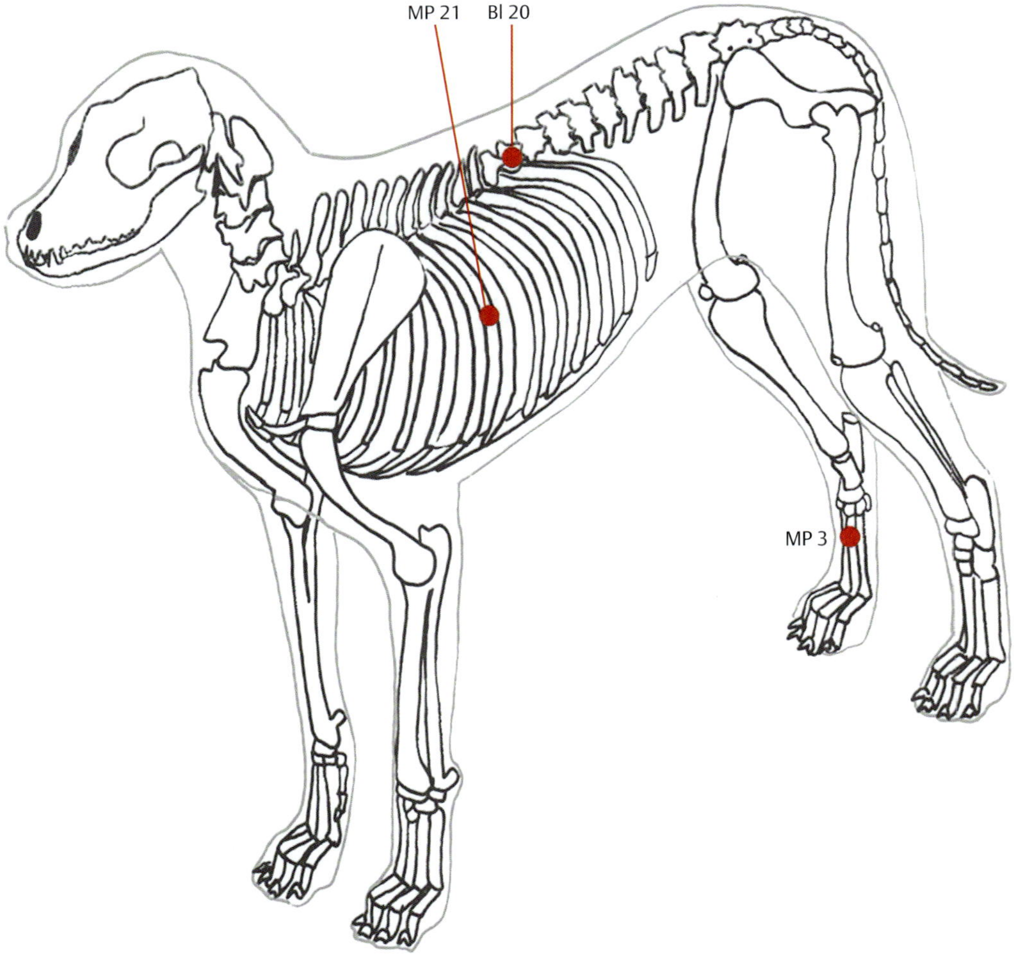

Abb. 17.15 Mögliche Akupunkturpunkte bei Diabetes.

Energetisch ist der Diabetes eine Störung im Milz-Pankreas-Meridian. Eine wichtige Rolle spielt dabei auch die Leber, besonders die Fettleber, die zur Insulinresistenz führt. Für die hormonelle Regulation ist der 3E zuständig. Alle drei Meridiane werden durch Meridianmassage harmonisiert. Zusätzlich Akupressur Bl 20 (Shu-Punkt Milz-Pankreas) und MP 21 zur Blutzuckerregulierung. Homöopathisch empfiehlt sich die Bauchspeicheldrüsenkur (siehe Kapitel Homöopathie (S. 124)).

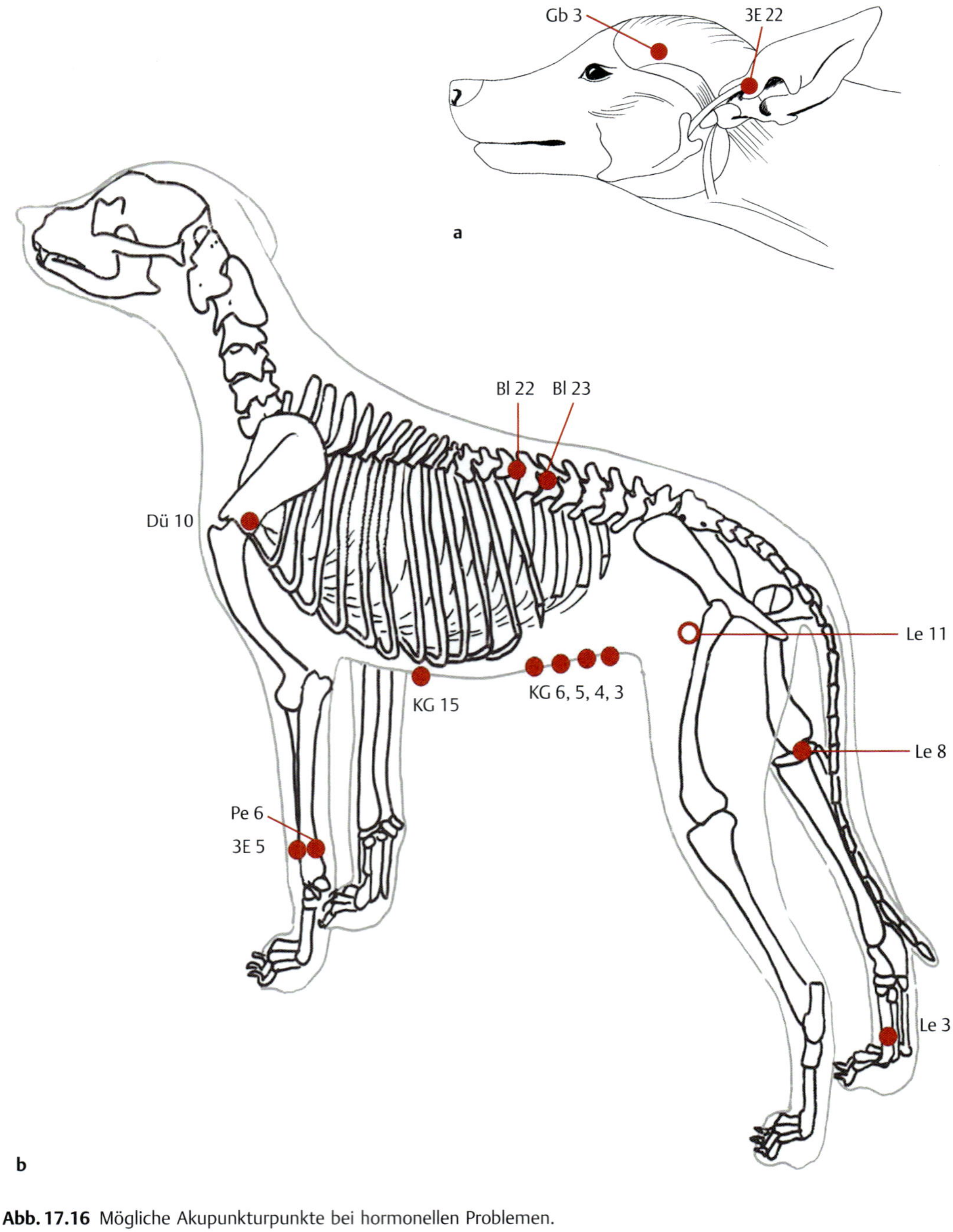

Abb. 17.16 Mögliche Akupunkturpunkte bei hormonellen Problemen.

17.4.4 Hormonelle Dysfunktion

Neben dem Cushing-Syndrom und Schilddrüsen-Erkrankungen spielen Hormone bei vielen Krankheiten eine Rolle. So vielfältig wie ihre Aufgaben, z. B. die Regelung des Zyklus und der Fruchtbarkeit, die Steuerung der Schilddrüsenfunktion, des Stoffwechsels und des Verhaltens, so vielfältig sind auch die Krankheitsbilder und Symptome. Hormonstörungen werden vom Tierarzt durch Laboruntersuchung festgestellt. Hormone beeinflussen sich gegenseitig. Jede Störung in einer Hormondrüse hat Auswirkung auf andere Drüsen.

Hormonelle Störungen:

- Morbus Addison
- Morbus Cushing
- Diabetes
- Sterilität
- Läufigkeitsprobleme
- Scheinträchtigkeit
- gesteigerter Sexualtrieb
- Libidoschwäche
- Laktationsprobleme (Milchmangel)

Mögliche Hinweise auf hormonelle Störungen:

- Fellveränderung (Haarausfall)
- Verhaltensveränderung, z. B. Aggressivität
- Teilnahmslosigkeit, Zittern
- verändertes Trinkverhalten

Mögliche Akupunkturpunkte bei hormonellen Problemen (▶ Abb. 17.16):

- 3E 5, 3E 22: hormonelle Dysfunktion
- 3E 22: bei verlängerter Läufigkeit
- Pe 6: hormonelle Dysfunktion
- Le 3: reguliert den unteren Erwärmer
- Le 8: Libidoschwäche, unregelmäßige Läufigkeit
- Le 11: Sterilität der Hündin
- KG 3: Sterilität, bei verlängerter Läufigkeit
- KG 4: unregelmäßige Läufigkeit
- KG 5: Sterilität
- KG 6: Meer der Zeugungsfähigkeit
- KG 15: bei verlängerter Läufigkeit
- Bl 22: bei verlängerter Läufigkeit
- Bl 23: bei Reproduktionsschwäche, bei verlängerter Läufigkeit
- Dü 10: Mammaschmerzen während der Laktation
- Gb 3: bei verlängerter Läufigkeit

17.5 Krankheiten des Urogenitaltraktes

Die Nieren haben folgende Hauptfunktionen:

- Regelung des Flüssigkeits- und Elektrolythaushalts
- Regelung des Blutdrucks
- Regelung des Säure- und Basenhaushalts
- Entgiftung
- Regelung der Erythrozytenbildung
- Regelung des Knochenstoffwechsels

Aus der Sicht der traditionellen chinesischen Medizin (TCM) hat die Niere folgende Aufgaben:

- Speicherung der Nährstoffe
- Zentrum aller physiologischen Lebensfunktionen
- Zentrum der Lebenskraft
- reinigt die Körpersäfte

17.5.1 Chronische Niereninsuffizienz

Eine Niereninsuffizienz ist die eingeschränkte Funktionsfähigkeit des Organs. Sie wird beim Hund oft zu spät erkannt und hat unbehandelt eine schlechte Prognose. Die chronische Niereninsuffizienz ist nicht zu verwechseln mit der Energieflussstörung im Nieren-Meridian. Die energetische Schwäche zeigt sich als struppiges, glanzloses Fell, brüchige Krallen, Ohrenprobleme, Hautprobleme wegen der mangelhaften Entgiftung, vermehrter Durst und Probleme beim Harnabsatz.

> ✔ **Wichtiger Hinweis**
> Eine Niereninsuffizienz ist eine ernste Erkrankung, die in die Hand des Tierarztes gehört.

In den Nieren ist die Lebensenergie gespeichert. Patienten mit Nierenfunktionsstörungen, auch Menschen, sind erschöpft und ohne Vitalität.

Ursachen:

- Entzündungen der Nieren
- Vergiftungen
- Störungen des Immunsystems
- starker Blut- oder Flüssigkeitsverlust (z. B. bei schwerem Durchfall)

- Infektionserkrankungen
- Verschluss der Harnwege durch Harnsteine oder anderes Material
- Tumorerkrankungen der Nieren

Symptome:
- Fressunlust
- Teilnahmslosigkeit
- Polydypsie (gesteigerter Durst)
- Polyurie
- Abgeschlagenheit
- Dehydration, Gewichtsverlust. Hypertonie
- Anämie
- Ödeme (angelaufene Beine)
- brauner schleimiger Zahnbelag
- Rückenschmerzen

17.5.2 Nephritis (Nierenentzündung)

Häufig durch Infektionskrankheiten ausgelöst. Die häufigste Ursache ist Leptospirose (Infektion durch *Leptospira interrogans*).

Ursachen:
- Bakterien
- Herde
- Medikamente
- Toxine

Symptome:
- Fressunlust
- Teilnahmslosigkeit
- Polydypsie (gesteigerter Durst)
- Polyurie
- Abgeschlagenheit
- Dehydration
- Gewichtsverlust, Hypertonie
- Anämie
- Ödeme
- brauner schleimiger Zahnbelag

Mögliche Akupunkturpunkte bei Krankheiten der Nieren (▶ Abb. 17.17):
- Ni 3: einflussreicher Punkt für die Niere, stärkt die Nieren
- Ni 7: stärkt den hinteren Rücken
- KG 7: wärmt die Nieren

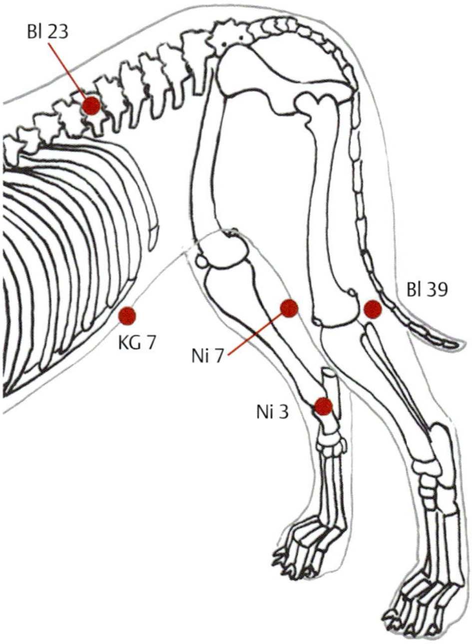

Abb. 17.17 Mögliche Akupunkturpunkte bei Krankheiten der Nieren.

- Bl 23: stärkt die Nierenfunktion der Wasserregulation und den Shu-Punkt der Niere
- Bl 39: bei Nierenkolik

> **✔ Wichtiger Hinweis**
> Nierenerkrankungen müssen unbedingt vom Tierarzt abgeklärt werden.

Neben den Einzelpunkten ist die Meridianmassage und die Shu-Mu-Technik für die Niere empfehlenswert. Zusätzlich ist die homöopathische Stärkung der Nieren sinnvoll (siehe Kapitel Homöopathie (S. 124)).

17.5.3 Zystitis (Blasenentzündung)

Ursachen:

- bakterielle Infektion, meist *Escherichia coli*, Staphylokokken oder *Proteus* sp. (über die Harnröhre in die Blase)

Symptome:

- häufiger Harndrang (wird oft mit markieren verwechselt)
- Schmerzäußerung beim Harnabsatz
- Blut im Urin
- nur geringe Mengen an Urin pro Harnabsatz
- Urinieren an ungewöhnlichen Orten
- Müdigkeit, Schwäche

Mögliche Akupunkturpunkte bei Zystitis (▶ Abb. 17.18):

- Bl 28: Shu-Punkt Blase
- Bl 52: Miktionsprobleme
- Bl 39, Bl 54: Zystitis
- Le 3: reguliert den unteren Erwärmer

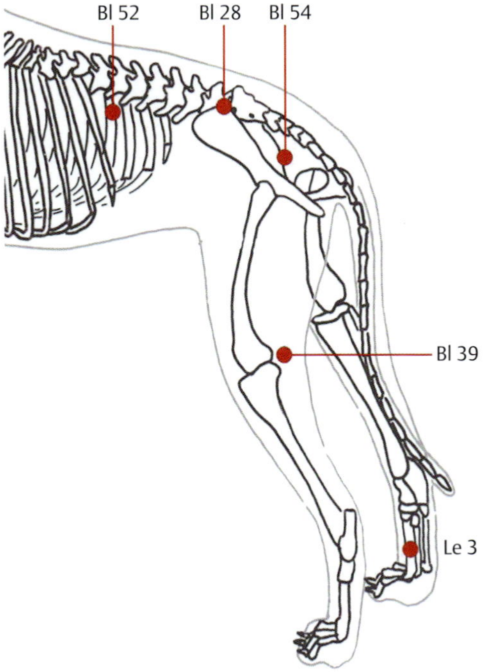

Abb. 17.18 Mögliche Akupunkturpunkte bei Zystitis.

17.5.4 Inkontinenz

Ursachen:

- Blasensteine
- Tumore
- Kastration
- Psyche (Angst)

Symptome:

- unwillkürlicher Urinverlust, oft im Schlaf, beim Aufstehen, Ablegen, Husten oder Treppensteigen.
- häufiger Harndrang (wird oft mit markieren verwechselt)
- nur geringe Mengen an Urin pro Harnabsatz
- Urinieren an ungewöhnlichen Orten

Mögliche Akupunkturpunkte bei Inkontinenz (▶ Abb. 17.19):

- KG 6: Schwäche des Blasensphinkters
- Le 1: Harninkontinenz
- Bl 47: Angst
- He 9: Angst

Neben der Akupressur ist bei kastrierten Hunden die Entstörung der Kastrationsnarbe (siehe Kapitel Narben und Herde (S. 134)) erforderlich. Zusätzlich wird das Konzeptionsgefäß mit Meridianmassage tonisiert.

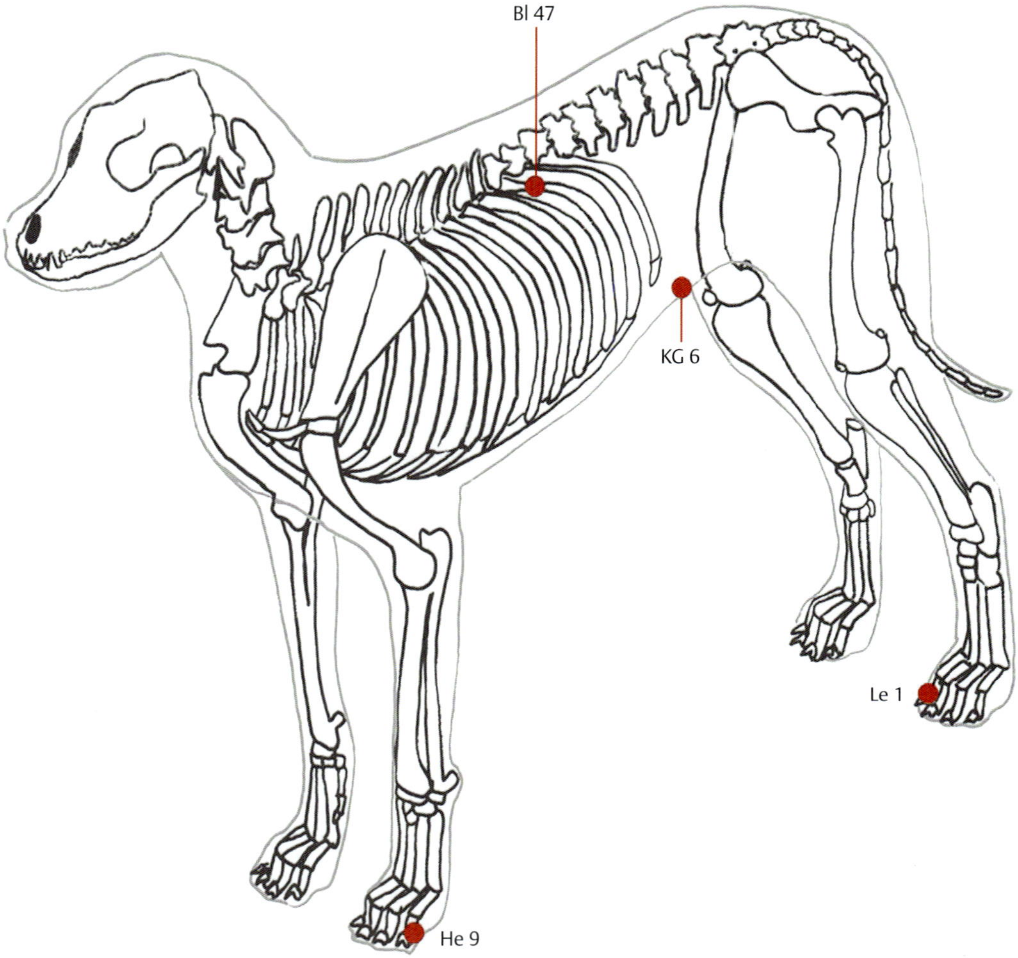

Abb. 17.19 Mögliche Akupunkturpunkte bei Inkontinenz.

17.5.5 Mastitis

Die Gesäugeentzündung wird meist durch Bakterien verursacht, die durch Zähne und Krallen der Welpen in das Brustgewebe gelangen.

Ursachen:

- Bakterien durch kleine Verletzungen (*Escherichia coli*, *Staphylococcus* sp. Streptokokken)
- selten Milchstau

Symptome:

- gerötete und geschwollene Milchdrüsen
- oft heiß
- Appetitmangel
- Abgeschlagenheit

Mögliche Akupunkturpunkte bei Mastitis (▶ Abb. 17.20):

- KG 17: befreit den Thorax, unterstützt die Milchdrüsen
- MP 17, MP 18: für die vorderen Zitzen
- Ma 15: öffnet den Thorax, Mastitis
- Ma 14, Ma 18, Ma 20: Mastitis des thorakalen Gesäuges
- Ma 23, Ma 24, Ma 25: Mastitis des mittleren Gesäuges
- Ma 29: Mastitis des hinteren Gesäuges, Tonisierung des Magen-Merdians (Verlauf über den Milchdrüsen)
- Ma 41: Tonisierung des Magen-Merdians (Verlauf über den Milchdrüsen)

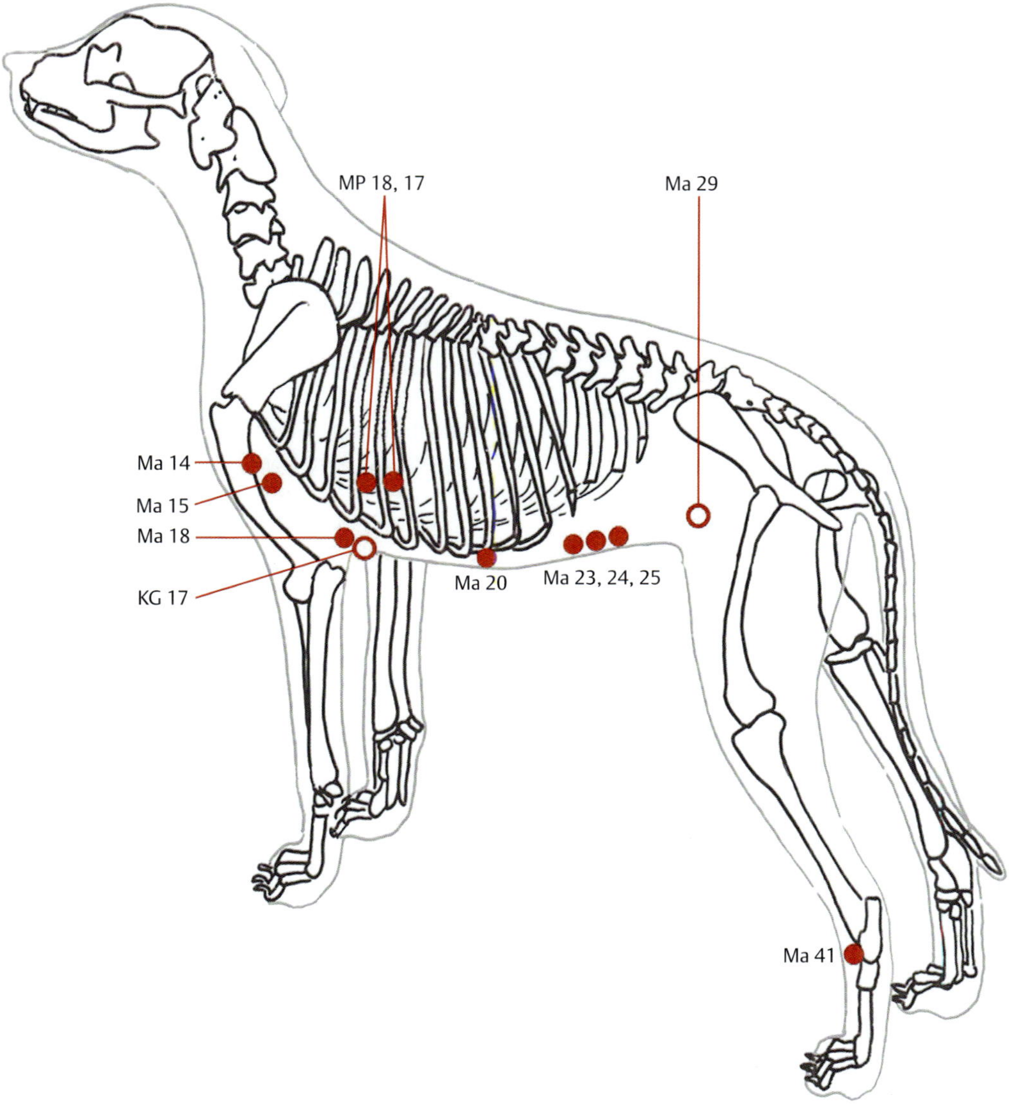

Abb. 17.20 Mögliche Akupunkturpunkte bei Mastitis.

17.6 Krankheiten des Atmungssystems

Häufige Atemwegserkrankungen des Hundes sind Kehlkopfentzündung, Stimmbandlähmung, Zwingerhusten.

Hauptsymptom ist der Husten. Husten sollte nicht auf die leichte Schulter genommen werden. Bei länger als 2 Wochen dauerndem Husten liegt der Verdacht auf eine Lungenentzündung nahe. Der Hund muss dem **Tierarzt** vorgestellt werden.

17.6.1 Pneumonie, Bronchitis, Staupe

Ursachen:

- Bakterien, Viren, Pilze
- Folge von Zwingerhusten

Symptome:

- Fieber
- Abgeschlagenheit
- Husten mit Auswurf (gelb bei bakteriellem Infekt)

- Leistungsabfall
- Atemschwierigkeiten
- rasselnde Atemgeräusche
- Appetitlosigkeit
- Nasenausfluss

Mögliche Akupunkturpunkte bei Lungen- und Bronchienkrankheiten (▶ Abb. 17.21):

- Lu 1: zerstreut Fülle und Schleim im Brustraum, Hauptpunkt aller Lungenkrankheiten
- Lu 10: (klärt Lungenhitze), bei Lungenerkrankungen mit Fieber
- Lu 11: Meisterpunkt der Halskrankheiten, bei Bronchitis
- Bl 13: Shu-Punkt Lunge, stärkt das Lungen-Qi
- GG 11: reguliert Herz und Lunge
- GG 13: reguliert das Wei-Qi, Atemwegsprobleme
- GG 14: Atemwegsprobleme, Husten
- GG 25: Lungenödem
- GG 26: Notfallpunkt

Bei Lungenentzündung sind Antibiotika erforderlich. Die Akupunkturpunkte können begleitend angewendet werden. Zusätzlich Meridianmassage des Lungen-Meridians.

17.6.2 Zwingerhusten

Zwingerhusten ist eine hoch ansteckende Erkrankung der oberen Atemwege.

Ursachen:

- Parainfluenza (Viren)
- Bordetella (Bakterien)

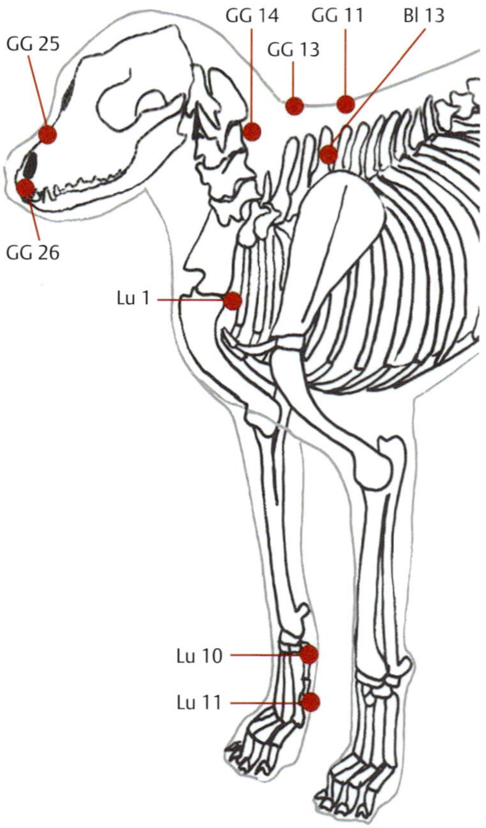

Abb. 17.21 Mögliche Akupunkturpunkte bei Lungen- und Bronchienkrankheiten.

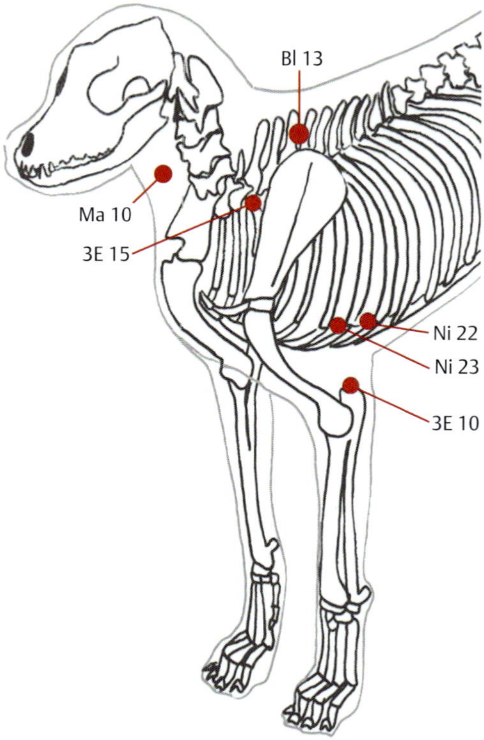

Abb. 17.22 Mögliche Akupunkturpunkte bei Zwingerhusten.

Symptome:
- Husten: hart, trocken, bellend, teilweise krampfartig
- Schleimauswurf, wenn die Lungen schon betroffen sind
- in schweren Fällen Fieber
- Entzündungen des Rachens, der Mandeln, der Bronchien sowie der Luftröhre

Mögliche Akupunkturpunkte bei Zwingerhusten (▶ Abb. 17.22):
- Bl 13: Shu-Punkt Lunge
- Ni 22, Ni 23: befreit Thorax
- Ma 10: unterstützt Hals und Rachen
- 3E 10: Entzündung der Atemwege
- 3E 15: reguliert das Qi im oberen Erwärmer

✔ Wichtiger Hinweis

Da der Zwingerhusten sehr ansteckend ist, gehört der Hund in tierärztliche Behandlung.

Die Akupunkturpunkte können begleitend neben der Antibiotikatherapie angewendet werden.

17.7 Hautkrankheiten

Hautkrankheiten können viele Ursachen haben, z. B. Allergien, Darmprobleme, Infektionskrankheiten oder die Psyche. Die Ursache muss abgeklärt werden. Zusätzlich zur energetischen Behandlung ist der Einsatz von Homöopathie und/oder Phyto-

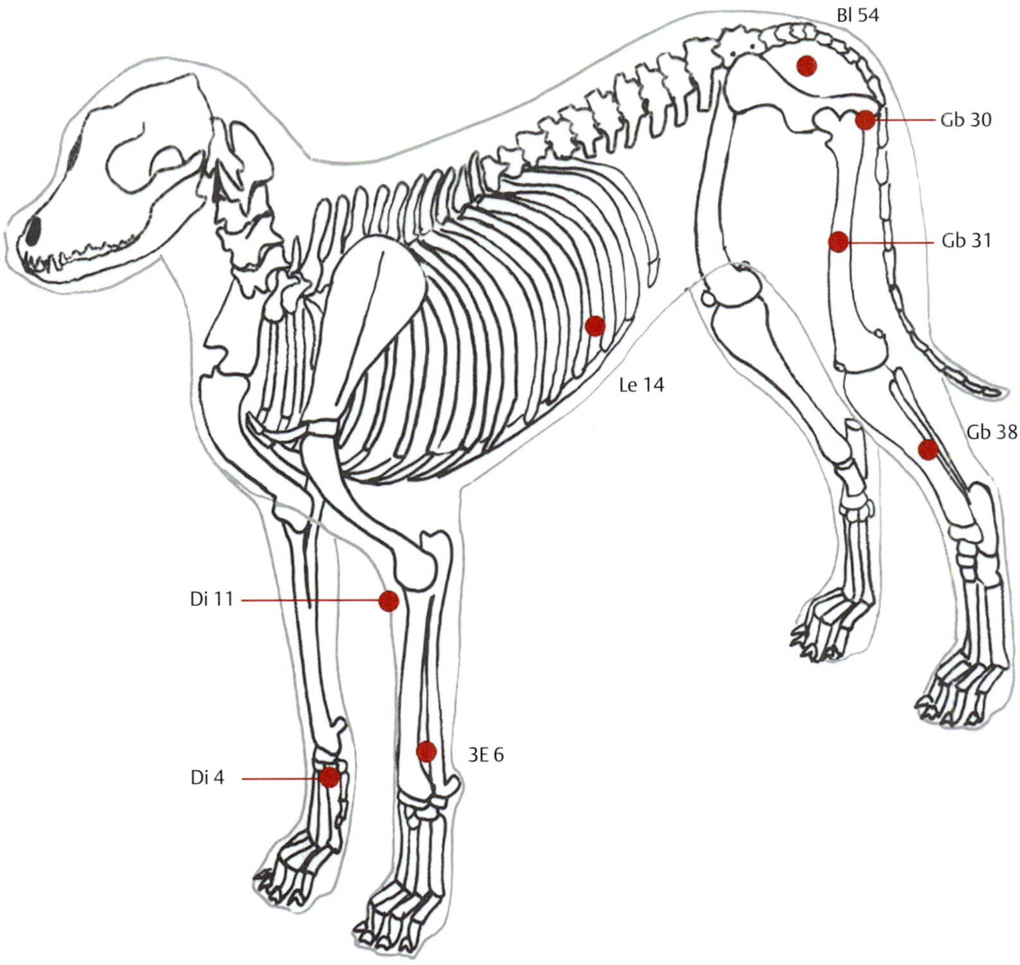

Abb. 17.23 Mögliche Akupunkturpunkte bei Hautkrankheiten.

therapie, bei **psychischer Ursache** Bachblüten oder Homöopathie empfehlenswert.

17.7.1 Ekzeme und Exanthem

Ursachen:
- Allergie
- Parasiten
- Pilze
- Darmprobleme (Dysbiose)

Symptome:
- Hautrötung
- nässende oder krustige Stellen
- verdickte Haut
- Juckreiz mit kratzen, lecken, knabbern an den betroffenen Stellen

17.7.2 Hautpilze

Ursachen, z. B.:
- *Microsporum canis*
- *Trichophyton gypseum*
- *Trichophyton mentagrophytes*
- Ansteckung durch infizierte Hunde

Symptome:
- Juckreiz
- Hautrötungen
- stellenweiser, meist punktförmiger oder kreisrunder Haarverlust

Mögliche Akupunkturpunkte bei Hautkrankheiten (▶ Abb. 17.23):
- 3E 6: entzündete Haut, Nesselsucht
- Di 4: Hautentzündungen
- Di 11: Juckreiz
- Gb 30: Hautausschläge
- Gb 38: mildert Juckreiz
- Gb 31: Juckreiz, gesamter Körper Unterstützungspunkte
- Bl 54: Stoffwechselpunkt, bei allen Hautkrankheiten
- Le 14: Verdauungsstörungen

Aus Sicht der TCM ist bei Hautkrankheiten das Element Metall gestört, zu dem auch die Haut und die Schleimhäute gehören. Hautkrankheiten stehen häufig im Zusammenhang mit einer gestörten Darmflora und einer Nierenschwäche. Wenn die schwache Niere oder die Leber ihrer Entgiftungsfunktion nicht nachkommen können, geschieht die **Entgiftung über die Haut**.

Neben Stärkung von Lunge- und Dickdarm-Meridian gehören die Darmsanierung und die homöopathische Nieren- und Leberstärkung (siehe Kapitel Homöopathie (S. 124)) zur energetischen Therapie.

17.8 Augenkrankheiten

Ursachen:
- Allergie (Futter, Pollen, Staub)
- Parasiten
- Bakterien (Clamydien, Staphylokokken)
- Infektionskrankheiten
- Fremdkörper, Staub

Symptome:
- Augen gerötet und geschwollen
- Ausfluss, der klar oder auch eitrig-trüb sein kann
- Krustenbildung auf dem Lid (bei Lidentzündung)

Energetisch gehören die Augen zum Leber-Meridian.

Mögliche Akupunkturpunkte bei Augenkrankheiten (▶ Abb. 17.24):
- Ma 1: bei tränendem Auge, Konjunktivitis
- Ma 2: bei chronischen Augenkrankheiten
- Bl 1: wichtiger Augenpunkt bei allen Augenkrankheiten bei trockenem Auge
- Bl 3: Augenkrankheiten mit Schwellung der Augen, Augentränen bei Wind
- Gb 1: Keratitis, Konjunktivitis, Katarakt
- Di 5: Lidentzündung

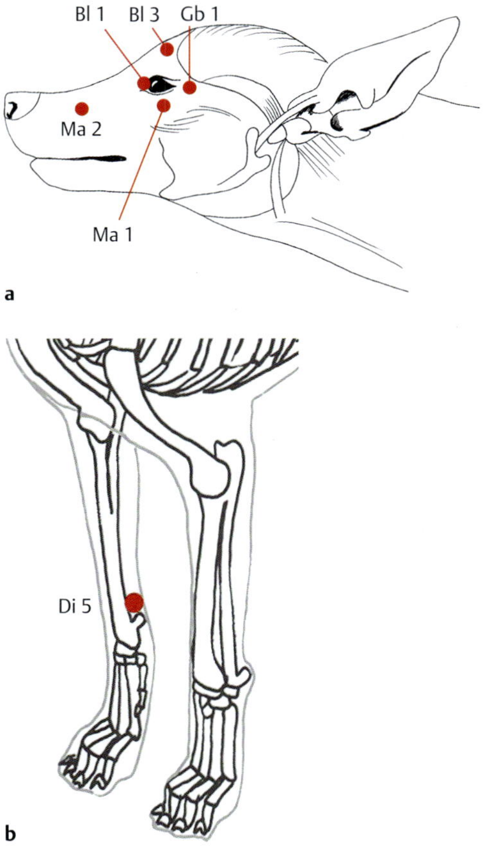

Abb. 17.24 Mögliche Akupunkturpunkte bei Augenkrankheiten.

17.9 Ohrenkrankheiten

Ursachen:

- Milben, Pilz im Ohr
- Allergie
- Bakterien

Symptome:

- ständiges Kopfschütteln
- Kopfschiefhaltung
- Kratzen am Ohr
- Rötungen, Schwellungengen
- Ohrensekret

Mögliche Akupunkturpunkte bei Ohrenkrankheiten (▶ Abb. 17.25):

- Dü 19: Palast des Gehörs, bei Otitis externa, Taubheit
- 3E 23: Meisterpunkt des Ohres

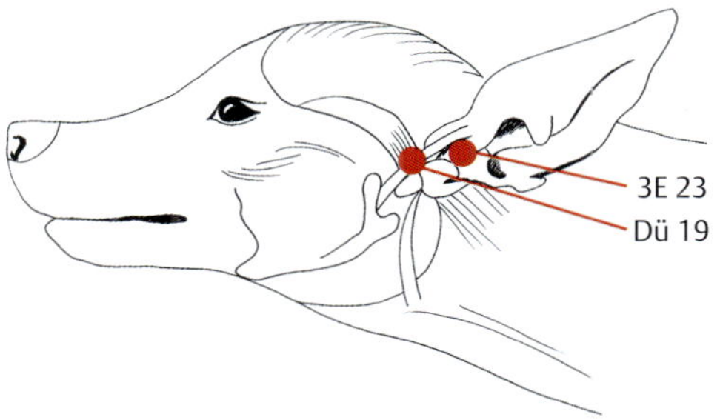

Abb. 17.25 Mögliche Akupunkturpunkte bei Ohrenkrankheiten.

17.10 Allergie

Ein großes Thema, sowohl in der Human- als auch in der Veterinärmedizin, sind Allergien. Auch Hunde sind in zunehmendem Maße betroffen.

Doch betrachten wir das Immunsystem etwas genauer. Das Immunsystem ist ein komplexes Gebilde, das aus der **unspezifischen Abwehr** besteht den mechanischen Barrieren (Magen, Haut Schleimhäute, Atemwege, Darm, Harntrakt) und aus der **spezifischen Abwehr**, die aus B- und T-Lymphozyten besteht. Sie besteht zudem aus Stammzellen, aus denen die im Thymus reifenden T-Lymphozyten und die im Knochenmark reifenden B-Lymphozyten hervor gehen (▶ Abb. 17.26).

Die T-Lymphozyten bestehen aus einer Gruppe von Zellen mit spezifischen Aufgaben (▶ Abb. 17.26):

- Gedächtniszellen: Sie spielen eine wichtige Rolle bei der Bekämpfung von Infekten durch ihre Fähigkeit, sich an Viren oder Bakterien zu „erinnern" und diese Information zu speichern, um bei erneutem Kontakt die Immunantwort auszulösen.
- Supressorzellen (regulatorische T-Zellen): Sie haben die Aufgabe der Kontrolle und Regulierung der Immunreaktion. Sie können die Aktivierung des Immunsystems unterdrücken und dadurch eine Autoimmunreaktion verhindern.
- Helferzellen: Sie haben die Aufgabe die Antigene und Pathogene zu erkennen, die von den antigenpräsentierenden Zellen präsentiert werden. Sie leiten nach Erkennung eines Antigens eine entsprechende Immunantwort ein.
- Killerzellen: Dies sind zytotoxische Zellen mit der Aufgabe, virusinfizierte Zellen oder Tumore zu erkennen und zu eliminieren.

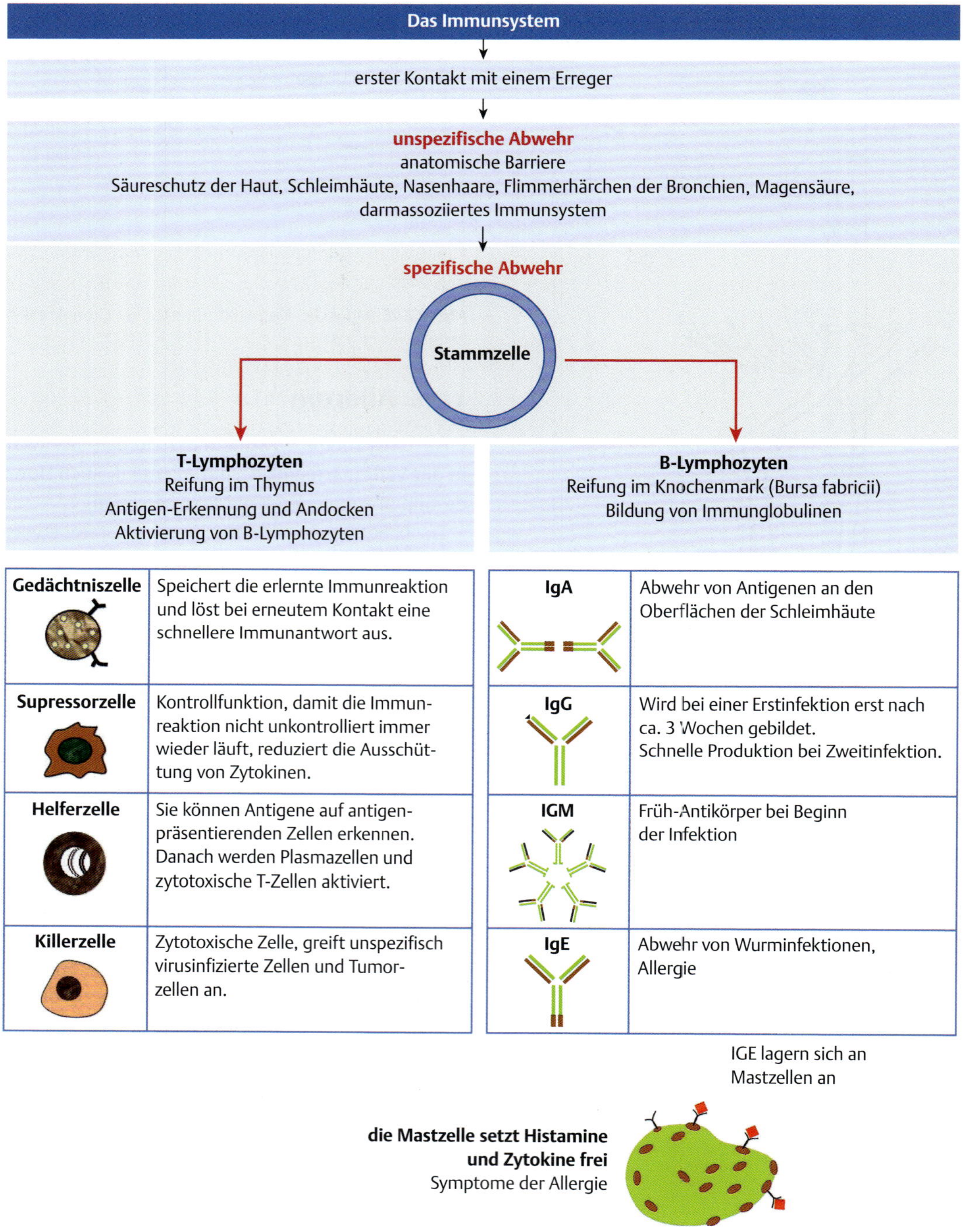

Abb. 17.26 Das Immunsystem.

Die B-Lymphozyten bilden auf einen Antigenreiz hin Antikörper, sogenannte Immunglobuline (▶ Abb. 17.26):

- IGA: Ihre Aufgabe ist die Abwehr von Krankheitserregern in Schleimhäuten und Körperflüssigkeiten.
- IGG: Sie werden beim Zweitkontakt gebildet. Ihre Aufgabe ist die Markierung von Erregern für die Leukozyten, die sie dann eliminieren.
- IGM: Sie werden beim Erstkontakt mit Antigenen gebildet. Sie treten bei einer frischen Infektion als Erste in Erscheinung und locken Makrophagen (Fresszellen) an.
- IGE: Ihre Aufgabe ist die Abwehr von Parasiten. Die IGE sind vor allem bei Allergie aktiv. Sie lagern sich an Mastzellen an, woraufhin die Mastzellen platzen und Histamin freisetzen, das für die Allergiesymptome verantwortlich ist.

Die **Organe des Immunsystems** sind Thymus, Knochenmark, Milz, Mandeln und Lymphknoten. In diesen Organen befindet sich lymphatisches Gewebe mit der Aufgabe, Fremdstoffe und Krankheitserreger abzuwehren.

Der Darm ist das größtes Immunorgan. Eine Vielzahl von Abwehrzellen wird im Darm gebildet. Ist die Darmschleimhaut durch falsche Fütterung/Ernährung oder Toxine geschädigt, wird sie durchlässig für Stoffe, die vom Immunsystem als Fremdkörper erkannt und bekämpft werden.

Die energetische Zuordnung gestaltet sich bei Allergie schwierig, da verschiedene Organe und Funktionskreise betroffen sind.

Die **Symptome** sind ebenso vielfältig wie die Ursachen. Verdauungsprobleme z. B. Durchfall oder Verstopfung, Hautsymptome, Probleme im Respirationstrakt bis hin zu Verhaltensauffälligkeiten können auftreten.

Symptome bei Allergien (▶ Abb. 17.27):

- trockene und nässende Ekzeme
- Kratzen, Beißen und Kauen an den Füßen
- permanentes Lecken (das Jucken kann am stärksten an den Pfoten, Flanken, Leisten und Achselhöhlen sein)
- Hunde reiben ihr Gesicht auf dem Teppich
- eitrige verklebte Augen
- Ohrlappen können rot und heiß werden
- chronische Ohrenentzündungen
- ständiges Kopfschütteln
- Haut kann sich verdicken, fettig werden und streng riechen
- alle Arten von Verdauungsproblemen
- Blasenstörungen

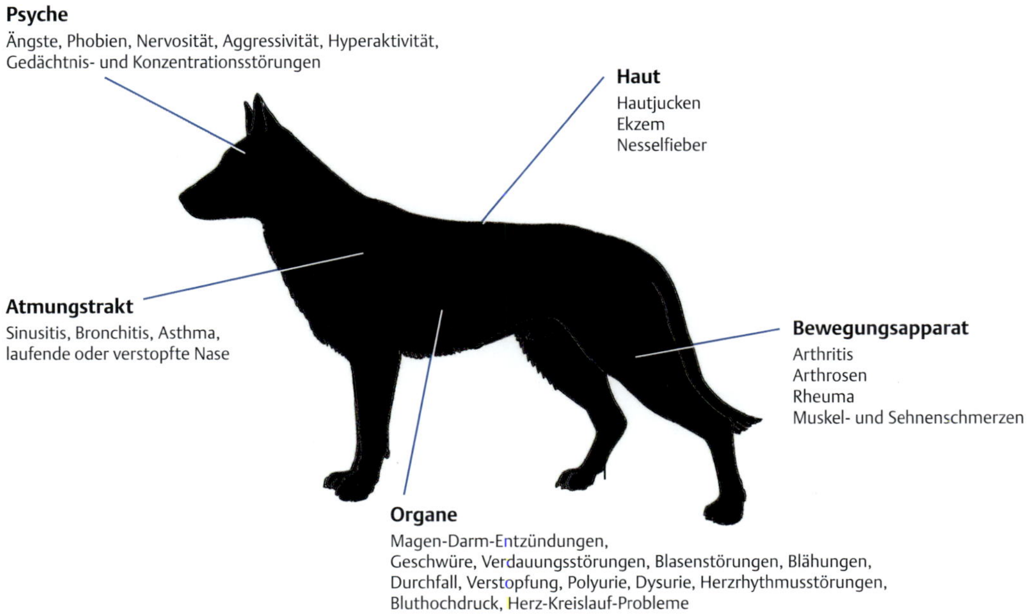

Abb. 17.27 Auswirkungen der Allergie.

- Ödeme am Kopf, Geschlechtsteilen, Gesäuge, Quaddeln können innerhalb von Minuten den gesamten Körper übersäen
- psychische Instabilität, Aggressivität und Hyperaktivität, aber auch Lethargie

17.10.1 Auslöser der Allergien und Unverträglichkeiten

Zahlreiche Stoffe können Allergien auslösen:

- Mediatoren wie Histamin – nicht aus körpereigenen Mastzellen freigesetzt, sondern von histaminhaltigen Früchten und anderen Nahrungsmitteln, z. B. Thunfisch, Salami, älteren Käsesorten/Hartkäse und Fleischwaren
- Substanzen, die Körperzellen zur Histaminfreisetzung veranlassen, z. B. Eiweiß, Getreide, Kakao (Schokolade), Schweinefleisch
- Umweltgifte, z. B. das immer wieder in der Presse genannte PCB (= polychlorierte Biphenyle)
- Nahrungsmittelgifte, z. B. Aflatoxin, das durch Schimmelpilze produziert wird, ein Krebs auslösendes Gift
- Konservierungs- und Farbstoffe
- Übersäuerung: Zuviel Kohlehydrate und/oder Eiweiß verändern den Säure-Basen-Haushalt. Dies wirkt sich vor allem in der Haut und im Bindegewebe aus. Die Folge sind Haut- und rheumatische Erkrankungen

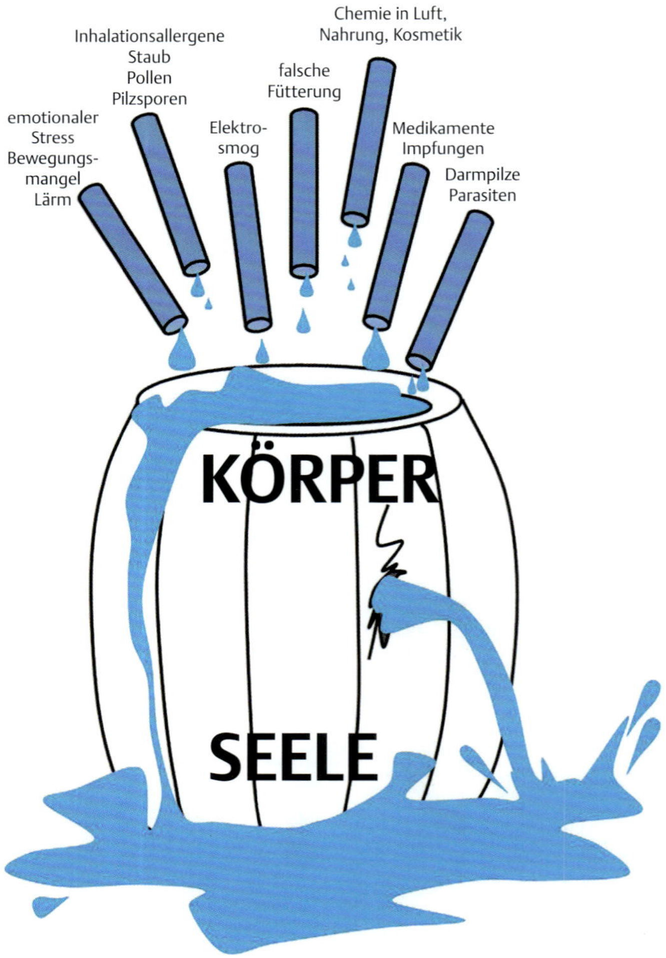

Abb. 17.28 Fassmodell Allergie.

- Nahrungsmittelzusatzstoffe (synthetische Substanzen, wie z. B. Farbstoffe, Bindemittel, Säuerungsmittel, Konservierungsstoffe)
- Hundekosmetik: Zum einen sind die Zusatzstoffe oft allergieauslösend, zum anderen kann das häufige Waschen die natürliche Schutzschicht der Haut schädigen und Kontaktallergien begünstigen.
- Flohhalsbänder, Sprays und andere Mittel gegen Parasiten: Die antiparasitären Mittel sind Gifte, die Leber, Nieren und Immunsystem schwächen.
- Pestizide, Fungizide, Beizmittel, Getreidespritzmittel und Halmverkürzer auf Feldern und andere Umweltgifte wie Formaldehyd, Cadmium, Blei

Eine Allergie lässt sich gut am Fassmodell erklären (▶ Abb. 17.28): Viele negative Zuflüsse füllen es, bis ein Faktor es zum Überlaufen bringt.

17.10.2 Energetische Therapie der Allergie

Bei der energetischen Behandlung ist wichtig, dass es bei Allergie nicht darum geht, das Immunsystem zu stärken, was im Winter als Schutz vor Erkältung wichtig ist, sondern das überschießende Immunsystem zu dämpfen.

Wichtig sind die beteiligten Meridiane und Elemente: Das Element Metall, zu dem der Dickdarm die Lunge, die Haut und die Schleimhäute gehören der Milz-Pankreas-Meridian, der für die Lymphe zuständig ist und der Dünndarm-Meridian, zu dem die Abwehrzellen gehören.

Da die Allergie ein Fülle-Symptom (überschießende Reaktion) ist, wird das Immunsystem moduliert und harmonisiert. Die beteiligten Meridiane werden über die Sedierungspunkte beruhigt (▶ Abb. 17.29).

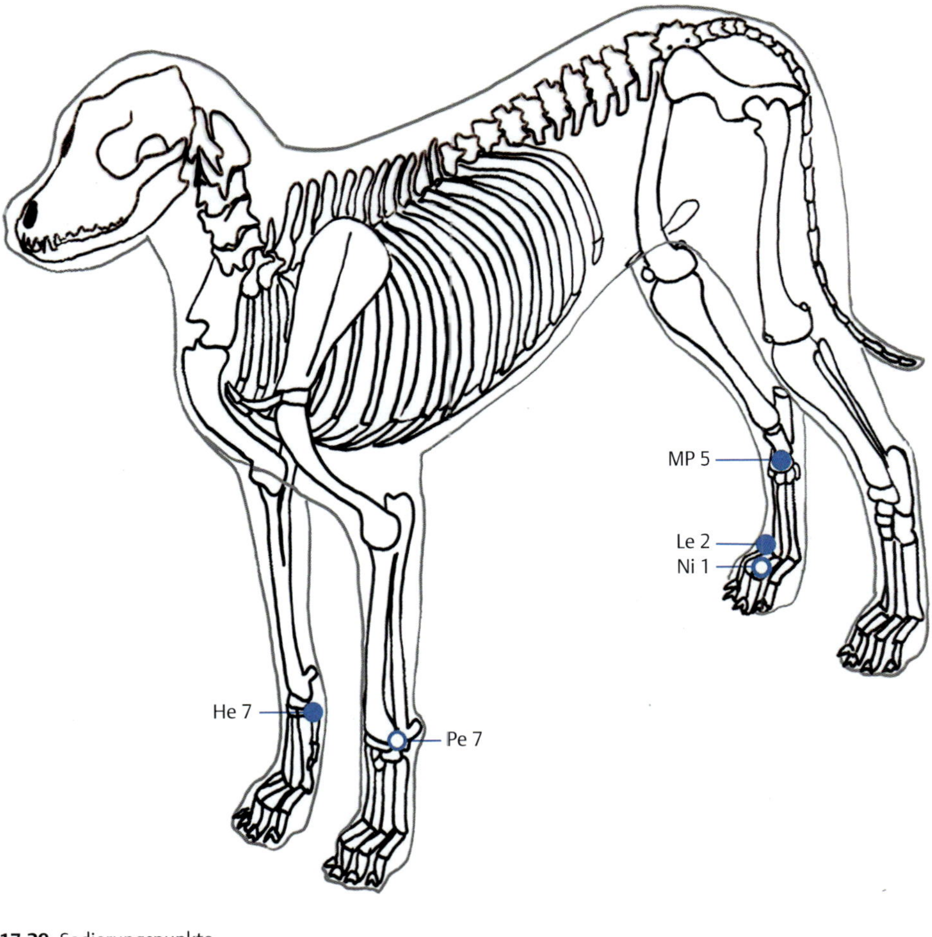

Abb. 17.29 Sedierungspunkte.

Mögliche Akupunkturpunkte bei Allergie (▶ Abb. 17.30):

- Di 4: stärkt das Qi, fördert die Qi-Verteilung durch die Lunge
- Di 11: Allergie und Stärkung des Immunsystems
- Di 20: bei akuter und chronischer Rhinitis
- KG 6: Meer der Energie
- Lu 5: stärkt das Qi der Lunge
- Lu 7: beseitigt Wind-Kälte
- Ma 36: harmonisiert das Abwehr- und Nähr-Qi
- MP 2: stützt das Qi des MP
- MP 6: nährt das Qi, transformiert Schleim und Hitze
- MP 10: beruhigt den Geist
- Bl 17: senkt rebellierendes Qi

Homöopathische Mittel können parallel oder ergänzend eingesetzt werden (▶ Tab. 17.2). Wir empfehlen die homöopathische Leber-, Nieren- und Pankreas-Kur (siehe Kapitel Homöopathie (S. 124)) sowie Konstitutionsmittel (siehe Kapitel Die 6 großen homöopathischen Grundtypen beim Hund nach Walter Salomon (S. 125)).

Fallbeispiel Allergie

Charly, ein 2 Jahre alter Berner-Rüde wurde wegen Ekzemen an den Füßen und am Rücken zum Tierarzt gebracht. Charly kratzte und biss sich die Haut blutig. Außerdem hatte er starken wässrigen Durchfall, der auf kein Medikament ansprach. Er schüttelte immer wieder mit dem Kopf, aber der Verdacht auf eine Ohrenentzündung bestätigte sich nicht, sodass dieses Verhalten als Tick eingestuft wurde. Der Tierarzt stellte eine Allergie gegen Hausstaubmilben fest, riet zu einem speziellen Allergiefutter und behandelte mit Kortison und einem Präparat gegen Durchfall. Aber sobald das Kortison abgesetzt wurde, brach das Ekzem wieder auf. Auffallend war das Verhalten von Charly. Der anfangs ruhige und verträgliche Hund wurde zunehmend aggressiv und nervös.

Tab. 17.2 Beispiele homöopathischer Mittel bei Allergien.

Symptom	Denkbares Mittel
Kontaktallergie mit Quaddelbildung am gesamten Körper	• Apis mellifica • Urtica urens • Calcium carbonicum
stumpfes, fettiges Fell, schuppige Haut, Müdigkeit, enormer Durst auf kleine Mengen, Wärme bessert, Neigung zu fauligem Durchfall, Verschlechterung nach Mitternacht	• Arsenicum album
nässendes, heftig juckendes Ekzem mit Speichelfluss, gelbbraun belegte Zunge und Mundgeruch	• Mercurius solubilis
Flohstichallergie	• Apis mellifica • Cardiospermum • Ledum
Kontaktallergie auf Gräser und Pollen mit roten, sehr stark juckenden kleinen Bläschen und Papeln	• Rhus toxicodendron
Ekzeme vorwiegend in Gelenkbeugen, Achselhöhlen und Innenschenkel, teerfleckenartige Ablagerung am Bauch, oft fröstelnd und empfindlich, Hunde, die dieses Mittel brauchen, werden überwiegend oder ausschließlich mit Konservenfutter ernährt	• Natrium chloratum
dicke, gefräßige, träge Hunde und verstopfte Hunde, Haut entweder trocken und rissig oder fettig mit honiggelbem Sekret, Ekzem befindet sich meist hinter den Ohren, in den Gelenkbeugen oder in den Lefzen	• Graphitis

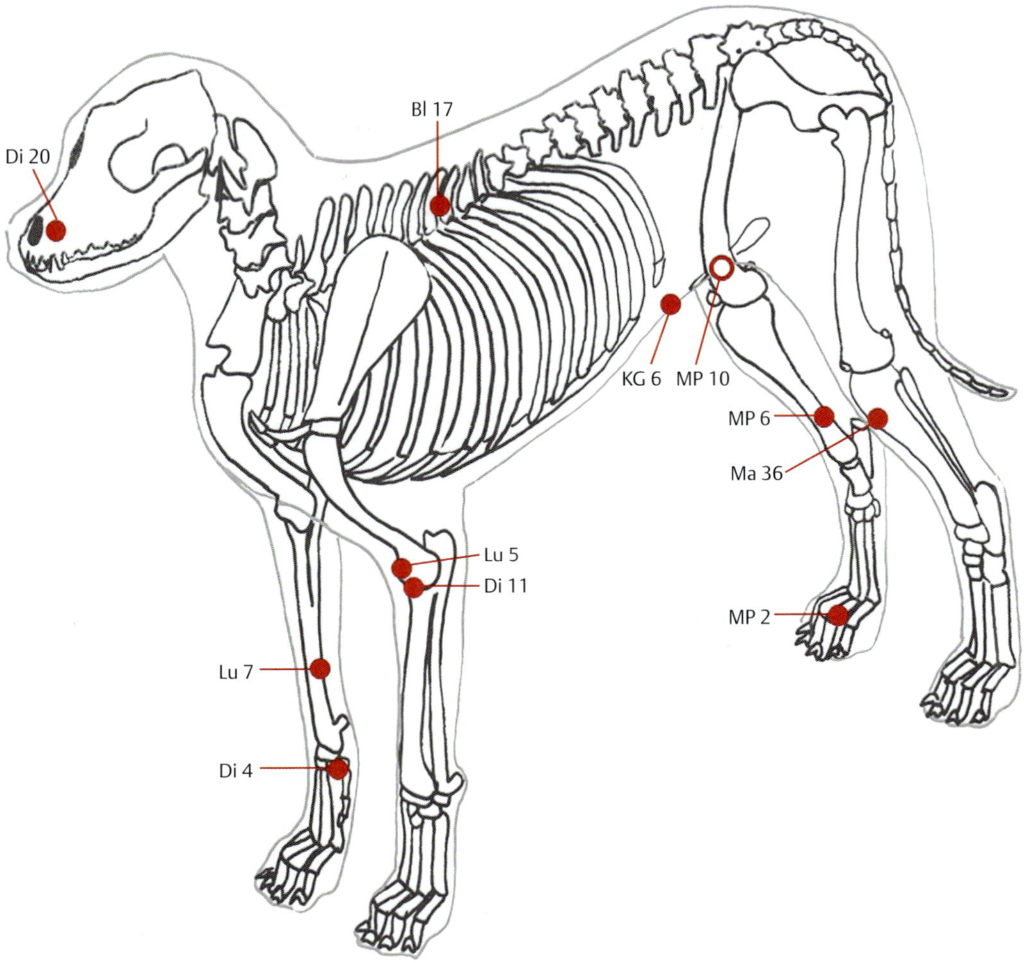

Abb. 17.30 Mögliche Akupunkturpunkte bei Allergie.

Dieses Fallbeispiel zeigt schon die verschiedenen Symptome einer Allergie. Vor allem die Verdauungsprobleme und das Verhalten würde man nicht sofort mit einer Allergie in Verbindung bringen.

17.11 Zahn- und Kieferprobleme

Eines der häufigsten Zahnprobleme ist Zahnstein, schon bei jungen Hunden. Aus naturheilkundlicher Sicht entstehen Zahnsteine durch eine Übersäuerung des Organismus bzw. durch säurebildende Fütterung und Mineralstoffmangel. Energetisch liegt eine Schwäche des Nieren-Meridians vor. Gefährlich sind die Folgen des unbehandelten Zahnsteins, die Rückbildung des Zahnfleischs mit darauffolgender Parodontitis bis hin zu Zahnverlust.

Parodontale Erkrankungen wie Gingivitis und Stomatitis gehören ebenfalls zu den häufigsten Zahnerkrankungen bei Katze und Hund.

Energetisch ist die Stärkung des Nieren-Meridians wichtig. Außerdem zeigt das Zahnschema die Zuordnung der Zähne zu Meridianen und Or-

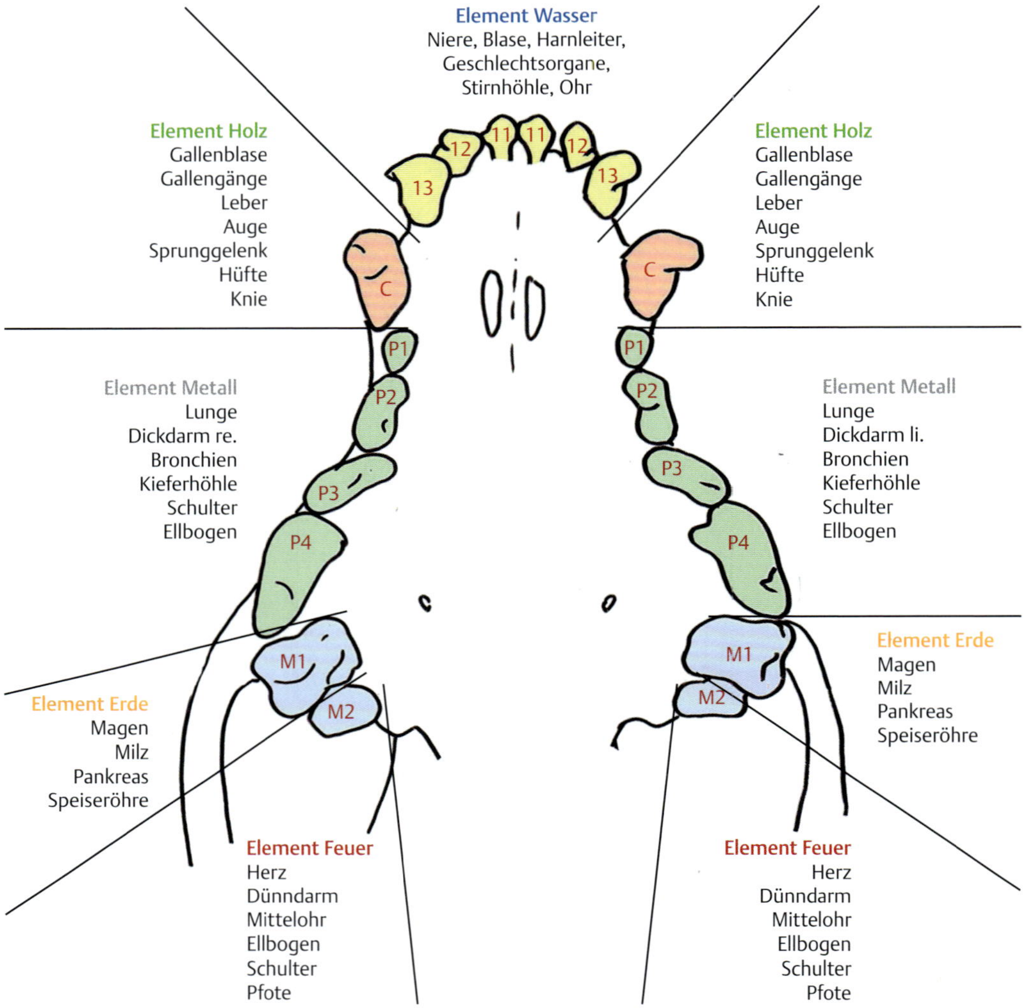

Abb. 17.31 Zähne und ihre energetischen Zuordnungen, Oberkiefer.

ganen (▶ Abb. 17.31, ▶ Abb. 17.32). Welche Zähne sind betroffen? Die zugehörenden Meridiane werden durch Meridianmassage oder Akupressur der Tonisierungspunkte gestärkt.

Zusätzliche Maßnahmen:

- Zahnsteinentfernung
- Entsäuerung
- Kausnacks zuckerfrei
- Schüßler-Salze

Ursachen:

- Zahnfehlstellungen
- kohlehydratreiche Fütterung
- Mineralstoffmangel
- Magenentzündung
- Nierenschwäche
- abgebrochene Zähne (Eindringen von Bakterien)

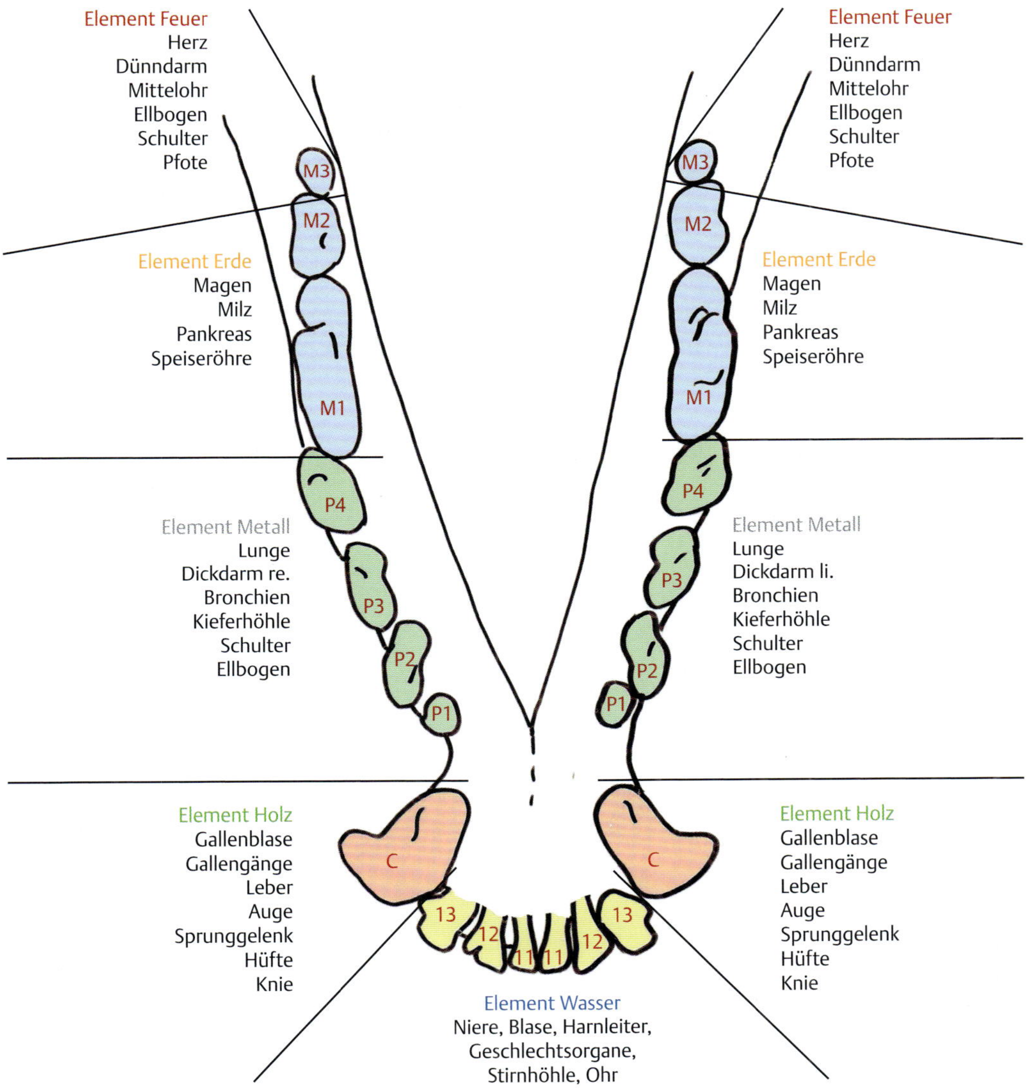

Abb. 17.32 Zähne und ihre energetischen Zuordnungen, Unterkiefer.

Symptome:

- Futterverweigerung
- Winseln beim Kauen von hartem Futter
- ungewöhnlich starkes Speicheln
- Futterverlust aus dem Maul während des Kauens, Schwierigkeiten mit dem Kauvorgang
- Berührungsempfindlich im Maulbereich
- schlechter Geruch aus dem Maul
- schmierige Beläge auf den Zähnen
- größere oder unverdaute Futterpartikel im Kot
- Abmagerung

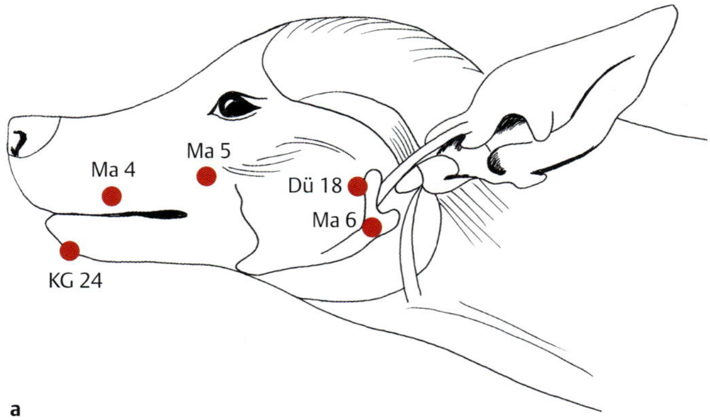

a

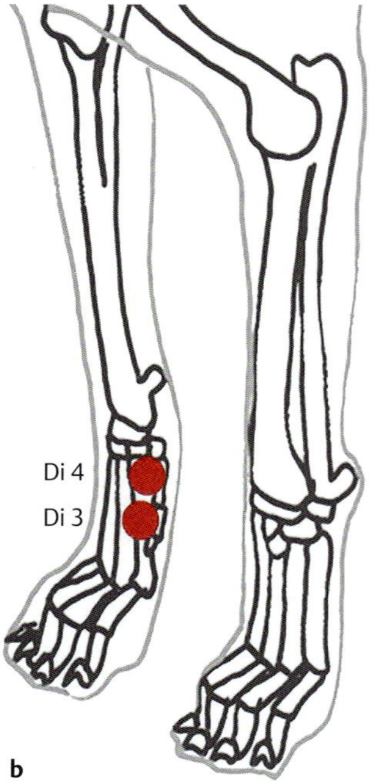

b

Abb. 17.33 Mögliche Akupunkturpunkte bei Zahn- und Kieferproblemen.

Mögliche Akupunkturpunkte bei Zahn- und Kieferproblemen (▶ Abb. 17.33):

- KG 24: Zahnschmerzen, Stomatitis, exzessives Speicheln
- Ma 4: Kiefersperre
- Ma 5: Zahnschmerzen (Unterkiefer)
- Ma 6: Kiefersperre
- Dü 18: Zahnschmerzen (Oberkiefer)
- Di 3, Di 4: Zahnschmerzen

17.12 Probleme um die Trächtigkeit und Geburt

Das erste Problem ist, dass die Hündin nicht trächtig wird. Die Ursachen können hormonell sein, aber meistens ist es die bakterielle Besiedelung der Scheide oder ein Scheidenpilz, z. B. *Candida albicans*. Auch eine Pathologie, z. B. Pyometra ist als Ursache möglich.

Komplikationen während der Trächtigkeit:

- zu lange dauernde Trächtigkeit
- Fehlgeburt durch virale Infektion, z. B. Parvovirus, Staupe
- Fehlgeburt durch Endometritis (Entzündung der Uterusschleimhaut
- Pyometra (Gebärmuttervereiterung)
- übelriechender Vaginalausfluss durch abgestorbenen Fetus
- Uterusentzündung, Hinweise sind Fieber, Apathie
- Hypokalzämie (Eklampsie), Symptome sind Schwäche, Muskelzuckungen und Herzrhythmusstörungen, Ursache kann eine Trächtigkeit mit zu vielen Welpen sein
- Gestationsdiabetes durch Symptome wie beim Diabetes mellitus (siehe Kapitel Diabetes (S. 200))
- Trächtigkeitsketose, Symptome sind Erbrechen, Bauchschmerzen, Schwäche, vertiefte Atmung, evtl. Azetongeruch, im Extremfall Koma

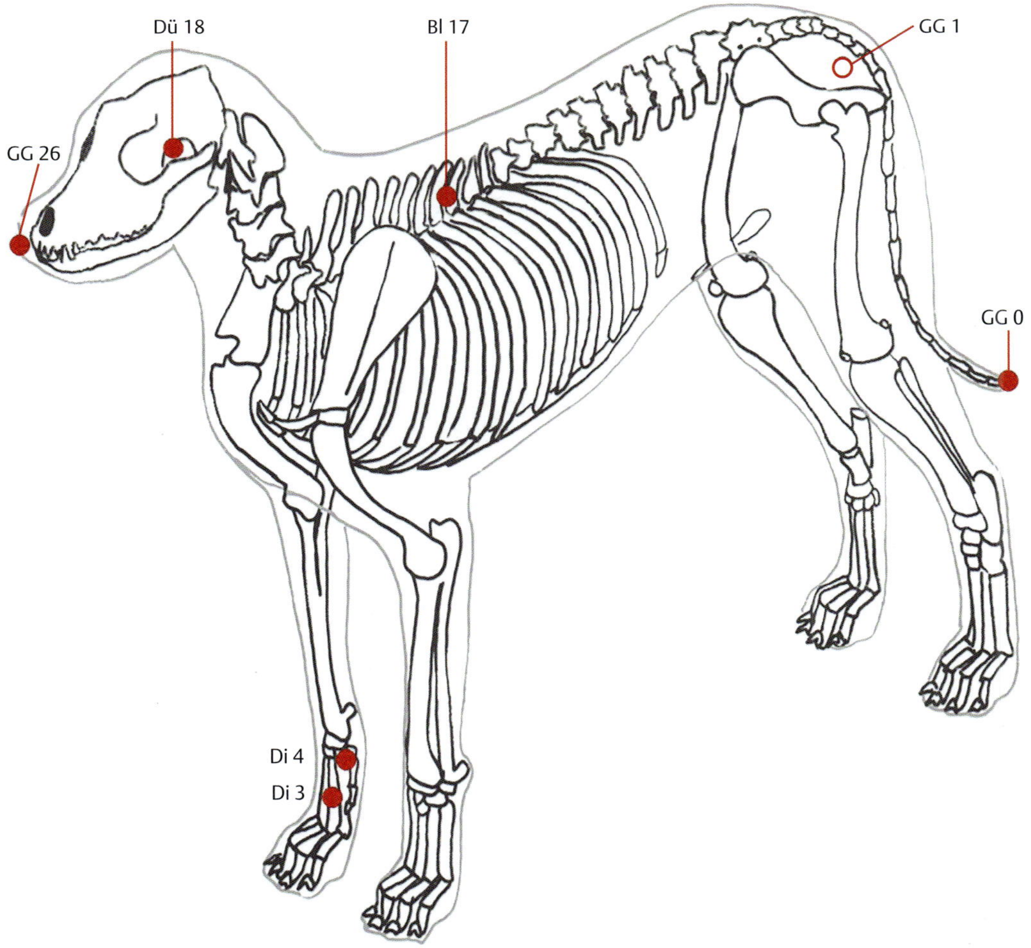

Abb. 17.34 Mögliche Akupunkturpunkte bei Problemen rund um die Geburt.

Komplikationen bei der Geburt:

- Die erste Maßnahme vor der Geburt ist, dass die Hündin ungestört ist. Unruhe erzeugt Stress und kann zu Komplikationen führen.
- Der Welpe erstickt, wenn die Hündin die Eihäute vom Kopf des Welpen nicht entfernt oder wenn Sekret im Atmungstrakt vorhanden ist. Dies ist ein Fall für den Tierarzt.
- Trotz begonnenem Geburtsvorgang kommt der Welpe nicht oder steckt im Geburtskanal. Dies ist ein Notfall, der einen Tierarzt benötigt, der manuell hilft oder einen Kaiserschnitt durchführt.
- Wehenstopp oder Wehenverzögerung, in diesen Situationen ist ein Tierarzt notwendig, da evtl. Oxytozin erforderlich ist.

Mögliche Akupunkturpunkte bei Problemen rund um die Geburt (▶ Abb. 17.34):

- Bl 17, GG 26: Anregung schwacher neugeborener Welpen
- GG 1: Aktivierung Darmpech
- GG 0: für Welpen, die nicht auf eigenen Beinen stehen können
- GG 26: Anregung von Atmung und Kreislauf
- Dü 18: Zahnschmerzen (Oberkiefer)
- Di 3, Di 4: Kühlt Hitze, Geburtsschwäche, Schmerzen

17.12.1 Scheinträchtigkeit

Die Symptome einer Scheinträchtigkeit ähneln denen der echten Trächtigkeit, ausgelöst durch die Hormone Progesteron und Prolaktin.

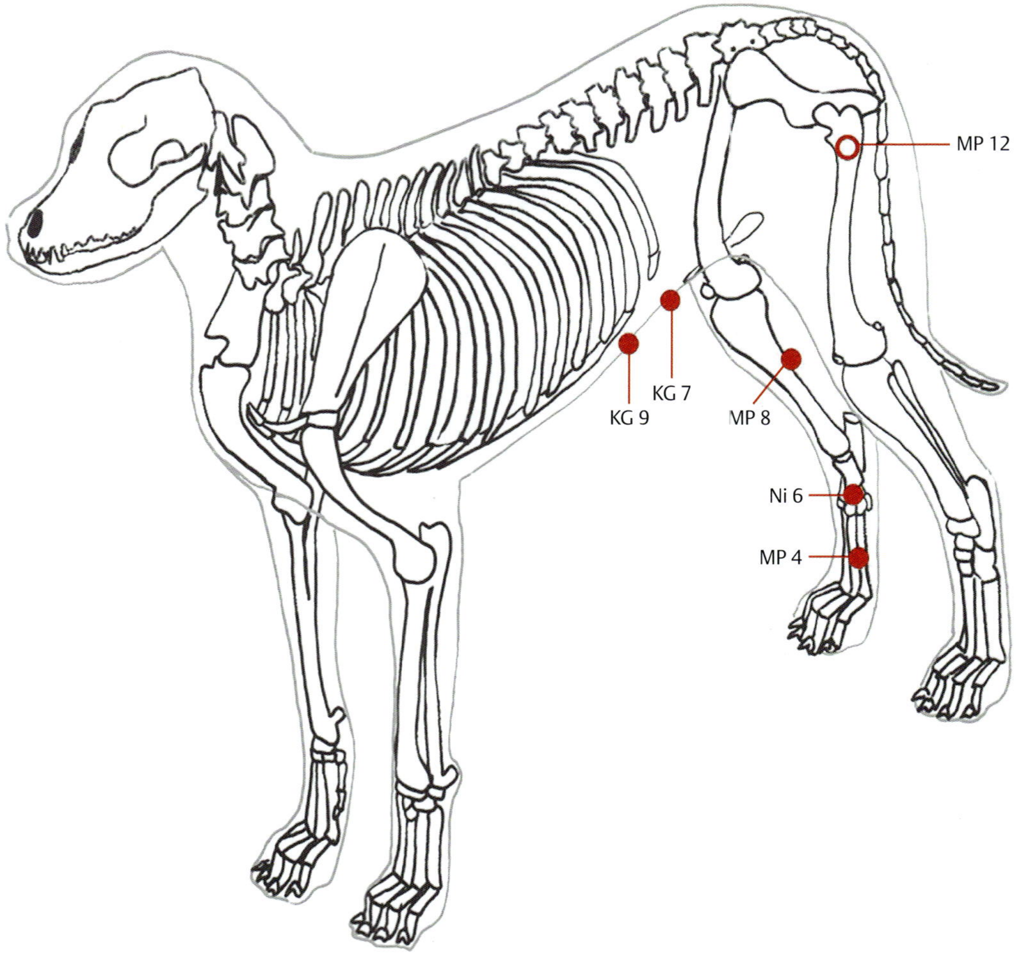

Abb. 17.35 Mögliche Akupunkturpunkte bei Pyometra.

Symptome:

- Appetitlosigkeit
- geschwollene Bauchdecke
- geschwollenes, verhärtetes Gesäuge durch Milchproduktion
- Milcheinschuss
- Aggression oder Rückzug

Bei allen Problemen um Trächtigkeit und Geburt empfehlen wir die hormonell wirkenden Punkte (siehe Kapitel Hormonelle Dysfunktion (S. 203)). Zusätzlich ist auf eine ausreichende Mineralstoffzufuhr zu sorgen (Tierarzt).

Homöopathisch kommen bei Scheinträchtigkeit Phytolacca und Aasa foetida infrage.

17.12.2 Pyometra

Die Pyometra (Gebärmuttervereiterung) ist die häufigste Erkrankung der Geschlechtsorgane bei der Hündin.

Ursachen:

- bakterielle Infektion
- hormonell

Symptome:

- Lethargie
- Appetitlosigkeit,
- Polydipsie
- eitriger oder blutiger Ausfluss bei der offenen Form

Mögliche Akupunkturpunkte bei Pyometra (▶ Abb. 17.35):

- KG 9: bei eitrigen Entzündungen
- KG 7: reguliert den Uterus
- MP 4: Einschaltpunkt des Chong Mai
- MP 8: reguliert den Uterus, schmerzstillend
- MP 12: Endometritis
- Ni 6: fördert die Uterusfunktionen

17.13 Herzkrankheiten

Krankheiten des Herzens sind beim Hund häufig. Es wird dabei in angeborene und erworbene Krankheiten unterschieden. Angeboren sind Herzfehler wie die Verbindung zwischen Aorta und der Lungen-Arterie (persistierende Ductus arteriosus botali), Verengung der Lungenschlagader, Fehlbildung der Trikuspidalklappe u. a. Erworbene Herzkrankheiten beim Hund sind die dilatative Kardiomyopathie (DCM) und die Dobermann-Myopathie

Der Tierarzt verordnet Antibiotika und antiparasitäre Medikamente, die allerdings erhebliche Nebenwirkungen haben. Naturheilkundlich gibt es die Möglichkeit der Phytotherapie mit einem Präparat aus Wermut, Nelken und Schwarzwalnuss (Mannayan Derma-Clean Juglandis) mit dem wir gute Erfahrung gemacht haben. Am wichtigsten ist die Stärkung des Immunsystems z. B. mit Echinacea.

Mögliche Akupunkturpunkte bei Herzkrankheiten (▶ Abb. 17.36):

- He 5: Herz- und Kreislaufstörungen
- He 7: Herzbeschwerden, Husten, Atemnot, Nervosität
- He 8: Tachykardie, Atembeschwerden
- He 9: Bradykardie, Kreislaufschwäche
- KG 14: Alarmpunkt Herz, Tachykardie
- Dü 15: Husten, Atembeschwerden
- Bl 14, Bl 15: Shu-Punkte Perikard und Herz, stützen das Herz
- Bl 17: Meisterpunkt des Zwerchfells, Asthma, erleichtert das Atmen

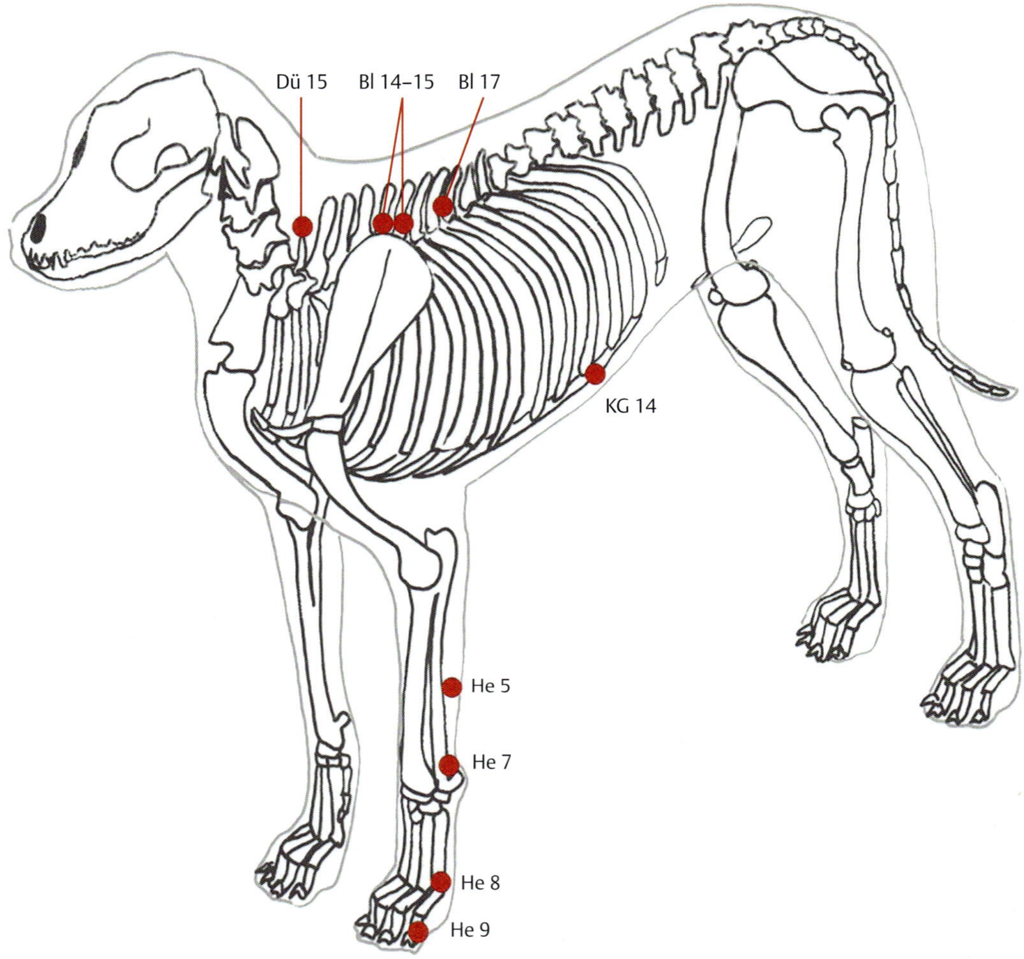

Abb. 17.36 Mögliche Akupunkturpunkte bei Herzkrankheiten.

Energetisch gehört das Herz als Organ zum Perikard-Meridian. Die Hauptzuordnung des Herz-Meridians ist das psychische Herz.

Eine effektive Methode, das Herz zu stärken, sind die neurolymphatischen Punkte am Schulterblattrand (siehe Kapitel Muskeltechniken (S. 111)). Die Punkte wirken nicht nur auf die Muskeln, sondern auch auf Herz und Lunge.

Zusätzlich wird die Shu-Mu-Technik für Herz und Perikard angewendet, die sowohl die Organe als auch die Meridiane stärkt (siehe Kapitel Shu-Mu-Technik (S. 120)).

17.13.1 Dilatative Kardiomyopathie (DCM)

Die dilatative Kardiomyopathie ist eine Vergrößerung des Herzens mit der Folge einer verringerten Pumpleistung, sodass zu wenig Blut in den Körper gelangt. Symptome sind Husten, Atemnot, Leistungsschwäche und evtl. Ohnmachtsanfälle.

Zu diesem Krankheitsbild zählen auch die Dobermannkardiomyopathie und die Boxerkardiomyopathie. Die Arrhythmien bei den betroffenen Hunden können zum plötzlichen Herztod führen.

Ursachen:
- Taurinmangel
- Viren, z. B. Parvovirus
- Dobermannkardiomyopathie: Ursache genetisch

Symptome:
- verminderte Aktivität
- Husten
- Atemnot
- evtl. Ohnmacht

17.13.2 Endokarditis valvularis

Die Endokarditis (Entzündung des Endokards), bei der auch die Herzklappen betroffen sein können, ist meist auf bakterielle Ursachen zurückzuführen. Das Herz befördert weniger Blut in den Kreislauf. Die häufigsten Symptome sind Fieber, Schüttelfrost, Müdigkeit, Appetitlosigkeit und Gewichtsverlust.

Ursachen:
- bakteriell, z. B. durch Bartonellen, Streptokokken, Staphylokokken, *Corynebacterium* sp., *E. coli*

Symptome:
- Fieber, Schüttelfrost
- Müdigkeit
- Appetitlosigkeit
- Gewichtsverlust

17.13.3 Altersherz

Das Altersherz des Hundes ist eine Degeneration der Herzklappen zwischen Vorhof und Herzkammer mit der Folge, dass die Herzklappen nicht mehr richtig schließen und das Blut bei jedem Herzschlag in den Vorhof zurückfließt. Vorhof und Hauptkammer vergrößern sich aufgrund des größeren Blutvolumens allmählich und üben Druck auf die Bronchien aus, was Husten verursacht. Schlimmstenfalls kommt es zum Rückstau in der Lunge, ein Lungenödem ist die Folge.

Ursachen:
- Bluthochdruck, z. B. bei Nierenerkrankungen
- altersbedingte Gefäßveränderungen
- unvollständiger Verschluss der Herzklappen
- angeborene Herzerkrankung
- Zahnstein, dadurch gelangen Bakterien in die Blutbahn

Symptome:
- schnelle Ermüdbarkeit
- Atemnot
- Kurzatmigkeit
- bläuliche Maulschleimhaut
- Husten, evtl. mit Auswurf
- Schwäche (jede körperliche Aktivität strengt den Hund merklich an)

17.13.4 Herzwurm (Dirofilariose)

Die Herzwurmerkrankung, also die Infektion mit Dirofilarien, ist eine Mittelmeerkrankheit. Überträger sind Stechmücken. Über das Bindegewebe gelangen sie in den Blutkreislauf und das Herz oder in die großen Blutgefäße der Lunge.

Ursachen:
- Dirofilaria, übertragen durch Stechmücken

Symptome:
- lange ohne Befund, Symptome treten später, oft nach Jahren, auf
- Husten
- Schwäche
- Würgen, Erbrechen
- Komplikation: Thrombosen, Hämolyse, Leber- und Niereninsuffizienz
- Aszites

17.14 Parasitenerkrankungen

Bei den Parasiten wird in Endoparasiten und Ektoparasiten unterschieden. Ektoparasiten, die die Körperoberfläche befallen sind, Zecken, Flöhe, Milben. Endoparasiten sind Würmer und Einzeller.

17.14.1 Würmer

Spulwürmer

Spulwürmer leben im Darm. Die Infektion erfolgt durch rohes Fleisch, Kontakt mit kontaminiertem Boden oder Wasser oder durch Ansteckung. Symptome sind Verdauungsstörungen wie Durchfall und Erbrechen, also unspezifische Symptome, die auch bei Magen-Darm-Erkrankungen auftreten. Eine tierärztliche Untersuchung ist zwingend notwendig. Auch die Lunge kann durch einen Befall betroffen sein.

Hakenwürmer

Hakenwürmer leben auch im Darm. Sie beißen sich an der Darmschleimhaut fest und saugen Blut. Die Eier werden mit dem Kot ausgeschieden. Sie sind im Kot sichtbar.

Herzwürmer

Herzwürmer (Dirofilarien) gehören zu den Fadenwürmern. Ihre Larven werden durch Stechmücken übertragen und wandern durch die Blutgefäße bis in die rechte Herzkammer. Siehe Kapitel Herzwurm (Dirofilariose) (S. 225).

Augenwürmer

Augenwürmer sind, wie die vorhergehenden Würmer auch, Fadenwürmer. Sie leben auf der Oberfläche der Augen, in der Bindehaut und verursachen Entzündungen und Geschwüre. Die Erkrankung wird okuläre Thelaziose genannt. Überträger ist eine Fruchtfliege. Meist sind importierte Hunde betroffen.

Ursachen:
- Übertagung durch Fruchtfliege, in südlichen Ländern

Symptome:
- Wurm am Auge sichtbar
- Juckreiz am Auge
- Hund schließt krampfhaft die Augen
- Bindehautentzündung
- Hornhautentzündung
- vermehrter Tränenfluss
- Lichtempfindlichkeit

Peitschenwürmer

Häufig vorkommender Magen-Darm-Wurm beim Hund, befällt Blinddarm oder Dickdarm. Infektion durch die Aufnahme mit Wurmeiern infizierter Erde, die oft am Fell hängen bleibt und durch Lecken in den Verdauungstrakt gerät. Symptom bei schwerem Befall ist blutiger Durchfall.

Ursachen:
- Aufnahme durch mit Wurmeiern infizierte Erde

Symptome:
- oft symptomlos
- bei massivem Befall blutiger Durchfall
- kann unbehandelt tödlich sein

Lungenwürmer

Lungenwürmer leben in den Blutgefäßen der Lunge. Die Larven leben in Nacktschnecken oder im Kot von infizierten Hunden oder Füchsen. Die Schnecken infizieren sich am Kot und werden von jungen Hunden gefressen. Symptome sind Husten mit Auswurf, der Wurmlarven enthält und Atemnot.

Ursachen:
- Aufnahme durch Kontakt mit Nacktschnecken

Symptome:
- Gerinnungsstörung (unerklärliche Blutergüsse)
- Husten mit Auswurf, der Wurmlarven enthält
- Atembeschwerden
- Appetitlosigkeit, Erbrechen und/oder Durchfall
- Gewichtsverlust
- Müdigkeit und Apathie
- blasses Zahnfleisch

Bei Befall mit Endoparasiten sollte man beachten, dass viele Symptome, vor allem Verdauungssymptome und Husten auch bei anderen Krankheiten vorkommen. Tierärztliche Untersuchungen und Laborbefunde sind unerlässlich.

Energetische Prophylaxe (Entwurmung)

Akupressur, Akupunktur und Akupunktmassage können leider bei Wurmbefall nichts ausrichten. Aber die Homöopathie bietet bewährte Mittel für die Entwurmung: Abrotanum-Globuli D 3 oder D 4, 1-mal täglich 2 Wochen lang. Phytotherapeutisch ist Wermut ein antiparasitäres Kraut, das getrocknet oder als Tropfen verabreicht wird. Kokosöl enthält Laurinsäure, die eine antiparasitäre Wirkung hat. Ein Teelöffel Kokosöl ins Futter gemischt kann eine natürliche Barriere gegen Würmer schaffen.

17.14.2 Durch andere Parasiten verursachte Krankheiten

Problematisch bei allen durch Parasiten verursachten Krankheiten ist die Vielzahl der Symptome, die die Diagnose erschweren. Endoparasiten können das Allgemeinbefinden beeinträchtigen und zu Organschäden führen. Ernste, durch Ektoparasiten übertragene Krankheiten sind v. a. Borreliose, Anaplasmose und die Mittelmeerkrankheiten Leishmaniose und Babesiose.

Durch Ektoparasiten, wie Flöhe oder Zecken, können beispielsweise Entzündungen entstehen. Ein Befall mit Endoparasiten kann im schlimmsten Fall zu Organschänden führen. Zecken übertragen zudem die Infektionskrankheiten Borreliose und die weit häufigere Anaplasmose, die wiederum jeweils eine ganz spezielle Symptomatik aufzeigen. Hauptinfektionszeit für Flöhe und Zecken sind Frühling und Herbst.

▶ **Borreliose** Ursachen:
- Borrelien, übertragen durch Zecken
- Verbreitung von der Bissstelle in Gelenke und/ oder Muskeln

Symptome:
- Entzündung der Bissstelle mit kreisförmiger Ausbreitung (Wanderröte, beim Hund oft nicht erkennbar)
- Lahmheit wegen Gelenk- und Muskelschmerzen
- Nephritis

▶ **Babesiose** Ursachen:
- Babesien, durch Zecken übertragen
- Ausbreitung im Körper über Blut

Symptome:
- Fieber
- Appetitlosigkeit, Gewichtsverlust
- Müdigkeit
- Anämie (blasse Schleimhäute)
- Ikterus
- Blut im Urin
- unbehandelt tödlich

▶ **Anaplasmose** Ursachen:
- *Anaplasma phagocytophilum*
- übertragen durch Zecken
- Verbreitung im Körper durch Blut und Lymphe

Symptome:
- befallen Milz, Leber, Lunge, Nieren und ZNS
- organspezifische Symptome:
  - Leber: Petechien, Durchfall, Erbrechen, Aszites
  - Lunge: erhöhte Atemnot
- vergrößerte Lymphknoten
- Anämie (blasse Schleimhäute)
- Blutungsneigung

▶ **Leishmaniose** Ursachen:
- einzelliger Blutparasit, übertragen durch den Stich einer Sandmücke

Symptome:
- Beginn mit Gewichtsverlust
- Apathie
- Schwäche, im weiteren Verlauf Lymphknotenschwellungen
- vergrößerte Leber und Milz
- evtl. Fieber
- Haarausfall
- Ekzeme

17.15 Chronische Krankheiten und Kausalketten

Chronische Krankheiten sind eine Herausforderung sowohl für den Tierarzt als auch für naturheilkundlich arbeitende Therapeuten.

Chronische Krankheiten können jedes Organ und jeden Funktionskreis betreffen und sind vielfältig, wie z. B. Stoffwechselkrankheiten, Krankheiten des Bewegungsapparates oder Herzerkrankungen. Sie entstehen in der Regel durch Störungen in den Meridianfunktionskreisen von Leber, Niere und Milz-Pankreas. Dr.med. H.W. Schimmel, auf der Suche nach den wahren Ursachen von Pathologien, entwickelte die pathogenetischen Kausalketten. Nach unseren langjährigen Erfahrungen gelten die von Dr. Schimmel erarbeiteten Grundmuster und Kausalketten uneingeschränkt zumindest für die Haussäugetiere.

Eine Kausalkette im energetischen Sinne wird über das **„Qi“** unterhalten. Nur wenige Leser können sich unter einer Kausalkette etwas vorstellen. Deshalb kurz ein Beispiel: Eine chronische Pankreasreizung kann eine chronische Sinusitis, diese wiederum eine chronische Prostatitis und diese dann nochmals eine Augenerkrankung über energetische Störungen des Blasenmeridians unterhalten. Mehrere Kausalketten können sich zu einem Circulus vitiosus zusammenschließen, der therapeutisch schwer zu durchbrechen ist.

Die TCM hat hierfür den Begriff **Bi-Syndrome** geprägt, die mit den Sondermeridianen besonders gut behandelt werden können. Zudem lehrt uns die Mesenchym-Lehre nach Pischinger, dass alle Zellen über das sogenannte mesenchymale System (Mesenchym plus Lymphflüssigkeit plus Terminalretikulum) verbunden sind. Der Therapeut muss erkennen, dass es sich – in oben genannten Beispiel – nicht um drei Krankheitsbilder, sondern nur um ein Krankheitsbild handelt und muss dafür sorgen, dass der Gesamtorganismus intakt bleibt, also über Darm und Niere therapieren. Mit chronischen Erkrankungen geht fast immer eine Pankreasschwäche einher. Ein therapeutischer Erfolg bei chronischen Erkrankungen hängt also wesentlich davon ab, ob in die Therapie Leber mit den intrahepatischen Gallengängen, Niere und Darm einbezogen werden. Die Kausalketten zeigen beispielhaft, wie die Verflechtungen der Funktionskreise mit anderen Funktionskreisen aussehen.

Die meisten Kausalketten beginnen im Bauch- und Beckenraum (▶ Abb. 17.37, ▶ Abb. 17.38, ▶ Abb. 17.39). Störungen und Erkrankungen an Leber, dem Gallengangsystem, Pankreas, Magen, Darm sowie an den Nieren können vielfältige vegetativ-nervöse, enzymatische, hormonelle und energetische Verbindungen mit anderen Organen und Organsystemen eingehen und so zu weiteren Störungen und Erkrankungen führen. Interessanterweise finden sich im Kopf selten primäre Ursachen. Denn Kopfherde (chronische Sinusitiden, Zahnerkrankungen) haben in aller Regel ihre Ursache im Bauch und Becken. Kopfherde streuen aber wiederum aus auf Thorax, Becken, Bauch und Extremitäten. Auch das Becken (Adnexe, Prostata, Uterus, Blase, Genitale) ist selten primär erkrankt, da die wichtigsten Ursachen hierfür meistens bakterielle Infektionen sind, ausgehend von Darmdysbiosen oder Kopfherden.

Dr. Schimmel vertritt auch die Meinung, dass Probleme des Thorax in aller Regel sekundärer Art sind, da eine Regulationsstarre im Thorax sehr oft durch vor allem maligne Erkrankungen anderenorts unterhalten werden.

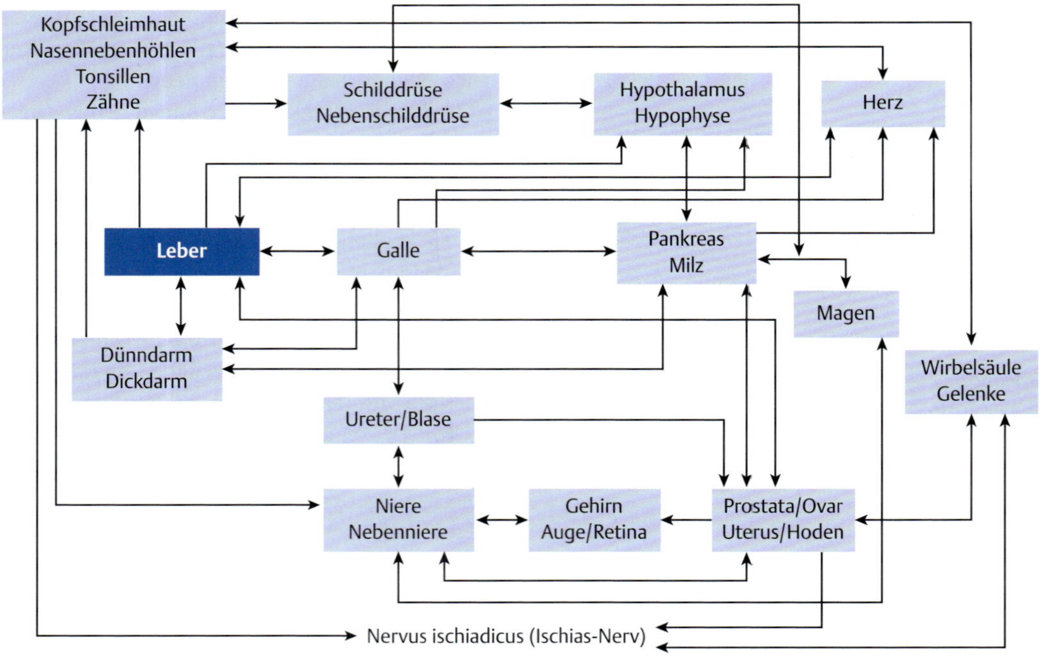

Abb. 17.37 Kausalkette Leber.

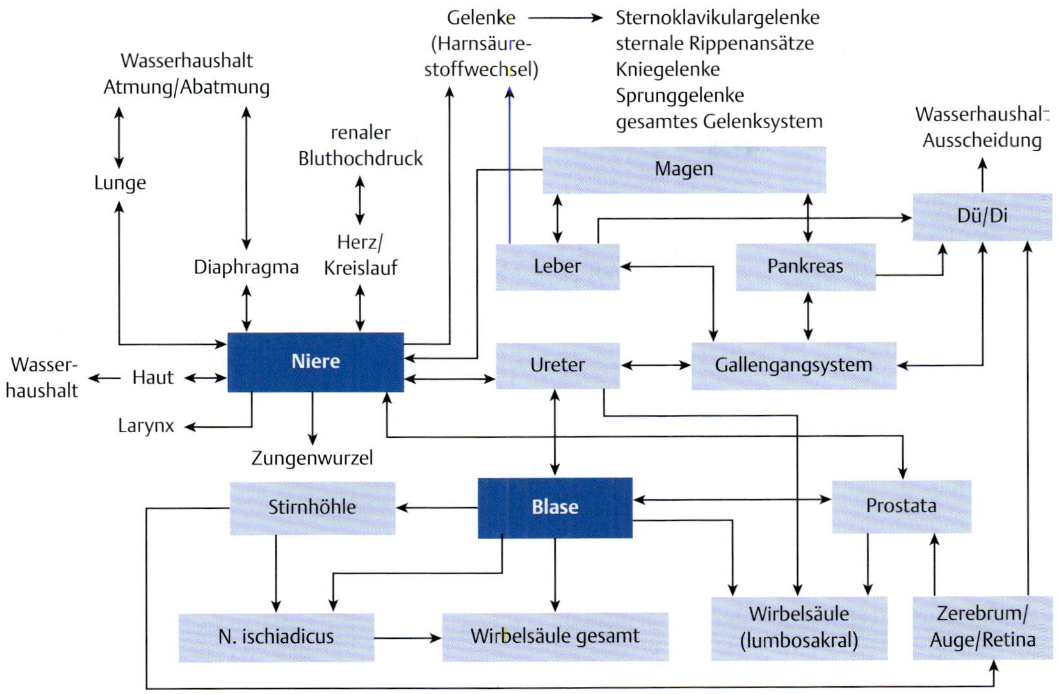

Abb. 17.38 Kausalkette Niere/Blase.

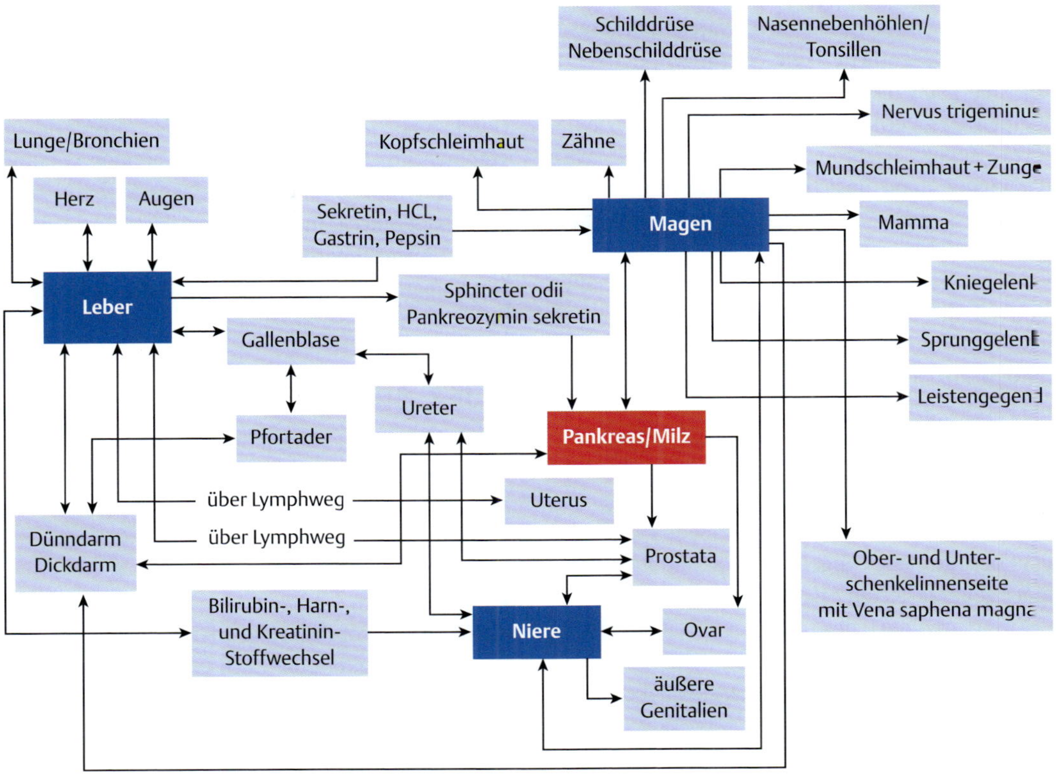

Abb. 17.39 Kausalkette Milz-Pankreas.

In der Akupunktur bilden Pankreas und Milz eine funktionelle Einheit. Das Pankreas ist als Zentrum der Drüsenkette (siehe Kapitel Hormonelle Dysfunktion (S. 203)) besonders interessant, da es viele neurohormonale und vegetative Verbindungen herstellt.

Die Verbindungen zwischen den einzelnen Funktionskreisen entstehen energetisch, hormonell, lymphatisch, hämodynamisch und nerval.

17.16 Psychische Erkrankungen

Die häufigsten psychischen Störungen beim Hund sind:

- Angststörungen
- Aggression
- Zwangsstörungen
- Depressionen
- posttraumatische Belastungsstörungen (PTBS)
- Aufmerksamkeitsdefizit-/Hyperaktivitätsstörungen (ADHS)
- altersbedingte Erkrankungen wie Demenz
- Tics

Viele Verhaltensstörungen entstehen durch Erziehungsfehler. Dabei spielt die Erwartung des Besitzers eine wesentliche Rolle. Wenn z. B. der Besitzer, der noch nie einen Hund hatte, von einem Welpen das Verhalten und die Reaktionen eines erwachsenen, erfahrenen Hundes erwartet, wird der kleine Hund unsicher und ängstlich, weil er spürt, dass er die Erwartungen nicht erfüllen kann.

▶ **Alleinsein** Zerstörungswut oder Angstverhalten sind oft die Symptome bei einem Hund, der zu häufig und zu lange allein gelassen wird. Siehe in diesem Zusammenhang auch Kapitel Das Qi und die Psyche (S. 28).

17.16.1 Angststörung

Beim Thema Angst wird unterschieden in Furcht vor bestimmten Dingen und Situationen bzw. einer generalisierten Angst oder Phobie.

Angstverhalten des Hundes (▶ Abb. 17.40, ▶ Abb. 17.41):

- Einklemmen der Rute, bis unter den Bauch geklemmt möglich
- erstarrte, geduckte Körperhaltung

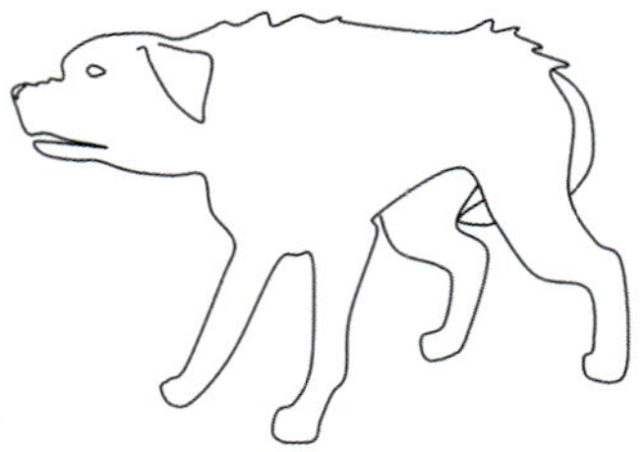

Abb. 17.40 Offensives Angstverhalten.

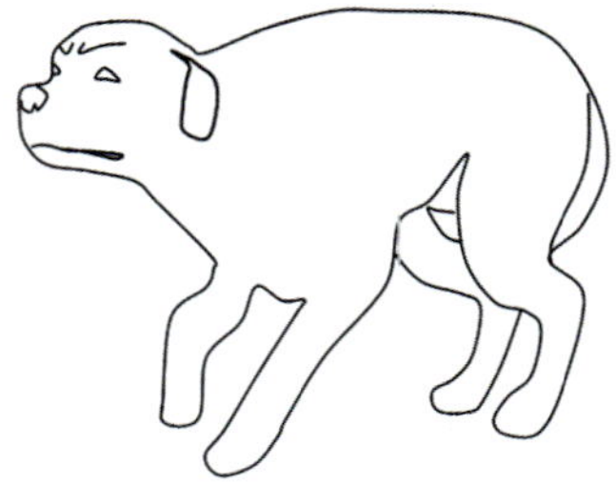

Abb. 17.41 Defensives Angstverhalten.

- angelegte Ohren
- weit aufgerissene Augen und geweitete Pupillen
- starkes Hecheln und schnelles Atmen
- Zittern

Energetisch gehört Angst zum Element Wasser. Durch Angst wird vor allem der Nieren-Meridian geschwächt. Das Element Wasser können wir mit den Nierenpflegemitteln Solidago, Berberis und Apis (oder Silicea) im Gleichgewicht halten. Liegen Kastrationsnachwirkungen vor, empfehlen sich die Homöopathika Natrium chloratum, Causticum oder Cantharis.

17.16.2 Aggression

Aggressivität tritt nicht plötzlich und grundlos auf. Sie kann auf unterschiedliche Ursachen zurückzuführen sein:

- Angst
- Schmerzen
- Unsicherheit
- fehlerhafte Sozialisierung oder Erziehung durch den Hundehalter oder Züchter, z. B. isolierte oder nicht artgerechte Aufzucht
- emotionale Überforderung.

Bei Aggressivität muss nach Aggressionsarten unterschieden werden.

- Folge von Schmerz
- Dominanzaggressivität im Zusammenhang mit Rangordnungskämpfen, auch Rangordnung in der Familie
- Schutzaggressivität zur Verteidigung von Futter, Beute, Territorium z. B. gegen Briefträger, der das Territorium betritt

Energetisch gehört Aggression zum Element Holz, Fülle im Holz. Das Element Holz können wir z. B. mit den Homöopathikum Belladonna oder mit den Leberpflegemitteln Carduus marianus, Taraxacum und Flor de piedra im Gleichgewicht halten. Ist das Element Holz zu sehr ins Yang abgerutscht, eignen sich zur Korrektur z. B. die Homöopathika Sepia oder Nux vomica. Bei Problemen im Yin des Elements Holz denken wir vor allem das Homöopathikum Lycopodium.

17.16.3 Depression

Auch Hunde können unter Depression leiden.

Ursachen:

- oft Burn-out, übermäßiger Stress durch zu hohe körperliche und geistige Belastungen/Anforderungen
- Schmerzen, körperliche Einschränkungen
- emotionales Trauma
- plötzlich nicht mehr gebraucht werden, z. B. wegen des Alters, Krankheiten
- zu wenig Beschäftigung
- Alleinsein, Einsamkeit

Symptome:

- Trägheit/Schlappheit
- erhöhtes Schlafbedürfnis
- Teilnahmslosigkeit
- Appetitlosigkeit oder das Gegenteil: gesteigerter Appetit und Fresslust
- Lustlosigkeit (weder Lust auf Spielen und Gassigehen, noch Interesse an Umwelt und Besitzer)
- Antriebslosigkeit
- leerer Blick

Energetisch gehört die Depression zum Element Metall. Gerät die Psyche bei Metall in Schieflage helfen sehr oft die homöopathischen Mittel Arsenicum album, Phosphorus oder Tuberkulinum, bei schweren Hunderassen evtl. auch Calicum carbonicum. Liegen die Probleme im Yin des Metalls dann an Silicea denken, bei Problemen im Yang des Metalls an Natrium muraticum, Magnesium muriaticum oder Ignatica.

▶ **Trauer** Depression ist nicht Trauer. Der Trauer des Hundes ist oft ein Verlusterlebnis vorausgegangen z. B. Tod einer sehr engen Bezugsperson.

17.16.4 Tics

Tics oder Zwangsstörungen wie Schwanzjagen, Pfotenlecken, im Kreis laufen dienen oft dem Zweck der Aufmerksamkeitserregung.

▶ **Staupe-Tic** Auch an zugrunde liegende Pathologie und Stoffwechselprobleme muss gedacht werden. Ein Beispiel sind die sog. Staupe-Tics mit Muskelzuckungen im Bereich der Kaumuskulatur, im Kreis laufen, bis hin zu Krämpfen und/oder epileptoformen Anfällen.

▶ **PTBS** Die posttraumatische Belastungsstörung ist auch beim Hund nicht selten. Traumatische Erlebnisse können lange Zeit zu Symptomen führen, die nicht immer einfach von anderen Störungen zu unterscheiden sind.

17.16.5 Demenz

Ein alter Hund kann genauso wie der alte Mensch an Demenz erkranken. Die Symptome sind ähnlich:

- Orientierungslosigkeit: Der Hund steht verwirrt in einer Ecke oder findet nicht mehr zur Türe hinaus.
- Vergesslichkeit: Bisher beherrschte Kommandos können nicht mehr ausgeführt werden.
- Verändertes Sozialverhalten, z. B. begrüßt der Hund Herrchen oder Frauchen nicht mehr oder will nicht mehr gestreichelt werden oder bedroht Familienmitglieder.
- Ängstlichkeit: Es kommt zu unerklärlichem Jaulen und Winseln.
- Der Hund ist nicht mehr stubenrein.

17.16.6 Biochemische Ursachen von psychischen Störungen

Die biochemischen Ursachen von psychischen Störungen können vielfältig sein:

- Umweltgifte
- Medikamente

Hypoglykämie

Eine häufig übersehene Ursache für Verhaltensstörungen ist eine Hypoglykämie. Die Unterzuckerung zeigt sich in ähnlichen Symptomen wie beim Mensch: Zittern, Schwäche, Konzentrationsstörungen, Gereiztheit, Lethargie, unsicherer Gang, Verwirrtheit. Besonders kleine Hunderassen sind anfällig für Unterzuckerung.

Die Ursache kann unregelmäßige Fütterung mit zu großen Abständen, extreme körperliche Anstrengung oder die Addison-Krankheit (Insulin-Überproduktion) sein.

> ✔ **Wichtiger Hinweis**
>
> Bei Verdacht auf eine Hypoglykämie sollte umgehend der Tierarzt konsultiert werden.

Seelische Blockaden

Seelische Blockaden behindern den Energiefluss und machen seelisch und körperlich krank. Die Blockaden sind meist tief im Unterbewusstsein „vergraben und verdrängt". Jeder unausgelebte, nicht gelöste Stress (ungelöster seelischer Konflikt) führt einerseits zu einer Blockade im Hypophysen-Hypothalamus-Bereich, andererseits zu Veränderungen des genetischen Codes.

Seelische Blockaden der Vergangenheit blockieren das Denken. Handeln und Reagieren wird von den im limbischen System gespeicherten Mustern und Erfahrungen bestimmt. Haben wir zum Beispiel als Kind erfahren, dass eine bestimmte Situation Angst macht, werden wir in ähnlichen, objektiv harmlosen Situationen Angst verspüren. Beim Hund ist es genauso. Hat er einmal die schmerzhafte Erfahrung gemacht, mit einem Stock geschlagen zu werden, wird er schon beim Anblick eines Stockes, auch wenn es nur ein harmloser Schirm ist, Angst verspüren.

Tierschutzhunde

Die Rettung von Hunden aus Griechenland oder anderen Ländern endet in der Regel für die betroffenen Hunde in einem Psychochaos, denn hier treffen eine Reihe von widrigen Umständen zusammen, die Stress für den Hund bedeuten: gefangen werden, herausgerissen werden aus dem gewohnten Umfeld, Untersuchung und Behandlung (Kastration, Impfung) durch einen Menschen. Die Kastration/Sterilisation hat einen langfristigen negativen Einfluss auf die Psyche.

Nicht zuletzt ist auch der Transport eine nicht zu unterschätzende psychische Belastung, die zu Angst vor dem Autofahren führen kann, da die meisten importierten Hunde noch nie in einem Auto gewesen sind.

Ob der neue Besitzer mit Hunden überhaupt umgehen kann, bleibt auch noch offen. Diese Hunde brauchen homöopathische Unterstützung. Geeignete homöopathische Mittel können Natrium muraticum, Ignatia oder Magnesium muraticum sein. Nur sollten diese Mittel bereits im Ursprungsland gegeben werden, um die zu erwartenden Einflüsse möglichst gering zu halten.

Solchen Tierschutzhunden kann mit dem kleinen Kreislauf – bestehend aus dem Konzeptions- und Gouverneursgefäß – gut geholfen werden, da auf diesen beiden Gefäßen viele psychisch wirksame Punkte liegen und gleichzeitig auch die Chakren direkt beeinflussen.

17.16.7 Energetische Behandlung bei psychischen Problemen

Energetisch kommt der große Kreislauf, die Energiemassage (siehe Kapitel Spannungsausgleichsmassage (SAM) (S. 121)) infrage, die gut vom Besitzer gemacht werden kann. Der große Kreislauf harmonisiert nicht nur das Meridian- sondern auch das Chakrensystem und wirkt dadurch positiv auf die Psyche.

Eine Möglichkeit, aktuellen Stress beim Hund zu lindern oder ihn zu beruhigen (z. B. vor zu erwartetem Stress zu Sylvester), ist die Akupressur der Endpunkte Ni 27 (▶ Abb. 17.42). Sie befinden sich seitlich des Sternum-Manubriums (kraniale Spitze des Brustbeins), das gut fühlbar ist. Die Punkte werden sanft massiert.

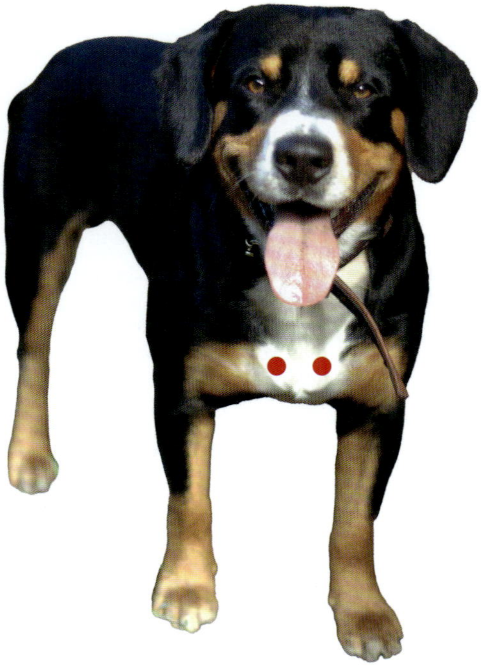

Abb. 17.42 Beruhigungspunkte Ni 27.

Zur Akupressur eignen sich die psychisch wirkenden Punkte der 5 Elemente (siehe Kapitel Psychisch wirkende Punkte der 5 Elemente (S. 233)).

Ergänzend ist eine wirkungsvolle energetische Behandlung bei allen psychischen Problemen die Homöopathie und die Blütentherapie.

Psychisch wirkende Punkte der 5 Elemente

Psychisch wirksame Punkte des Feuer-Elements:

- He 5: nach nicht verarbeiteten psychischen Störungen wie Verlust der Bezugsperson
- He 3, 5, 7: bei Lampenfieber, Prüfungsangst
- He 7: bei Depressionen, Ruhelosigkeit, Zerstreutheit, Burn-out
- He 9: Angst, Unruhe, wichtiger antidepressiver Punkt
- Pe 4 + Pe 5: helfen bei Übererregung und Schlaflosigkeit, bei Angstzuständen, bei Hysterie, Neurasthenie und Epilepsie
- Pe 3 + Pe 7: wirken entspannend und beruhigend
- Pe 6: wirkt bei Nervosität, Erregung, Angstzuständen, Lampenfieber, Prüfungsangst, Unruhe, Schlaflosigkeit, Hysterie, Epilepsie, Kopfschmerzen, entspannt das Sonnengeflecht
- Pe 7 + Pe 9: fördern die Selbstwahrnehmung und das Verständnis für aktuelle Lebenszusammenhänge
- Dü 3: klärt den Geist
- 3E 19 + 3E 20 + 3E 21: fördern die Einsicht in seelische Konflikte und machen die Grundgefühle des Herzens bewusst
- 3E 10: wichtiger Punkt bei seelischer Depression nach Traumata
- 3E 2 + 3E 18: fördern die innere Sammlung

Psychisch wirksame Punkte des Erde-Elements:

- Ma 3: wirkt entspannend, bei Angst, Beklemmung
- Ma 36: wirkt ausgleichend sowohl bei Reizbarkeit als auch bei Melancholie, bei Lampenfieber, Schüchternheit
- Ma 40: hilft bei Unruhe, Schlaflosigkeit, gegen ständige Gedankenflut und zwanghaftes Denken
- MP 7: gibt eine ruhige Distanz zu den Dingen, hilft bei Mutlosigkeit, Niedergeschlagenheit
- MP 10: entspannt und macht zufrieden, fördert Heiterkeit, Freunde und Genuss. Im geistigen Bereich regt er Klarheit und eigenständiges Denken an
- MP 12: hilfreich bei Stress, Hektik, niedergeschlagener Stimmung, Lustlosigkeit, verkrampfter Sexualität
- MP 15: Stärkung der Mitte, beruhigend, krampflösend
- MP19: gibt Kraft und Selbstvertrauen, kann Hass auflösen
- MP 20: gibt Selbstvertrauen und Zuversicht
- MP 21: bei allgemeiner Schwäche, Bedrückung, Unsicherheit und Mutlosigkeit

Psychisch wirksame Punkte des Metall-Elements

- Lu 1: bei Unruhe, Schlaflosigkeit
- Lu 3: als Fenster zum Himmel wirkt er tief entspannend auf den Geist, der Kopf wird angenehm leer
- Lu 9: bei Erregungszuständen
- Di 4: beruhigt die Seele zusammen mit GG 03 + GG 24 + Gb 13

Psychisch wirksame Punkte des Wasser-Elements:
- Ni 6: Neurasthenie, Übererregung, Verwirrtheit, Hysterie, Epilepsie
- Ni 7: macht wacht, vital, aktiv und stärkt die sexuelle Kraft
- Ni 9: Neurasthenie, Übererregung, Verwirrtheit, Hysterie, Epilepsie
- Ni 27: hilfreich bei Stress, Angst
- Bl 1: klärt die Sicht
- Bl 15: hilft bei Herzklopfen, Nervosität, Lampenfieber, Prüfungsangst, Schlaflosigkeit
- Bl 20: übermäßiges Nachdenken und Grübeln, Schlaflosigkeit infolge geistiger Überanstrengung hilft, sich wieder zu spüren, sich in seiner Haut wohlzufühlen
- Bl 23: bei Müdigkeit, Abgeschlagenheit, Angstzuständen, Lebensangst geeignet zur Stärkung der Lebenskraft

Psychisch wirksame Punkte des Holz-Elements:
- Le 2: dämpft Wut
- Le 3: stellt Kontakt zu unterdrücktem Ärger, mit dem eigenen Trotz, unterdrückter Wut her
- Le 14: hilft reizbaren und cholerischen Persönlichkeiten, Dampf abzulassen, ist das Ventil für übermäßiges Leber-Qi, für ständig kreisende Bereitschaft zu Wut und Ärger
- Gb 13: schärft die Sinne, macht wach, hell und klar
- Gb 15: wirkt tief entspannend, wichtiger Punkt bei Müdigkeit, Energiemangel, ständigem Zögern, Lustlosigkeit
- Gb 34: macht kräftig und ruhig, gibt das Gefühl von Entschlossenheit, Sicherheit und Stärke
- Gb 40: hilft bei Energiemangel und Müdigkeit, Lustlosigkeit, Entscheidungsschwäche, ständigem Zögern

Bachblüten für die Psyche

Blütenessenzen zählen ebenfalls zur energetischen Therapie und bieten Möglichkeiten zur energetischen Harmonisierung der Psyche (▶ Tab. 17.3).

Tab. 17.3 Bachblüten-Indikationen.

Bachblüte	Wirkung
Agrimony	Für Tiere, die ihre Erfahrungen nicht richtig umsetzen können.
Aspen	Für Tiere, die aus unerfindlichen Gründen ängstlich sind, deren Angst plötzlich, ohne ersichtlichen Grund, deutlich wird.
Beech	Für Tiere, die ein solch starkes Selbstbewusstsein haben, dass alles grundsätzlich nach ihrem Willen geschehen muss, vor allem bei Dominazproblemen.
Centaury	Für Tiere, die besonders lieb und gutmütig sind, sich alles gefallen lassen.
Cerato	Für Tiere, denen natürliches Selbstvertrauen fehlt.
Cherry Plum	Für hochgezüchtete Tiere, die ihr instinktives, von der Natur vorgegebenes Verhalten nicht mehr kennen.
Chestnut Bud	Für Tiere, die ständige unkonzentriert sind und deshalb immer wieder die gleichen Fehler begehen.
Chicory	Für Tiere, die sich nach allen Regeln der Kunst in den Vordergrund zu spielen versuchen, sei es durch Gekläffe oder einen übertriebenen Schutztrieb (nicht der Schutztrieb der Tiermütter). Alles soll sich nur um sie drehen.
Clematis	Für Tiere, die eine gewisse Interesselosigkeit am Leben zeigen.
Crab Apple	Zur innerlichen und äußeren Reinigung. Für sehr sensible Tiere, deren Willen vom Halter ständig unterdrückt wird.
Elm	Für bisher starke Tiere, die auf einmal zu nichts mehr in der Lage sind.
Gentian	Für sensible Tiere, die wenig Selbstvertrauen haben. Können schlechte Erfahrungen nicht verwerten.
Gorse	Besonders für Tiere mit chronischen Krankheiten, die den Eindruck erwecken, dass sie jede Hoffnung auf Besserung aufgegeben haben. Leitet einen Entwicklungsprozess ein.
Heather	Für Tiere, die Schwierigkeiten haben, sich in ihre Familie zu integrieren und wenig beziehungsfähig sind.

Tab. 17.3 Fortsetzung

Bachblüte	Wirkung
Holly	Für Tiere, denen etwas nicht passt, mit unkontrollierter Aggression, Wut, Angriff und Bosheit reagieren. Das sind keine tierischen Eigenschaften, sondern Reaktionen auf eine Situation.
Honeysuckle	Für Tiere, die nicht die kleinste Veränderung in ihrem Leben verkraften können.
Hornbeam	Für Tiere, die Antriebsschwäche zeigen, so wie jemand, der einer ungeliebten Tätigkeit nachgeht und alles nur aus reinem Pflichtgefühl heraus tut.
Impatiens	Für Tiere, die niemals das dürfen, was sie wollen und deshalb gereizt auf die Umwelt reagieren.
Larch	Für Tiere, denen ein gesundes Selbstwertgefühl fehlt, die stets eine Bestätigung brauchen. Sie können nicht umschalten, können keine Veränderungen annehmen, haben Probleme sich an andere Menschen oder andere Artgenossen zu gewöhnen.
Mimulus	Für Tiere, die ängstlich sind. Diese Tiere haben für ihre Rasse einen zu zarten Körperbau, wirken scheu und zurückhaltend Furcht vor konkreten Dingen.
Mustard	Für Tiere, die zu düsteren, depressiven Zuständen neigen, ständiges Knappern an den Pfoten, bis diese bluten, totale Bewegungsunlust, kein aktives Wehren möglich.
Oak	Für Tiere, die gerne arbeiten, denen jede Aufgabe recht ist, aber schnell überfordert sind, Frust und Langeweile spüren, weil sie in die Ecke gestellt werden (z. B. zu einem alten Tier wird ein junges Tier gestellt, das nun im Mittelpunkt steht).
Olive	Für Tiere, die total erschöpft sind. Nach Turnieren oder Training oder nach langanhaltender chronischer oder stark Kräfte zehrender Erkrankung. Bei bevorstehenden Wettkämpfen, Ausstellungen.
Pine	Für Tiere, die ständig ein schlechtes Gewissen haben (durch ungerechte Behandlung entstanden).

Tab. 17.3 Fortsetzung

Bachblüte	Wirkung
Red Chestnut	Für Tiere, die überfürsorglich sind und nicht loslassen können (nicht der Schutztrieb der Tiermütter!).
Rock Rose	Bei äußerst akuten, bedrohlichen körperlichen und seelischen Zuständen.
Rock Water	Für Tiere, die den Eindruck erwecken, sie wollten aus sich heraus ständig in Höchstform sein, und deshalb jede Pflicht übererfüllen.
Scleranthus	Für Tiere, denen die instinktive innere Ausgeglichenheit fehlt (durch züchterische Maßnahmen).
Star of Bethlehem	Für Tiere, die sehr einschneidende Erlebnisse hinter sich bringen mussten und sie nicht richtig verarbeiten konnten.
Sweet Chestnut	Für Tiere, die den Eindruck erwecken, sie wüssten nicht mehr weiter und hätten jegliche Hoffnung auf Hilfe aufgegeben, besonders nach einer langen Krankheits- und Leidenszeit.
Vervain	Für Tiere, die ihren eigenen Willen und ihre Energie allen anderen in ihrer Umgebung aufzwingen wollen, gleichgültig, ob es sich um Menschen oder Artgenossen handelt.
Vine	Für Tiere, die immer der Anführer sein müssen und das durch Schikanen und Tyrannei erreichen wollen.
Walnut	Für Tiere, die mit jeder Veränderung, die in ihrem Leben stattfindet, nicht fertig werden.
Water Violet	Für Tiere mit extrem ausgeprägter Persönlichkeit, die den Eindruck der Unnahbarkeit und Überlegenheit machen.
White Chestnut	Für Tiere, die nicht in der Lage sind, sich zu entspannen.
Wild Oat	Für Tiere, die im tiefsten Inneren unerfüllt und unzufrieden sind.
Wild Rose	Für Tiere, die bei einer Erkrankung so resigniert sind, dass ihnen jegliche Lebensenergie fehlt und man den Eindruck hat, dass sie aufgeben wollen.
Willow	Für Tiere, die misstrauisch und fast immer schlecht gelaunt sind.

Homöopathie bei psychischen Problemen

Homöopathische Mittel bei psychischen Problemen sollten in Hochpotenz verabreicht werden. Eine Hochpotenz wird nur einmal gegeben. Allerdings muss dies durch einen in klassischer Homöopathie ausgebildeten Tierarzt verordnet werden.

Ergänzend können die im Kapitel Homöopathie (S. 124) vorgestellten Mittel in Tiefpotenz, z. B. D 12 für einige Tage gegeben werden. Eine längere Gabe führt zu sog. Arzneimittelsymptomen, d. h. die dem Mittel zugeordneten Symptome werden aktiv, obwohl das Tier das Arzneimittel nicht mehr benötigt.

Lösen emotionaler Blockaden (Emotional Stress Release)

Seelische Blockaden behindern den Energiefluss, machen seelisch und körperlich krank. Erst, wenn die Blockaden gelöst sind, ist man frei und bereit für Veränderung. Die Blockaden sind meist tief im Unterbewusstsein „vergraben" und verdrängt.

Jeder unausgelebte, nicht gelöste Stress (ungelöster seelischer Konflikt) führt zu einer Blockade im Hypophysen-Hypothalamus-Bereich (siehe Kapitel Krankheitsursachen aus energetischer Sicht (S. 43)).

Auch seelische Blockaden der Vergangenheit blockieren das Denken. Handeln wird von den im limbischen System gespeicherten Mustern und Erfahrungen bestimmt. Haben wir zum Beispiel als Kind erfahren, dass eine bestimmte Situation Angst macht, werden wir in ähnlichen, objektiv harmlosen Situationen, Angst verspüren. Beim Hund ist es genauso. Hat er z. B. einmal die schmerzhafte Erfahrung gemacht, mit einem Stock geschlagen zu werden, wird er, auch wenn viel Zeit vergangen ist, schon beim Anblick eines Stockes oder nur beim Anblick eines harmlosen Schirms, Angst mit allen Empfindungen der Vergangenheit spüren.

Oder wird ein nicht schussfester Hund an einer Stelle des Spaziergangs mit Schüssen einer Jagd konfrontiert, wird er bei jedem Spaziergang an dieser Stelle mit Zittern, Schwanz einziehen und Verspannung reagieren.

Erst wenn wir es schaffen, den Stress, das Muster der Vergangenheit aufzulösen, ist der Zugang zum Denkbereich im Frontalhirn frei und der Hund kann handeln oder reagieren ohne den Einfluss von alten Erfahrungen. Das ESR (Emotional Stress Release) ist eine Möglichkeit, die Blockaden und seelischen Konflikte aufzulösen.

Um emotionalen Stress bei Tieren zu lösen, ist die Mitarbeit des Besitzers/der Besitzerin wichtig. Oft haben das Tier und sein Besitzer dieselben Themen. Für den emotionalen Stressabbau werden die ESR-Punkte der psychischen Kinesiologie auf der Stirn verwendet (▶ Abb. 17.43). Die Punkte befinden sich beim Menschen zwischen Augenbrauen und Haaransatz (▶ Abb. 17.44), beim Hund auf der Stirn, 2 cun über den Augen (▶ Abb. 17.45).

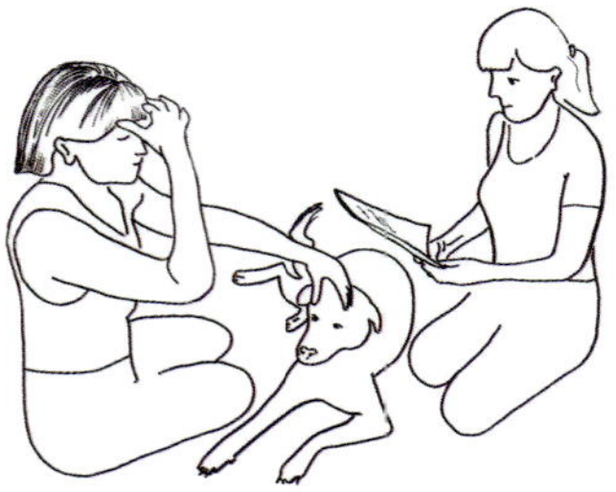

Abb. 17.43 Emotionaler Stressabbau.

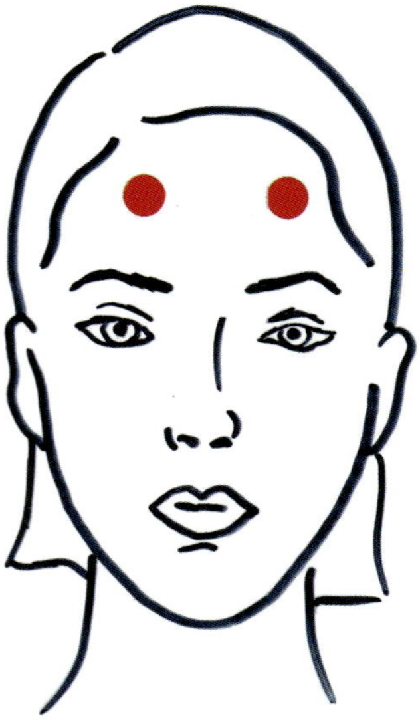

Abb. 17.44 ESR-Punkte (ESR: Emotional Stress Release) beim Menschen.

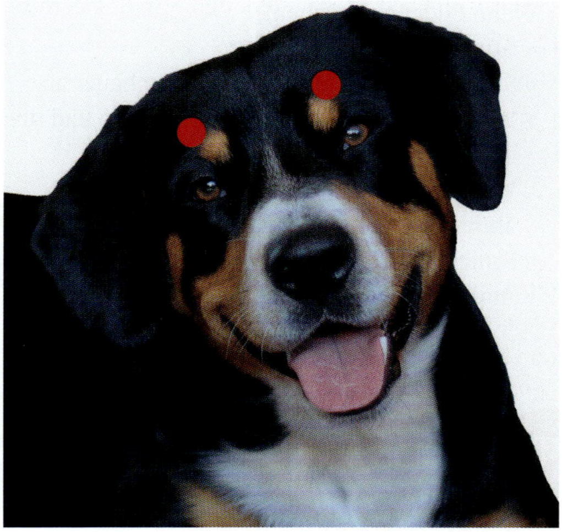

Abb. 17.45 ESR-Punkte (ESR: Emotional Stress Release) beim Hund.

Die Berührung der ESR-Punkte bringt Energie vom Bereich des limbischen Systems, dem Ort der gespeicherten Emotionen zum Frontalhirn, wo logisches, zielgerichtetes Denken ohne den Einfluss von Emotionen stattfindet.

Der Schlüssel zu den ungelösten Konflikten sind die 5 Elemente. Wenn sich nach Auswertung der Symptome im Meridianrad mehrere Energieflussstörungen in einem Element befinden, werden die Emotionen des entsprechenden Elementes für die Verarbeitung gewählt. Wenn im Meridianrad kein Hinweis auf ein bestimmtes Element zu finden ist, geben die Konstitutionstypen der Elemente (siehe Kapitel Das Qi und die Psyche (S. 28)) den Hinweis, für welches Element bzw. für welchen Meridian die emotionalen Blockaden gelöst werden müssen.

Der Besitzer/die Besitzerin – oder eine Bezugsperson des Tieres – verbindet sich mit dem Hund, indem sie die Stirnpunkte des Tieres und ihre eigenen, berührt, während man ihr die Affirmationen des Elementes vorliest (▶ Abb. 17.43, ▶ Tab. 17.4).

Die Person, die den Kontakt zum Hund hat, wird angehalten, ruhig zu atmen und die Worte wirken zu lassen. Dabei fließen manchmal Tränen, wenn die Worte mit Emotionen gekoppelt sind, die auch die Besitzerin betreffen. Das ist kein Grund zur Aufregung. Die Person wird gebeten, ruhig weiter zu atmen. Die Bezugsperson, die vorliest und das Prozedere leitet, erklärt, dass Tränen ein Zeichen dafür sind, dass etwas losgelassen wird.

Der Mensch denkt an seinen Konflikt und verarbeitet ihn dabei aktiv, indem er mental die auftauchenden negativen Bilder oder Erlebnisse in positive Bilder umwandelt.

Tab. 17.4 Positive Meridian-Affirmationen.

Meridian	Affirmation
Konzeptionsgefäß	Ich bin ein Erfolg.
Gouverneursgefäß	Ich akzeptiere mich so wie ich bin.
Magen-Meridian	Alle meine Bedürfnisse werden befriedigt.
Milz-Pankreas-Meridian	Ich bin entspannt und geschützt.
Herz-Meridian	Ich weiß, wer ich bin.
Dünndarm-Meridian	Ich lerne aus meinen Lebenserfahrungen.
Perikard-Meridian	Ich übernehme Verantwortung für mich selbst.
Dreifacher Erwärmer	Alles entwickelt sich zu meinem Besten.
Gallenblasen-Meridian	Ich treffe gute Entscheidungen.
Leber-Meridian	Ich begrüße positive Veränderungen.
Lungen-Meridian	Ich verneige mich vor der wundervollen Schönheit des Universums.
Dickdarm-Meridian	Ich lasse die Vergangenheit los und schaffe Raum für positive Veränderungen.

Ein in NLP oder psychischer Kinesiologie ausgebildeter Coach kann mit gezielten Fragen die Umwandlung leiten.

Die wichtigsten Fragen, die auch der Vorlesende stellen kann, wenn Emotion auftauchen (▶ Abb. 17.46):

- Wie fühlen sich die Worte/das Wort an?
- Was für ein Gefühl löst das bei dir aus?
- Gibt es Bilder zu diesem Gefühl?
- Wenn Bilder auftauchen:
  - Atme ruhig.
  - Schau dich von außen wie ein Zuschauer an.
  - Was könnte der Person (dir) in diesem Bild (in dieser Situation) helfen?
  - Wie möchtest du das Bild (die Situation) ändern?
  - Schick ihr die Hilfe, die sie benötigt.
  - Ändere es so lange, bis es dir gefällt.

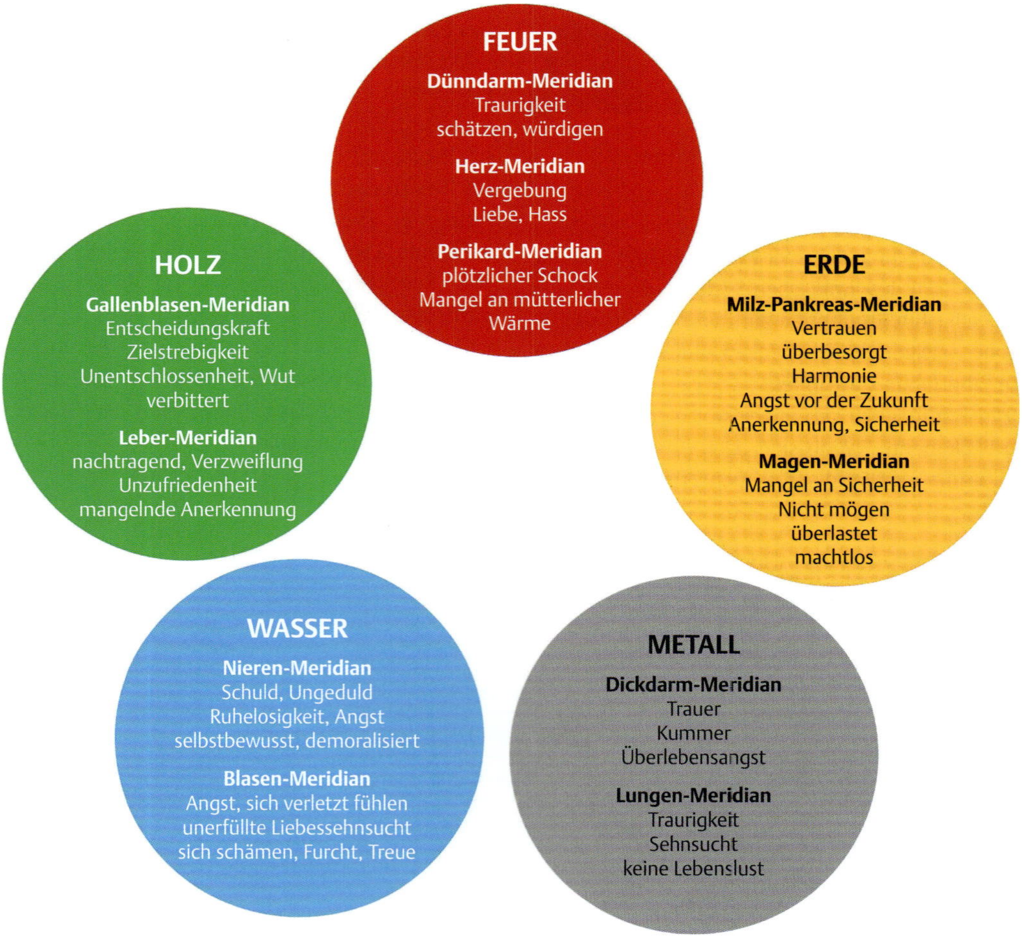

Abb. 17.46 Elemente und Emotionen.

Beispiel für die Umwandlung

Das Wort „machtlos“ des Erde-Elements löste Angst und Wut in ihr aus. Während der Berührung der ESR-Punkte tauchte ein Bild im 10. Lebensjahr auf, als ihre Mutter krank war und sie als 10-Jährige mit Aufgaben betraut wurde, denen sie nicht gewachsen war. Aber sie nahm die Verantwortung widerspruchslos auf sich. Sie war der festen Überzeugung: Widerspruch ist sinnlos. Aber sie hatte nie Widerspruch versucht. Sie erkannte, dass „sich machtlos fühlen“, immer noch ihr Thema war. Sie wandelte die negative Emotion um, indem sie sich mental die Hilfe einer Fee holte, die ihr Selbstbewusstsein in Form eines roten Lichtes schickte und sie mental in der Lage war, ihrer Mutter zu widersprechen und ihre Wut zu zeigen. Auch in ihrem Alltag änderte sich etwas. Sie wurde zunehmend selbstbewusst.

Danach werden ihr/ihm die positiven Meridian-Affirmationen des Elementes vorgelesen. Zusätzlich wird ein Tropfen der passenden Blütenessenz (siehe Kapitel Bachblüten für die Psyche (S. 234)) beim Tier auf den ESR-Punkten verrieben. Oft ist es so, dass der Hund und sein Frauchen/Herrchen dieselbe Blüte benötigen. Ein Seufzen und ein Lächeln beenden in der Regel die Umwandlung.

Zum Abschluss werden beim Hund die Akupunkturpunkte GG 19 und GG 21 mit 2 übereinander gelegten Fingern sanft geklopft (▶ Abb. 17.47). Wenn das Tier dies nicht zulässt, ist es auch möglich, die Punkte mit Laser zu behandeln.

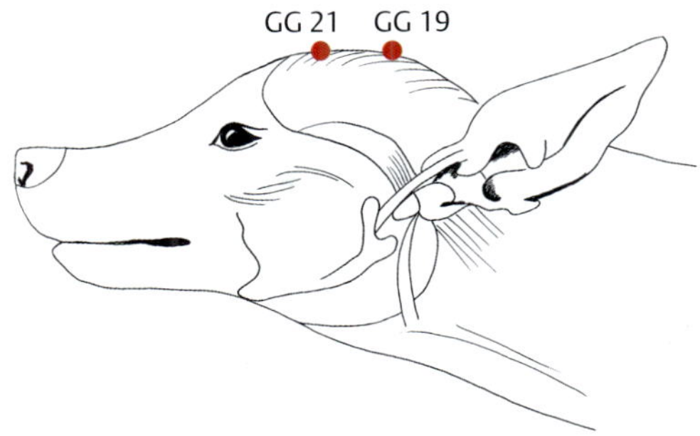

Abb. 17.47 Ergänzende Akupunkturpunkte zum ESR (ESR: Emotional Stress Release).

Auch wenn es auf den ersten Blick so aussieht, als wären es rein menschliche Themen, ist es doch so, dass es eine emotionale Verbindung zwischen dem Tier und seiner Besitzerin/seinem Besitzer gibt. Wenn der Mensch seine Themen löst, wirkt sich das auf das emotionale und körperliche Befinden des Tieres aus.

Beispiel zur emotionalen Verbindung

Ein Hund mit einem therapieresistenten Ekzem wird in unserer Praxis vorgestellt. Die Besitzerin hatte große Beziehungsprobleme. Erst als es ihr gelang, ihr Privatleben zu ändern und sich von ihrem Partner zu trennen, wurde der Hund gesund.

18 Quellen

18.1 Zeitschriftenbeiträge

[1] Barth J. Was sie über Muskelprobleme wissen sollten. Freizeit im Sattel 1996; 38: 1058–1059

[2] Berger P. Harnsaure Diathese beim Hund durch Übereiweißung Dunkelfeldmikroskopische Beobachtungen. SANUM-Post 2010; 93: 25–27

[3] Buchheit H. Die Funktion der Milz in der abendländischen und in der chinesischen Medizin. Panta 1986; 3: 27–33

[4] Comsa J, Meiser A. Zum Mechanismus der Wechselwirkung von Schilddrüse und Thymus auf die Nebennierenrinde. Pflugers Arch Gesamte Physiol Menschen Tiere 1957; 267: 548–550

[5] Kirsten S. Die Milz und das Pankreas – Organe der Mitte. Zeitschrift tierisch geheilt 2014; 2

[6] Salomon B. Emotionaler Stressabbau mit Bachblüten. Vett aktuell 2010; 1: 7–8

[7] Salomon B. Hormonelle Regulation – hormonelle Störungen. Vett aktuell 2011; 2: 21–29

[8] Salomon B. Ligamente als Entstehungsort multipler struktureller Störungen. Vett aktuell 2011; 3: 20–23

[9] Salomon W. Der Bewahrer des Yang (auch Yang Wei Mai oder Mobilität Yang genannt). Vett aktuell 2007; 2: 17–18

[10] Salomom W. Die sechs Energieschichten. Vett aktuell 2007; 1: 15–16

[11] Salomon W. Der Sondermeridian Yin Wei Mai (Bewahrer des Yin oder Mobilität Yin). Vett aktuell 2007; 2: 23–24

[12] Salomon W. Der Funktionskreis Niere aus der Sicht der TCM. Vett aktuell 2008; 3: 27–30

[13] Salomon W. Energetische Behandlung der Niere. Vett aktuell 2008; 3: 30–34

[14] Salomon W. Sondermeridiane Yin Qiao Mai und Yang Chiao Mai. Vett aktuell 2010; 1: 25–29

[15] Salomon W. Die Bedeutung energetischer Ebenen bei der Arbeit mit Akupunkturtechniken. Vett aktuell 2011; 2: 12–16

[16] Salomon W. Der Dreifache Erwärmer (San Jiao). Vett aktuell 2012; 2: 16–19

[17] Siedentopp U. Chinesische Diätetik bei Syndromen der Leber. Dt Ztschr f Akup 2006; 49: 51–55

18.2 Bücher

[18] Aurich Ch. Anatomie der Haussäugetiere. Lehrbuch und Farbatlas für Studium und Praxis. Stuttgart: Schattauer; 2012

[19] Aldington E. Vom Körperbau des Hundes. 4. Aufl. Weiden: Gollwitzer; 1993

[20] Baumgartner W. Klinische Propädeutik der Haus- und Heimtiere. 8. Aufl. Stuttgart: Enke; 2014

[21] Becvar W. Naturheilkunde für Hunde. Stuttgart: Franck-Kosmos; 1994

[22] Beute-Faber R, Beute-Faber P. Atlas der Hundeanatomie. 3. Aufl. Nerdlen/Daun: Kynos; 2008

[23] Bischko J. Einführung in die Akupunktur. 8. Aufl. Heidelberg: Haug, 1978

[24] Bischko J. Akupunktur für mäßig Fortgeschrittene. 3. Aufl. Heidelberg: Haug; 1978

[25] Blahova H. Das Parasiten-Handbuch. 2. Aufl. Vento: J. Humble; 2015

[26] Boyd JS, Paterson C. Farbatlas der klinischen Anatomie von Hund und Katze. Stuttgart: Enke; 1995

[27] Brendieck-Worm C, Stöger E, Klarer F. Heilende Kräuter für Tiere. 2. Aufl. Bern: Haupt; 2015

[28] Brown S, Rosenthal K. Kleinsäuger. Repertitorium Veterinärwesen. Stuttgart: Ulmer; 1997

[29] Buhner S, Wormer E. Borreliose. Koinfektionen erkennen – behandeln – heilen. Aschaffenburg: Herba; 2020

[30] Dahmer E, Weiss E. Grundriss der speziellen pathologischen Anatomie der Haustiere. 5. Aufl. Stuttgart: Enke; 1999

[31] Draehmpaehl D, Zohmann A. Akupunktur bei Hund und Katze. 2. Aufl. Stuttgart: Enke; 1998

[32] Eckert R. Tierphysiologie. 4. Aufl. Stuttgart: Thieme; 2002

[33] Eul-Matern C. Akupunktur bei Krankheiten von Hund und Katze. 2. Aufl. Stuttgart: Thieme; 2014

[34] Eybl B. Die seelischen Ursachen der Krankheiten. 10. Aufl. Wien: Ibera; 2016

[35] Förg-Gnadl A. Naturheilkundlicher Notfallkoffer für Hunde. Nerdlen/Daun: Kynos; 2011

[36] Füchtenbusch A, Rosin P. Lasertherapie und Laserpunktur bei Hund und Katze. Therapiepläne. Eigenverlag; 2009

[37] Gardiner A. Arbeitshandbuch Hundeanatomie. Nerdlen/Daun: Kynos; 2014

[38] Gaskell R, Bennet M. Infektionskrankheiten bei Hund und Katze. Berlin: Parey; 1999

[39] Gösmeier I. Akupunktur – Gesundheit erhalten – Krankheiten heilen mit Akupunktur, Akupressur und chinesischen Kräutern. Cham: Müller Rüschlikon; 2003

[40] Gough A, Thomas A. Rassendisposition bei Hund und Katze. München: Urban & Fischer; 2009

[41] Grönberg P. ABC of the Horse. Helsinki: Otava; 2002

[42] Groß F. Krankheitsdispositionen der Hunde- und Katzenrassen. Stuttgart: Neuprod; 2000

[43] Harrer S. Manuelle Therapie beim Hund. Stuttgart: Sonntag; 2018

[44] Häusler K, Friedrich B. Kreuzbandriss beim Hund. Nerdlen/Daun: Kynos; 2011

[45] Herzog A. Pareys Lexikon der Syndrome – Erb- und Zuchtkrankheiten der Haus- und Nutztiere. Berlin: Parey; 2001

[46] Hohmann M. Physiotherapie in der Kleintierpraxis. 2. Aufl. Stuttgart: Sonntag; 2008

[47] Hohmann M. Bewegungsapparat Hund. 2. Aufl. Stuttgart: Thieme; 2018

[48] Hunter F. Homöopathie für Tiere. Kandern: Narayana; 2015

[49] Huang Di Nei Jing, Su Wen. Antike Klassiker der Chinesischen Medizin. Berlin: Cygnus; 2013

[50] Jong JPVM de. Vollständiger Akupunkturatlas. 3. Aufl. Steyr: Ennsthaler; 2003

[51] Kim K. Theoretische Grundlagen der Akupunktur sowie ihre Anwendung bei Hunden mit Gelenkerkrankungen [Dissertation]. Berlin: Freie Universität; 1998. Zugriff am 18.09.2025 unter: https://webdoc.sub.gwdg.de/ebook/diss/2003/fu-berlin/1998/57/kim.pdf

[52] Kirschbaum B. Die 8 außerordentlichen Gefäße in der traditionellen chinesischen. 2. Aufl. Uelzen: ML-Verlag Medizin; 1995

[53] Kolkmeyer CA. Zusammenhänge zwischen Kastrationsstatus und Hundeverhalten unter besonderer Berücksichtigung der Hunderasse und verschiedener Gewichtsklassen [Dissertation]. Vechta: Universität Vechta; 2024

[54] Könneker H, Reiter U. Osteopathie in der Kleintierpraxis. Stuttgart: Sonntag; 2010

[55] König G, Wancura-Kampik I. Praxis und Theorie der Neuen Chinesischen Akupunktur. Bd. 1 Konstitutionslehre, Krankheitslehre, Bewegungslehre. 3. Aufl. Wien: Maudrich; 1995

[56] König G, Wancura-Kampik I, Hrsg. Praxis und Theorie der Neuen Chinesischen Akupunktur. Bd. 2 Anleitung zur Praxis, Interpretation der Theorie. 3. Aufl. Wien: Maudrich; 1994

[57] König G, Wancura-Kampik I, Hrsg. Praxis und Theorie der Neuen Chinesischen Akupunktur. Bd. 3 Ohr-Akupunktur. 2. Aufl. Maudrich: Wien; 1998

[58] Köster W. Spiegelungen zwischen Körper und Seele. 4. Aufl. Stuttgart: Trias; 2016

[59] Kothbauer O, Meng A. Grundlagen der Veterinärakupunktur. Wels: Welsermühl; 1983

[60] Krauss H, Weber A, Appel M. Zoonosen: von Tier zu Mensch übertragbare Infektionskrankheiten. 3. Aufl. Köln: Deutscher Ärzteverlag; 2004

[61] Krause IU. Praxishandbuch zur Akupunkt-Massage nach Penzel am Hund. 2. Aufl. Heyen: Penzel; 2011

[62] Krüger D. Systematik der Leitbahnen. In: Krüger D. Akupunktur bei psychischen Erkrankungen – Anwendung von chinesischer Medizin in der Psychiatrie und Psychotherapie. Heidelberg: Springer; 2018: 19–74

[63] Kübler H. Quickfinder Hundekrankheiten. München: Gräfe & Unzer; 2009

[64] Lehrinstitut Heyen. Akupunktmassage nach Penzel am Hund. Meridian-Atlas. Heyen; 2004

[65] Liess B, Moennig V. Virusinfektionen bei Haus- und Nutztieren. 3. Aufl. Hannover: Schlütersche; 2010

[66] Lizon F. L'homéopathie pour le chien, le chat et le cheval. Comment soigner vos animaux par l'homéopathie et les autres médecines naturelles. St-Jean-de-Braye: Éditions Dangles; 1983

[67] Loeffler K. Anatomie und Physiologie der Haustiere. 10. Aufl. Stuttgart: Ulmer; 2002

[68] Maciocia G. Grundlagen der Chinesischen Medizin. 3. Aufl. München: Urban & Fischer; 2023

[69] Mandel P. Praktisches Handbuch der Farbpunktur. Bruchsal: Esogetik; 1986

[70] Mahlstedt D. Akupunktmassage nach Penzel am Pferd. Fitness und Wohlbefinden durch chinesische Heilkunst. Stuttgart; Franckh-Kosmos; 1997

[71] Matern C. Taschenatlas Akupunktur bei Hund und Katze. Stuttgart: Sonntag; 2010

[72] Meng Chao-Lai A. Akupunktur für mäßig Fortgeschrittene (Bildband). 3. Aufl. Heidelberg: Haug; 1978

[73] Meyer F. Das Geheimnis der Metalle. Vom Mythos zur praktischen Anwendung in der Anthroposophischen Medizin. 3. Aufl. Frankfurt: Info Drei; 2021

[74] Moser K. Charakterisierung von Hypophysenveränderungen bei Klein- und Heimtieren [Dissertation]. München: LMU; 2017. DOI: 10.5282/edoc.21220

[75] Neiger R. Differentialdiagnosen innere Medizin bei Hund und Katze – vom Leitsymptom zur Diagnose. 3. Aufl. Stuttgart: Thieme; 2020

[76] Nickel R, Schummer A, Seiferle E. Lehrbuch der Anatomie der Haustiere, Band I. 7. Aufl. Berlin: Parey; 2001

[77] Penzel W. Akupunkt-Massage nach Penzel. Band 1. Spannungsausgleichsmassage. Heyen: Eigenverlag; 1984

[78] Penzel W. Akupunkt-Massage nach Penzel. Band 2. Energielehre. 9. Aufl. Heyen: Eigenverlag; 1985

[79] Penzel W. Akupunkt-Massage nach Penzel. Band 3. Energetisch-physiologische Behandlung der Wirbelsäule. 2. Aufl. Heyen: Eigenverlag; 1984

[80] Petermann U. Kontrollierte Ohrakupunktur für Hund und Pferd. Stuttgart: Sonntag; 2007

[81] Pischinger A. Das Symptom der Grundregulation. Grundlage für eine gesundheitsbiologische Theorie der Medizin. 4. Aufl. Heidelberg: Haug; 1975

[82] Pischinger A. Das System der Grundregulation. Grundlagen für eine ganzheitsbiologische Theorie der Medizin. 4. Aufl. Heidelberg: Haug; 1983

[83] Pietsch S. Die Zuverlässigkeit kinetischer und kinematischer Daten des gesunden Hundes auf dem instrumentierten Laufband [Dissertation]. München: LMU; 2021. DOI: 10.5282/edoc.28647

[84] Platsch WD. Psychosomatik in der chinesischen Medizin. 2. Aufl. München: Urban & Fischer/Elsevier; 2012

[85] Popesko P. Atlas der topographischen Anatomie der Haustiere. 5. Aufl. Stuttgart: Enke; 1998

[86] Quast C. Homöopathische Konstitutionsmittel für Hunde. Stuttgart: Sonntag; 2006

[87] Radloff K. Grundlagen der Akkupunkturmassage. Energetisch-statische Behandlung und Ohr-Reflexzonen-Massage nach Radloff. Band A. Wienacht: Verlag für Akupunktmassage; 1987

[88] Rösti A, Strittmatter B. Kontrollierte Akkupunktur und complementäre Heilmethoden in ganzheitlichem Zusammenhang. Gießen A.M.I.; 1997

[89] Rossi EL. Die Psychobiologie der Seele-Körper-Heilung. Essen: Synthesis; 1991

[90] Salomon B, Salomon W. Pferde-Osteopathie. Parientale, fasziale, kraniale und viszerale Therapie. 4. Aufl. Stuttgart: Thieme; 2019

[91] Salomon B, Salomon W. Kursunterlagen für energetische Pferde- und Hundeosteopathie (EPOS/EHOS) in unterschiedlichen Fassungen; 2005 bis 2018.

[92] Salomon W. Naturheilkunde für Pferde. 14. Aufl. Berlin: Ullstein; 2016

[93] Salomon W. Die energetische Behandlung des Pferdes. Kinesiologie -Akupressur – APM-Muskelmassage. 6. Aufl. Stuttgart: Thieme; 2024

[94] Salomon W. Blütentherapien und deren Indikationen beim Tier. Meersburg: Eigenverlag; 2022

[95] Salomon V, Geyer H, Gille U. Anatomie für die Tiermedizin 2. Aufl. Stuttgart: Enke; 2008

[96] Saxton J, Georgy P. Lehrbuch der Veterinärhomöopathie. Stuttgart: Sonntag; 2006

[97] Scheffer M. Seelische Gesundheitsvorsorge für unsere Haustiere. 1. Aufl. Zürich: Bach-Blüten AG; 1994

[98] Schimmel W. Pathogene Grundmuster und Kausalketten. Gießen: Pascoe; 1989

[99] Schoen AM. Akupunktur in der Tiermedizin. München: Urban & Fischer; 2005

[100] Schwartz C. Traditionelle Chinesische Medizin für Hunde und Katzen. 2. Aufl. Stuttgart: Sonntag; 2001

[101] Straiton EC. Hundekrankheiten erkennen und behandeln. München: BLV; 1976

[102] Thanert P. Der Bewegungsapparat des Hundes. Norderstedt: BoD; 2013

[103] Upledger JE, Vredevoogd JD. Lehrbuch der Kraniosakral-Therapie. Heidelberg: Haug; 1991

[104] Westermayer E. Lehrbuch der Veterinärakupunktur. Band 1. Heidelberg: Haug; 1983

[105] Westermayer E. Lehrbuch der Veterinärakupunktur. Band 1. Allgemeine Akupunkturlehre. Stuttgart: Haug; 1993

[106] Widmer D. Stellungsfehler und daraus entstehende Krankheiten. Unveröffentl. Facharbeit innerhalb der Zusatzausbildung Energetische Pferdeosteopathie nach Salomon. Meersburg; 2008

[107] Welter-Böller B, Welter M, Jannsen H. Faszientherapie beim Hund. Stuttgart: Thieme; 2018
[108] Wolff H. Unsere Hunde gesund durch Homöopathie. 16. Aufl. Regensburg: Sonntag; 1983
[109] Wolter H. Klinische Homöopathie in der Veterinärmedizin. Heidelberg: Haug; 1954
[110] Worsley JR. Was ist Akupunktur? Berlin: Plejaden; 1986
[111] Wühr E. Quintessenz der chinesischen Akupunktur und Moxibustion. Kötzting: Verlagsges. für traditionelle chinesische Medizin; 1988
[112] Zeitler H. Akupunkttherapie mit Kardinalpunkten. Heidelberg: Haug; 1981
[113] Zidonis NA, Soderberg MK. Akupressur für Hunde. Stuttgart: Franckh-Kosmos; 1999
[114] Ziegler J. Tierärzte können die Gesundheit Ihres Tieres gefährden. München: mvg; 2013

18.3 Internetbeiträge

[115] ars mundi. Mit Farben die Seelen in Schwingungen bringen. Zugriff am 18.09.2025 unter: www.arsmundi.de/service/unser-kunstreport/mit-farben-die-seelen-in-schwingungen-bringen/
[116] Asmussen M. Mehr Freiheit durch Narbentherapie. 09.12.2017. Zugriff am 18.09.2025 unter: https://osteopathie-asmussen.de/blog/mehr-freiheit-durch-narbentherapie
[117] Csery B. Krankheitsbilder der Schilddrüse. Zugriff am 18.09.2025 unter: www.tierheilpraktiker-hunde-gesundheit.de/krankheitsbilder-erkrankung-der-schilddruese-und-nebenschilddruese/
[118] Cußler K, Schwedinger E. Nebenwirkungen nach Impfung von Deutschen Pinschern. Zugriff am 18.09.2025 unter: www.pei.de/SharedDocs/Downloads/DE/arzneimittelsicherheit/vet-vigilanz/nebenwirkungen-impfung-pinscher.pdf?__blob = publicationFile&v = 2
[119] Deinzer A. Traditionelle Chinesische Medizin (TCM) – Theoretische Grundlagen. Zugriff am 18.09.2025 unter: www.bewegungs-art.net/wp-content/uploads/2021/04/Infoblatt-Ti-raditionelle-Chinesische-Medizin-Theoretische-Grundlagen-mit-Vorlage.pdf
[120] Holzmann J. TCM / Die Qi-Arten – Teil 2. 06.09.2017. Zugriff am 18.09.2025 unter: www.artgerecht-tier.de/hunde/d-tcm-die-qi-arten-teil-2–27 767 430
[121] Jacob LM. Entzündungen und Schmerzen durch Übersäuerung. Zugriff am 18.09.2025 unter: https://sportaerztezeitung.com/rubriken/ernaehrung/6 882/entzuendungen-und-schmerzen-durch-uebersaeuerung/
[122] Kahle W. Psychische Erkrankungen und Verhaltensstörungen. Zugriff am 18.09.2025 unter: www.tierarztpraxis-kahle.de/wp-content/uploads/Psychische-Erkrankungen.pdf
[123] Lena Lighting. Spektrum des sichtbaren Lichts. Zugriff am 18.09.2025 unter: https://lenalighting.de/ueber-uns/wissensdatenbank/1897-spektrum-des-sichtbaren-lichts-wellenlaenge-des-lichts
[124] Messner P. Hodentumor (Hund). 21.03.2024. Zugriff am 18.09.2025 unter: www.flexikon.doccheck.com/de/Hodentumor_(Hund)
[125] Oberberg. Die Macht der Farben – Farb- und Lichttherapie als Heilmittel. Zugriff am 18.09.2025 unter: www.oberbergkliniken.de/artikel/die-macht-der-farben
[126] Pietschmann A. Der Cavalier King Charles Spaniel — geboren um zu leiden? 11.04.2019. Zugriff am 18.09.2025 unter: https://fluffology.de/post/der-cavalier-king-charles-spaniel–geboren-um-zu-leiden
[127] Redaktion Meine Gesundheit. Farbtherapie. 18.08.2014. Zugriff am 18.09.2025 unter: www.meine-gesundheit.de/medizin/naturheilverfahren/farbtherapie
[128] Thieme Vet. Deutscher Schäferhund – Arbeitsrasse bewegungsunfähig gezüchtet?! 11.03.2023. Zugriff am 18.09.2025 unter: https://vet.thieme.de/aktuelles/qualzucht/detail/deutscher-schaeferhund-arbeitsrasse-bewegungsunfaehig-gezuechtet-612
[129] Zentrum für Traditionelle Chinesische und Integrative Medizin. Traditionelle Chinesische medizin – TCM – Vorlesungsscript. April 2008. Zugriff am 18.09.2025 unter: https://www.tcm24.de/wp-content/uploads/2011/10/Vorlesungsscript_sose2008_14_4_08.pdf
[130] Zieren HU. Steuerung der Schilddrüsenfunktion. Zugriff am 18.09.2025 unter: www.deutsches-schilddruesenzentrum.de/wissenswertes/funktion-der-schilddruese/
[131] Zou Y. Understanding Kidney Yin and Kidney Yang. Zugriff am 18.09.2025 unter: https://shen-nong.com/kidney-yin-kidney-yang/

Sachverzeichnis

M

N

O

P

Q

R

S

T

U

V

W

X

Y

Z